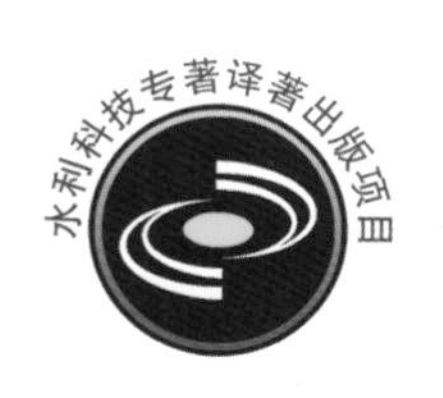

山西农村饮水水质与饮水安全技术

赵印英　孟国霞　著

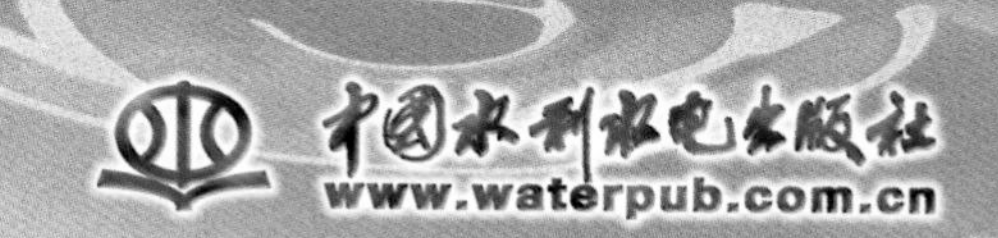

内 容 提 要

本书是对山西省农村饮水水质和饮水安全工程建设实践及饮水安全各类技术的全面总结。内容主要包括农村饮水问题与饮水安全的重要性，饮用水水质指标、标准和监测分析方法，山西省水资源质量及污染状况，山西省农村饮水水质问题及对策，饮用水处理技术，饮用水处理技术研究进展与发展趋势，饮用水特殊水质处理技术，农村饮水水质保障措施和农村饮水工程运行管理保障措施。本书既注重新成果，更注重实用性。全书浅显易懂，对我国实行的农村饮水安全工程建设与管理能够起到应有的借鉴和帮助作用。

本书可供从事农村饮水工程规划、设计、管理人员和给水处理科研人员使用和参考。

图书在版编目（CIP）数据

山西农村饮水水质与饮水安全技术 / 赵印英，孟国霞著. -- 北京 : 中国水利水电出版社，2013.5
ISBN 978-7-5170-0920-7

Ⅰ. ①山… Ⅱ. ①赵… ②孟… Ⅲ. ①农村给水—饮用水—水质—卫生检查—研究—山西省②农村给水—饮用水—给水卫生—研究—山西省 Ⅳ. ①R123.9

中国版本图书馆CIP数据核字(2013)第115570号

审图号：晋S（2013）017号

书　　名	山西农村饮水水质与饮水安全技术
作　　者	赵印英　孟国霞　著
出版发行	中国水利水电出版社 （北京市海淀区玉渊潭南路1号D座　100038） 网址：www.waterpub.com.cn E-mail：sales@waterpub.com.cn 电话：（010）68367658（发行部）
经　　售	北京科水图书销售中心（零售） 电话：（010）88383994、63202643、68545874 全国各地新华书店和相关出版物销售网点
排　　版	中国水利水电出版社微机排版中心
印　　刷	北京瑞斯通印务发展有限公司
规　　格	184mm×260mm　16开本　12.5印张　306千字　6插页
版　　次	2013年5月第1版　2013年5月第1次印刷
印　　数	0001—1500册
定　　价	**42.00元**

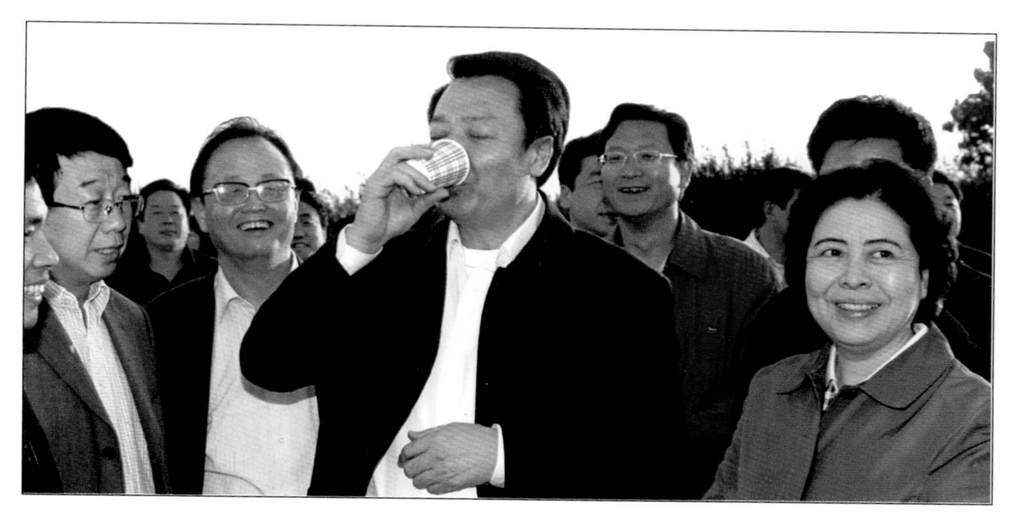

原山西省省长王君（左三）实地调研农村饮水工程建设情况

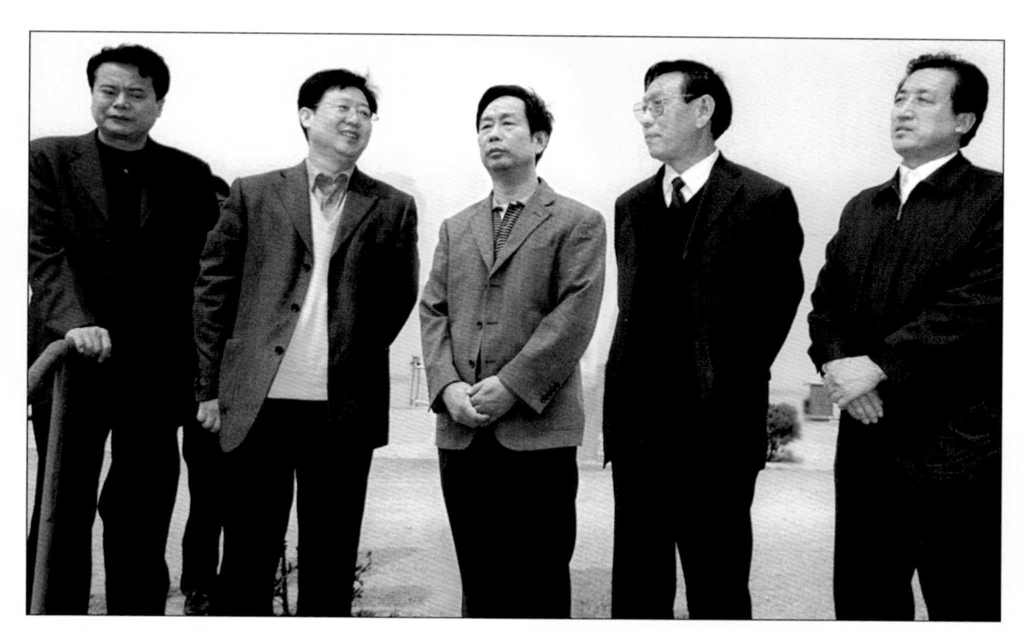

山西省省水利厅厅长潘军峰（左二）调研临猗县改水防氟工程进展情况

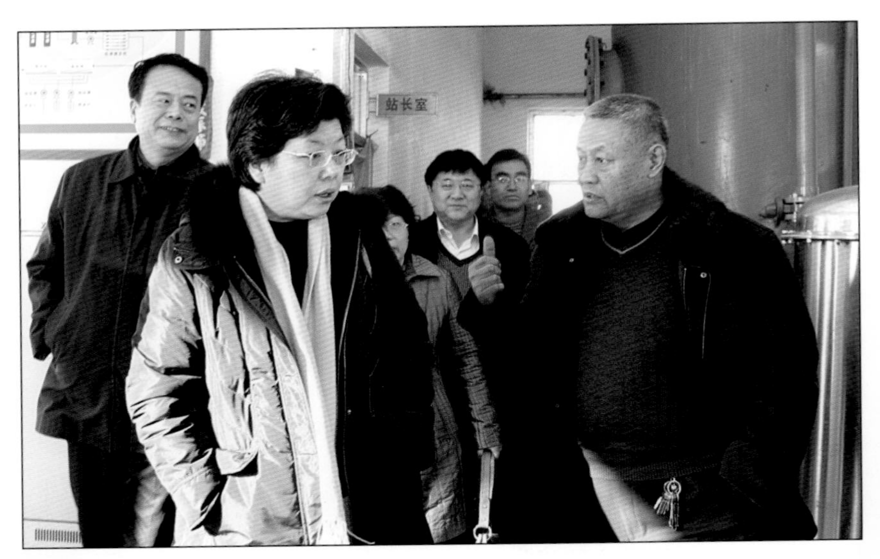

水利部“948”办公室缪苏处长（前左一）视察山西省除氟工程运行情况

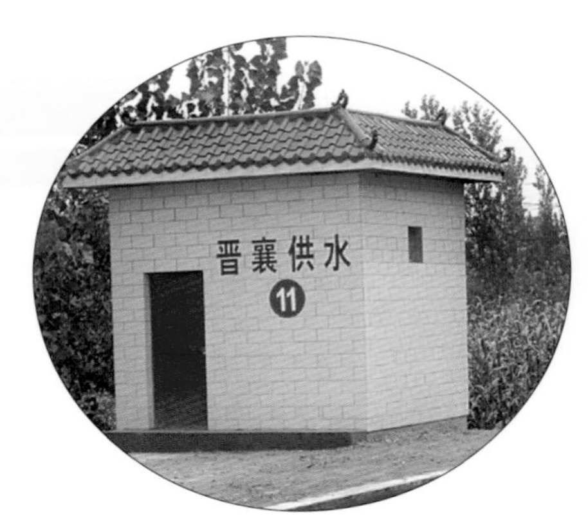

晋襄集中供水工程供水井

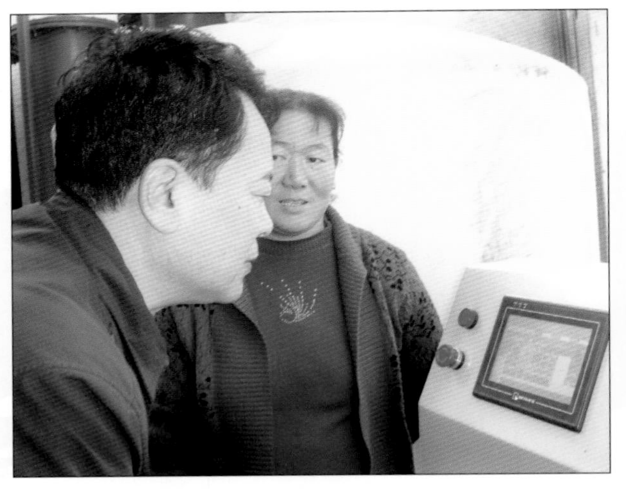

山西省水利厅副巡视员贯竑骥（左一）视察除氟工程操作界面

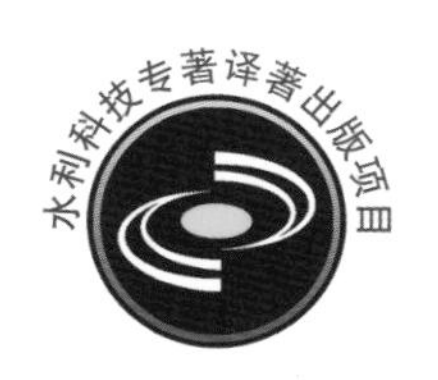

山西农村饮水水质与饮水安全技术

赵印英　孟国霞　著

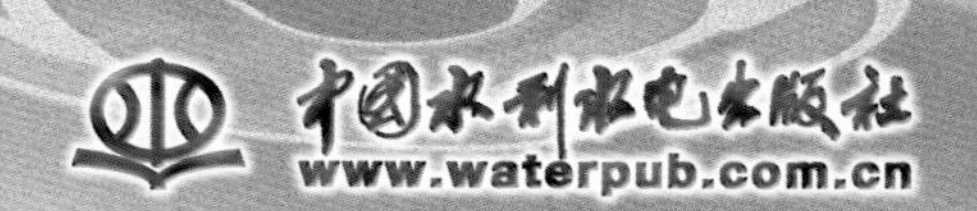

内 容 提 要

本书是对山西省农村饮水水质和饮水安全工程建设实践及饮水安全各类技术的全面总结。内容主要包括农村饮水问题与饮水安全的重要性，饮用水水质指标、标准和监测分析方法，山西省水资源质量及污染状况，山西省农村饮水水质问题及对策，饮用水处理技术，饮用水处理技术研究进展与发展趋势，饮用水特殊水质处理技术，农村饮水水质保障措施和农村饮水工程运行管理保障措施。本书既注重新成果，更注重实用性。全书浅显易懂，对我国实行的农村饮水安全工程建设与管理能够起到应有的借鉴和帮助作用。

本书可供从事农村饮水工程规划、设计、管理人员和给水处理科研人员使用和参考。

图书在版编目（CIP）数据

山西农村饮水水质与饮水安全技术 / 赵印英，孟国霞著. -- 北京 : 中国水利水电出版社，2013.5
ISBN 978-7-5170-0920-7

Ⅰ. ①山… Ⅱ. ①赵… ②孟… Ⅲ. ①农村给水－饮用水－水质－卫生检查－研究－山西省②农村给水－饮用水－给水卫生－研究－山西省 Ⅳ. ①R123.9

中国版本图书馆CIP数据核字(2013)第115570号

审图号：晋S（2013）017号

书　名	**山西农村饮水水质与饮水安全技术**
作　者	赵印英　孟国霞　著
出版发行	中国水利水电出版社 （北京市海淀区玉渊潭南路1号D座　100038） 网址：www.waterpub.com.cn E-mail：sales@waterpub.com.cn 电话：（010）68367658（发行部）
经　售	北京科水图书销售中心（零售） 电话：（010）88383994、63202643、68545874 全国各地新华书店和相关出版物销售网点
排　版	中国水利水电出版社微机排版中心
印　刷	北京瑞斯通印务发展有限公司
规　格	184mm×260mm　16开本　12.5印张　306千字　6插页
版　次	2013年5月第1版　2013年5月第1次印刷
印　数	0001—1500册
定　价	**42.00**元

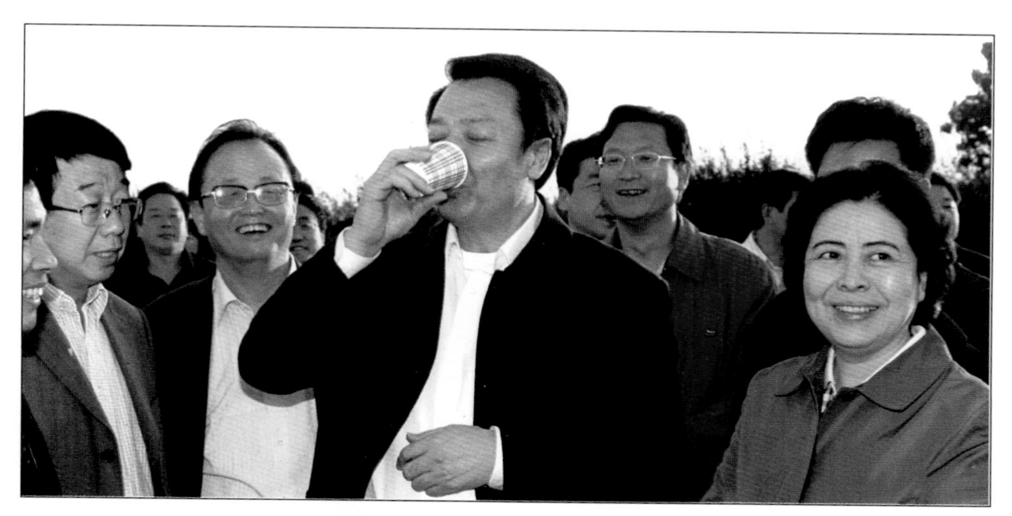

原山西省省长王君（左三）实地调研农村饮水工程建设情况

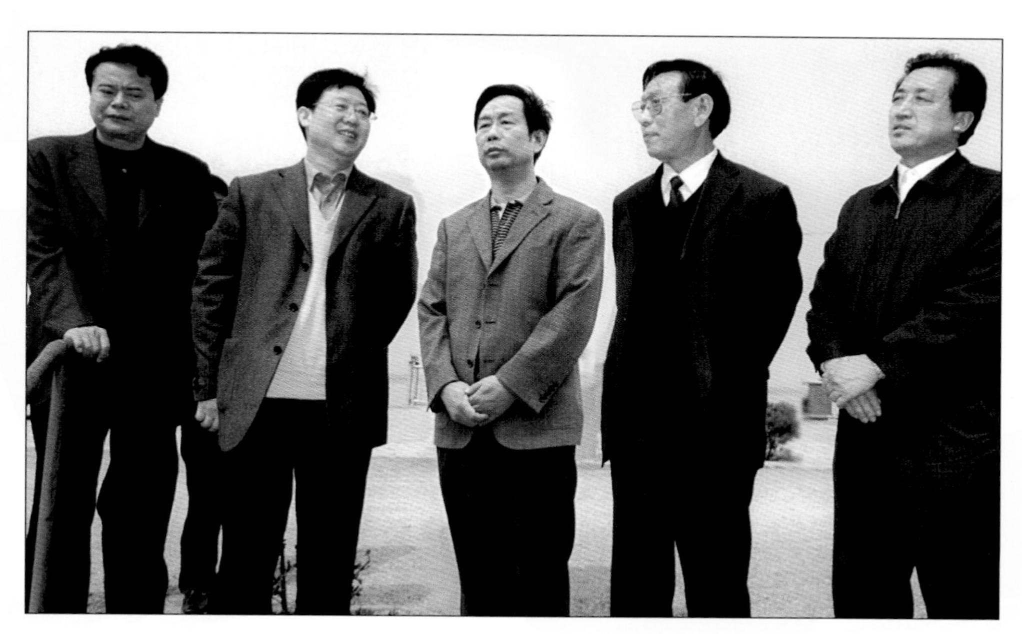

山西省省水利厅厅长潘军峰（左二）调研临猗县改水防氟工程进展情况

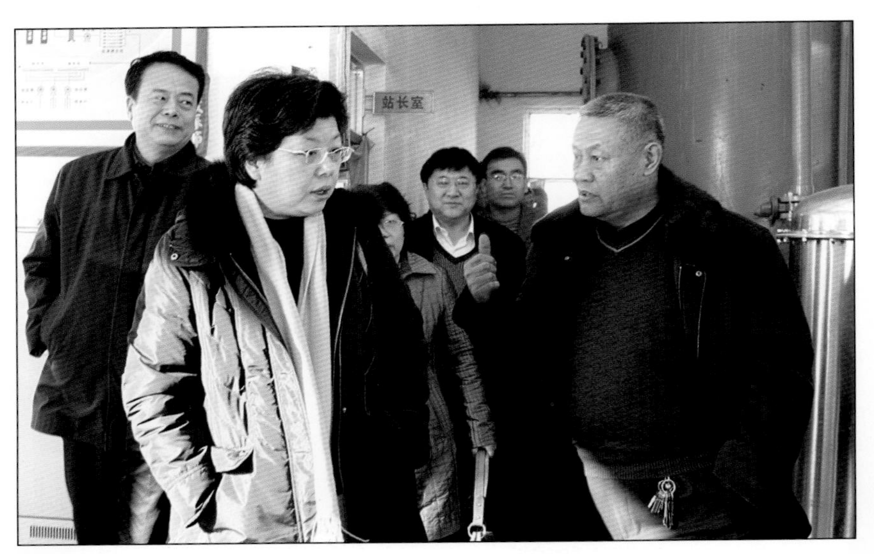

水利部“948”办公室缪荪处长（前左一）视察山西省除氟工程运行情况

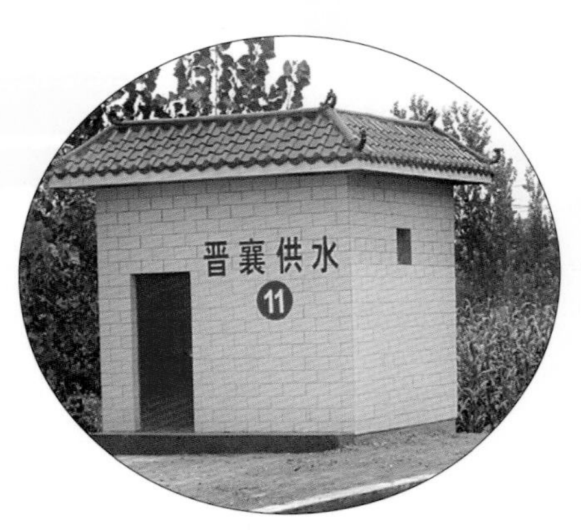

晋襄集中供水工程供水井

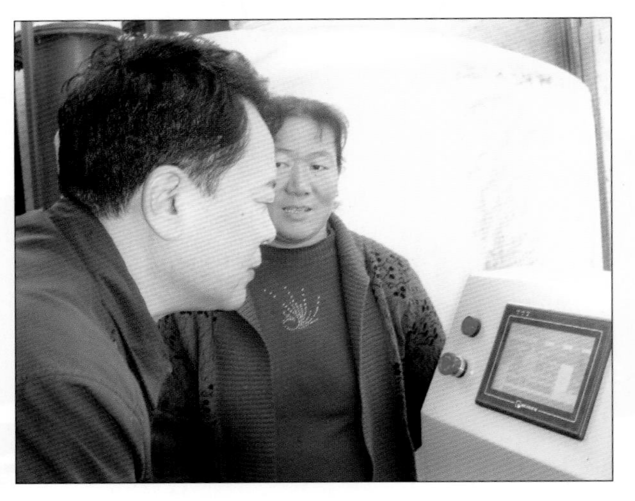

山西省水利厅副巡视员贾玆骥（左一）视察除氟工程操作界面

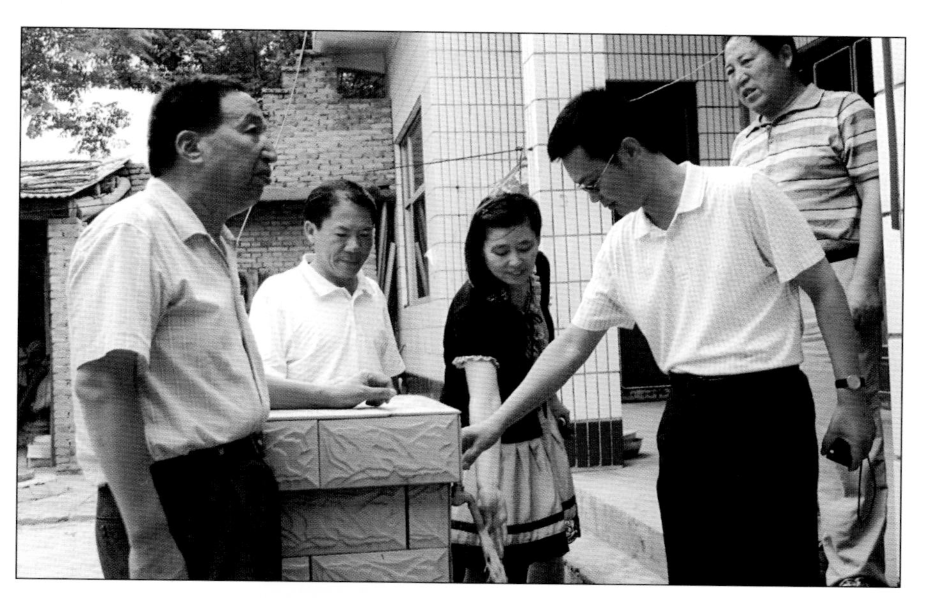

山西省水利厅供水处朱佳处长（前右一）深入农户了解饮水工程进展情况

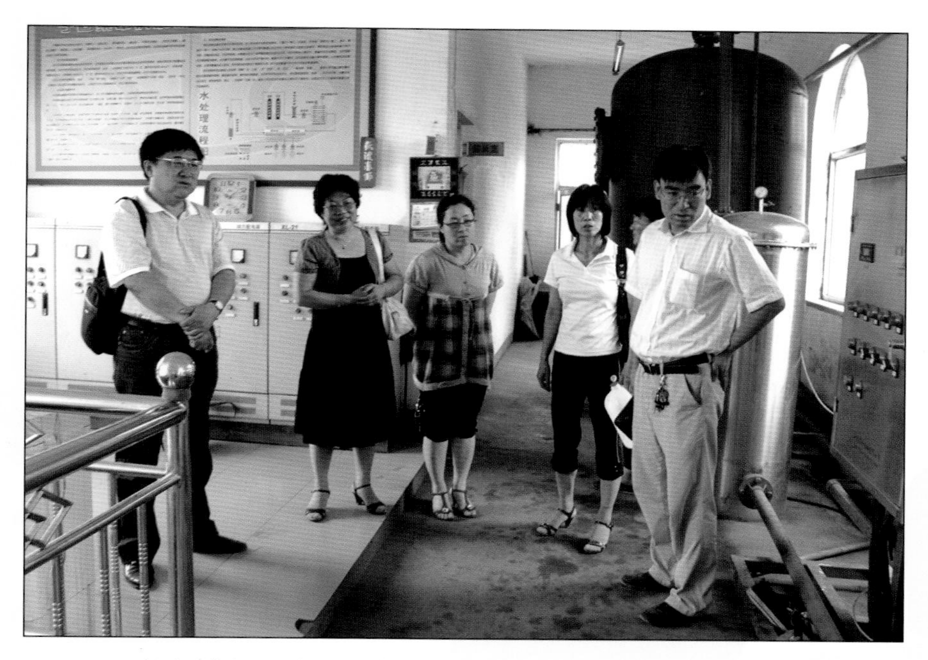

山西省水利水电科学研究院饮水除氟项目组在平遥县调研集中供水水质情况

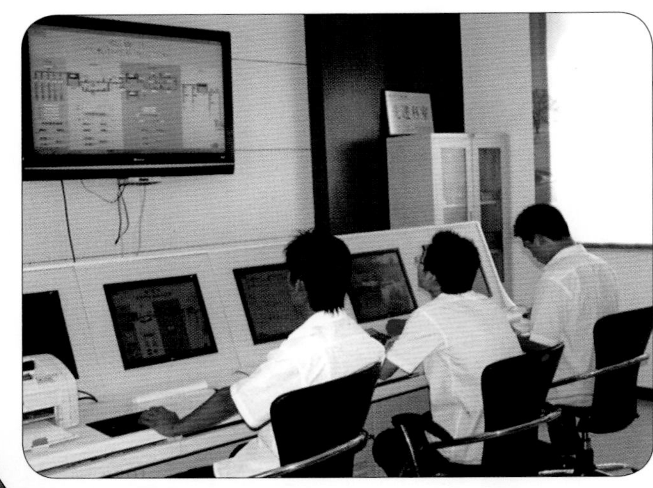

农村饮水安全自动化控制室

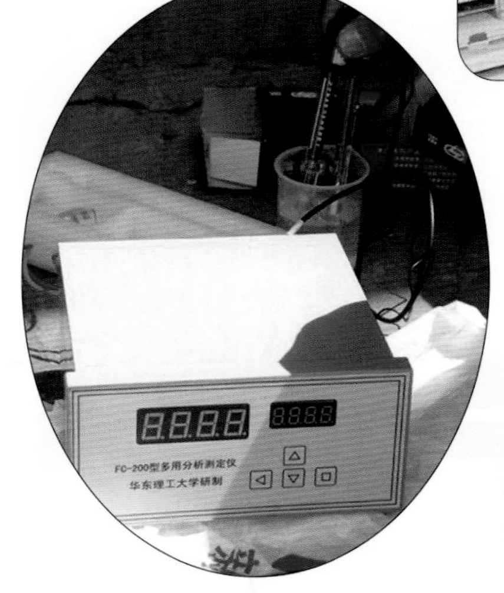

现场监测饮水水质

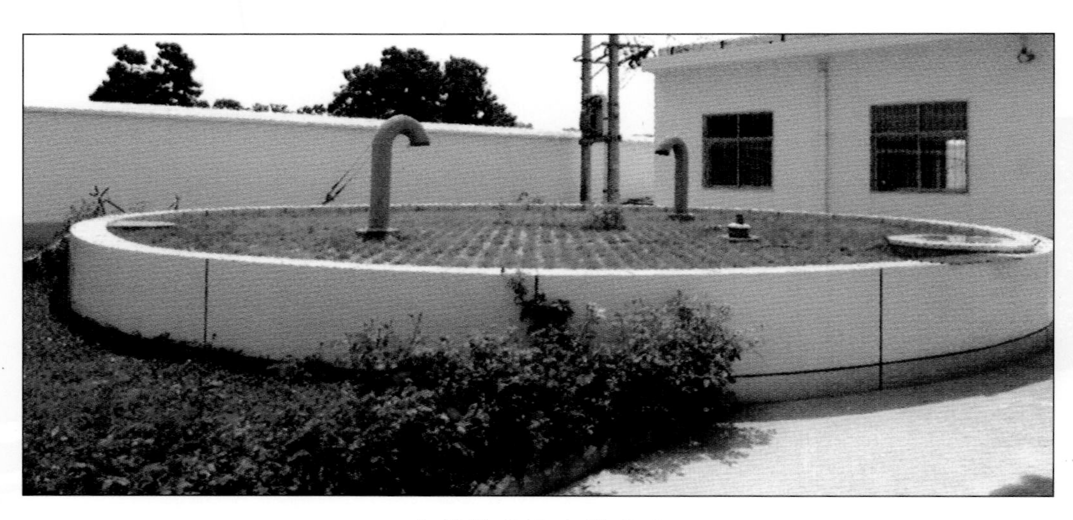

农村饮水安全蓄水池

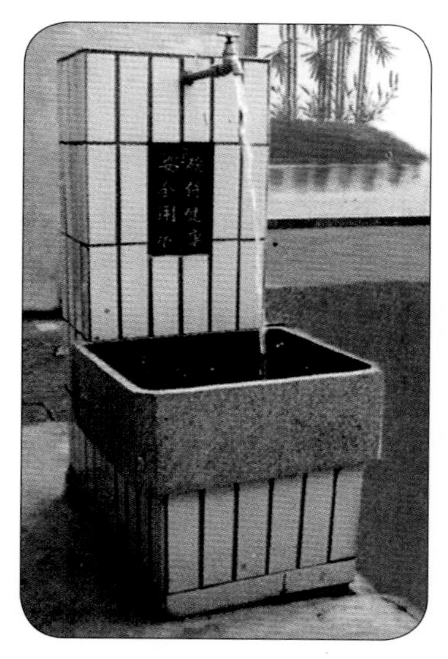

农村饮水安全入户工程

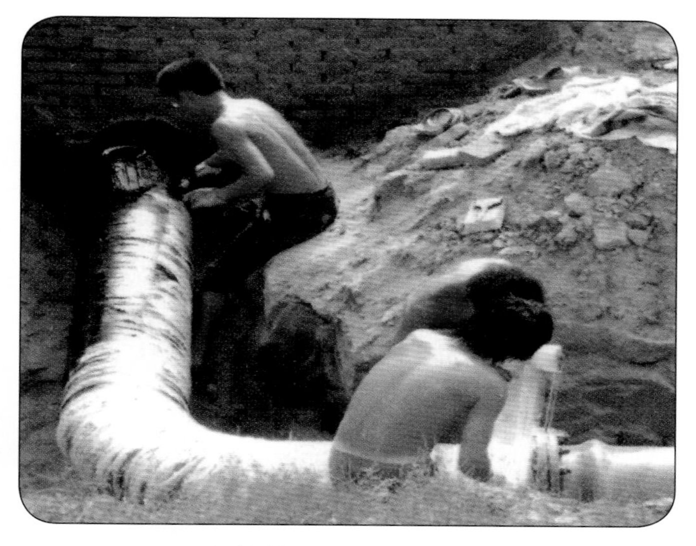

农村饮水工程管道施工

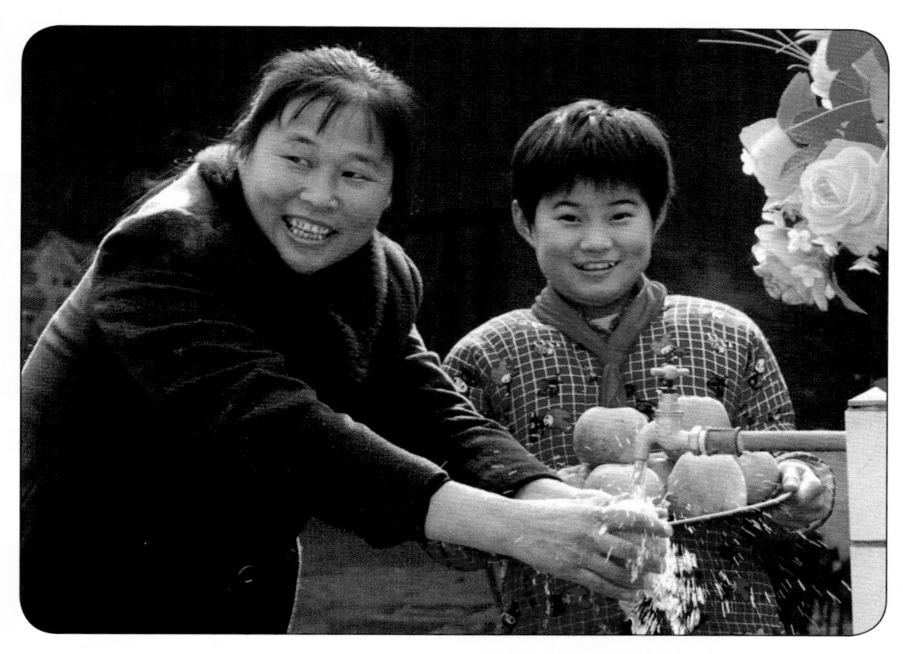

农村居民用上安全水的喜悦

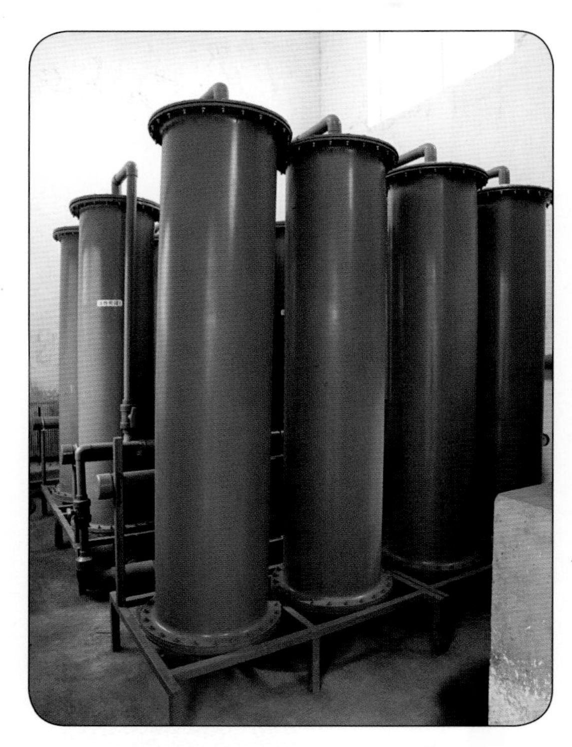

平遥县活性炭水处理设备

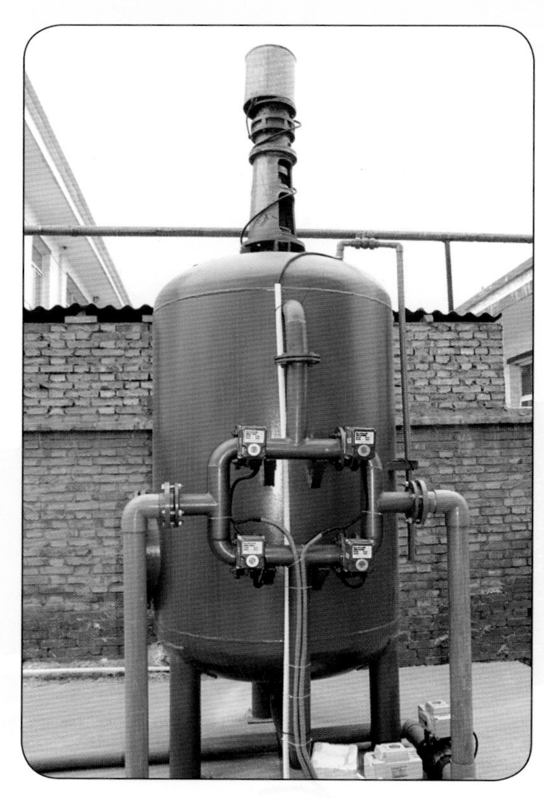

平遥县纤维球过滤器设备

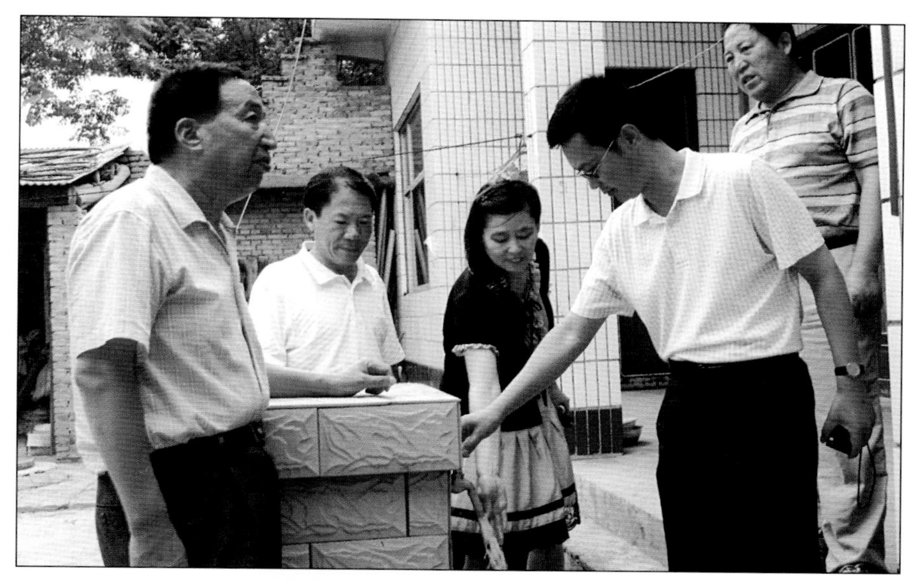

山西省水利厅供水处朱佳处长(前右一)深入农户了解饮水工程进展情况

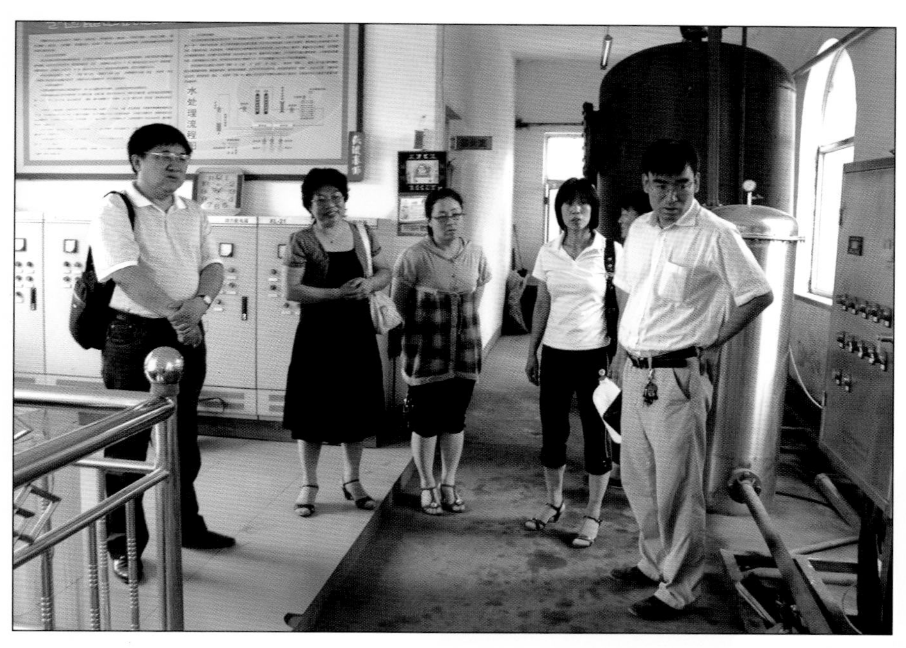

山西省水利水电科学研究院饮水除氟项目组在平遥县调研集中供水水质情况

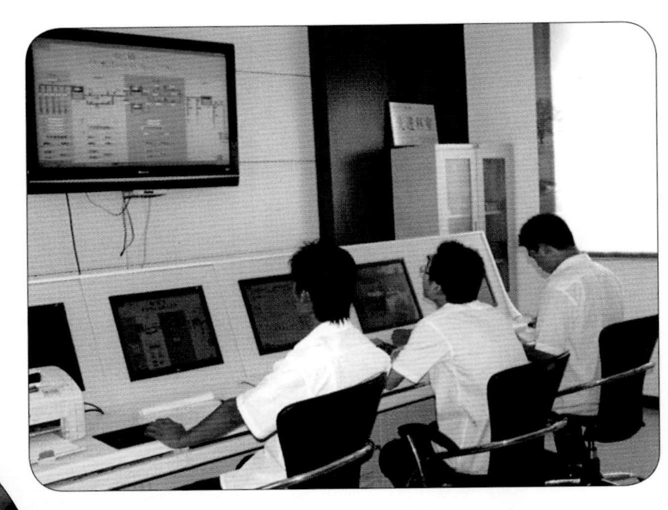

农村饮水安全自动化控制室

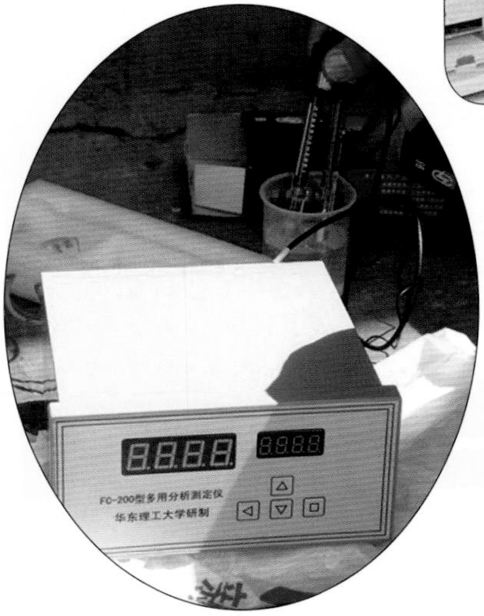

现场监测饮水水质

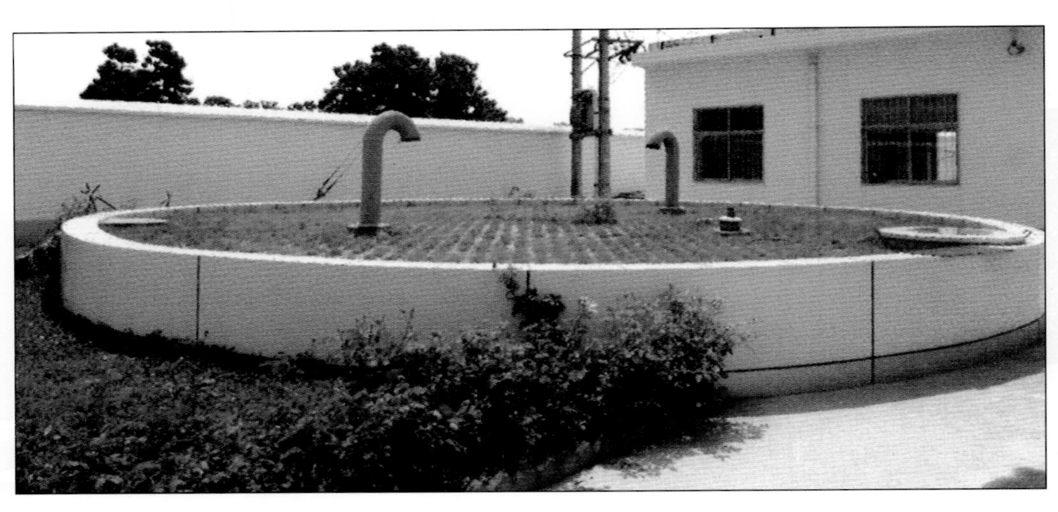

农村饮水安全蓄水池

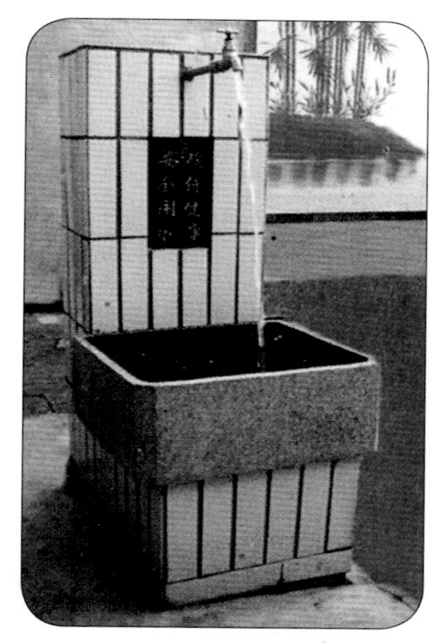

农村饮水安全入户工程

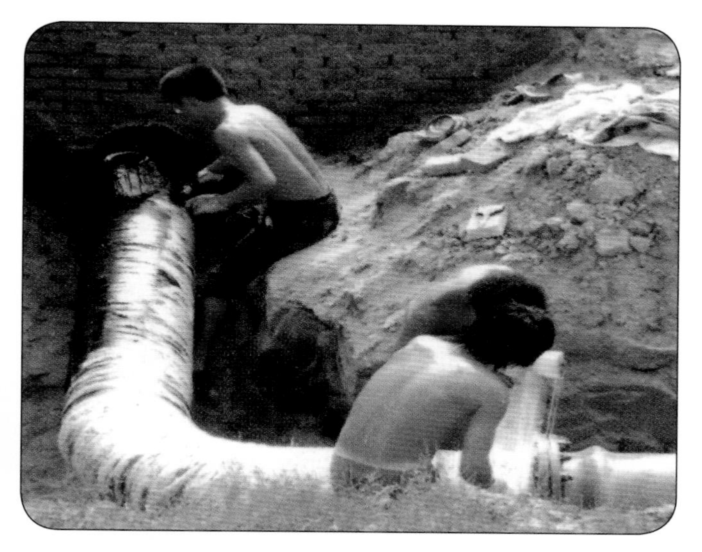

农村饮水工程管道施工

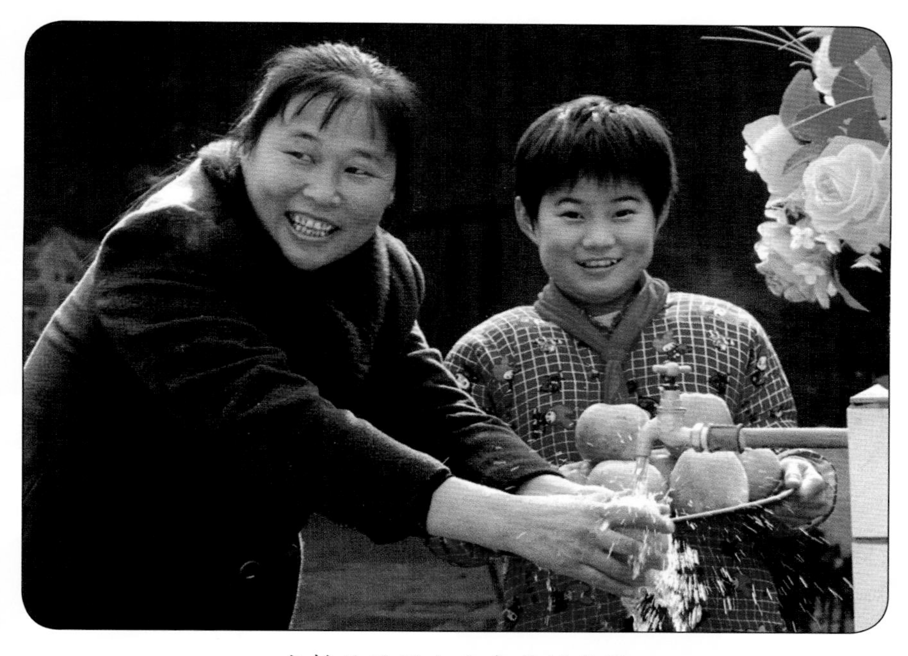

农村居民用上安全水的喜悦

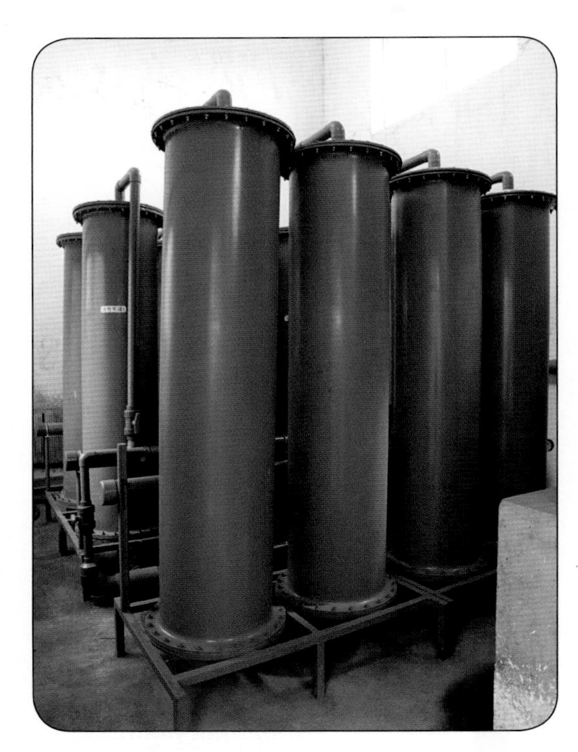

平遥县活性炭水处理设备

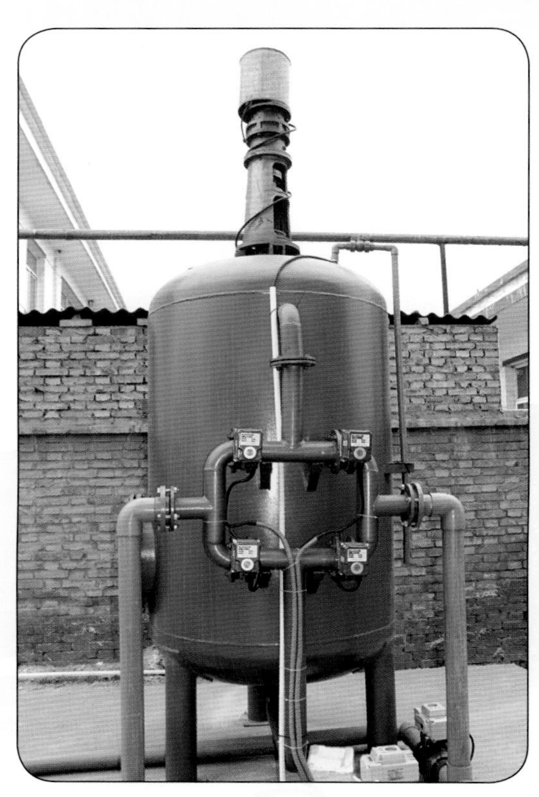

平遥县纤维球过滤器设备

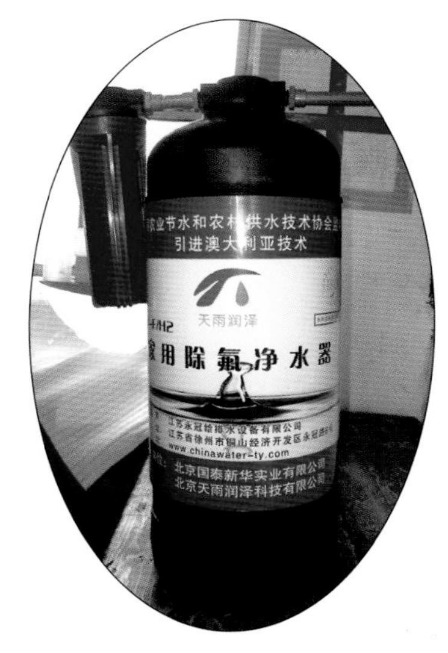

平遥县云家庄家用型除氟设备

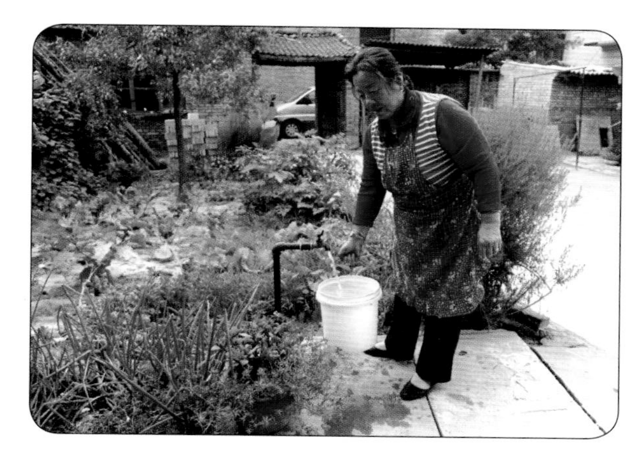

农家有了自来水

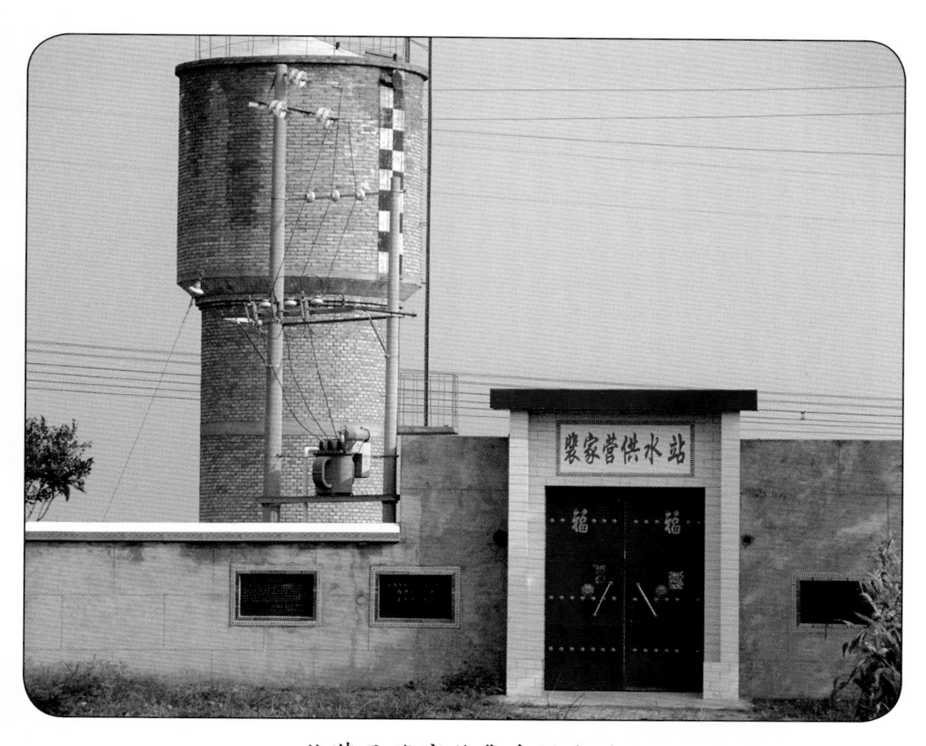

临猗县裴家营集中供水站

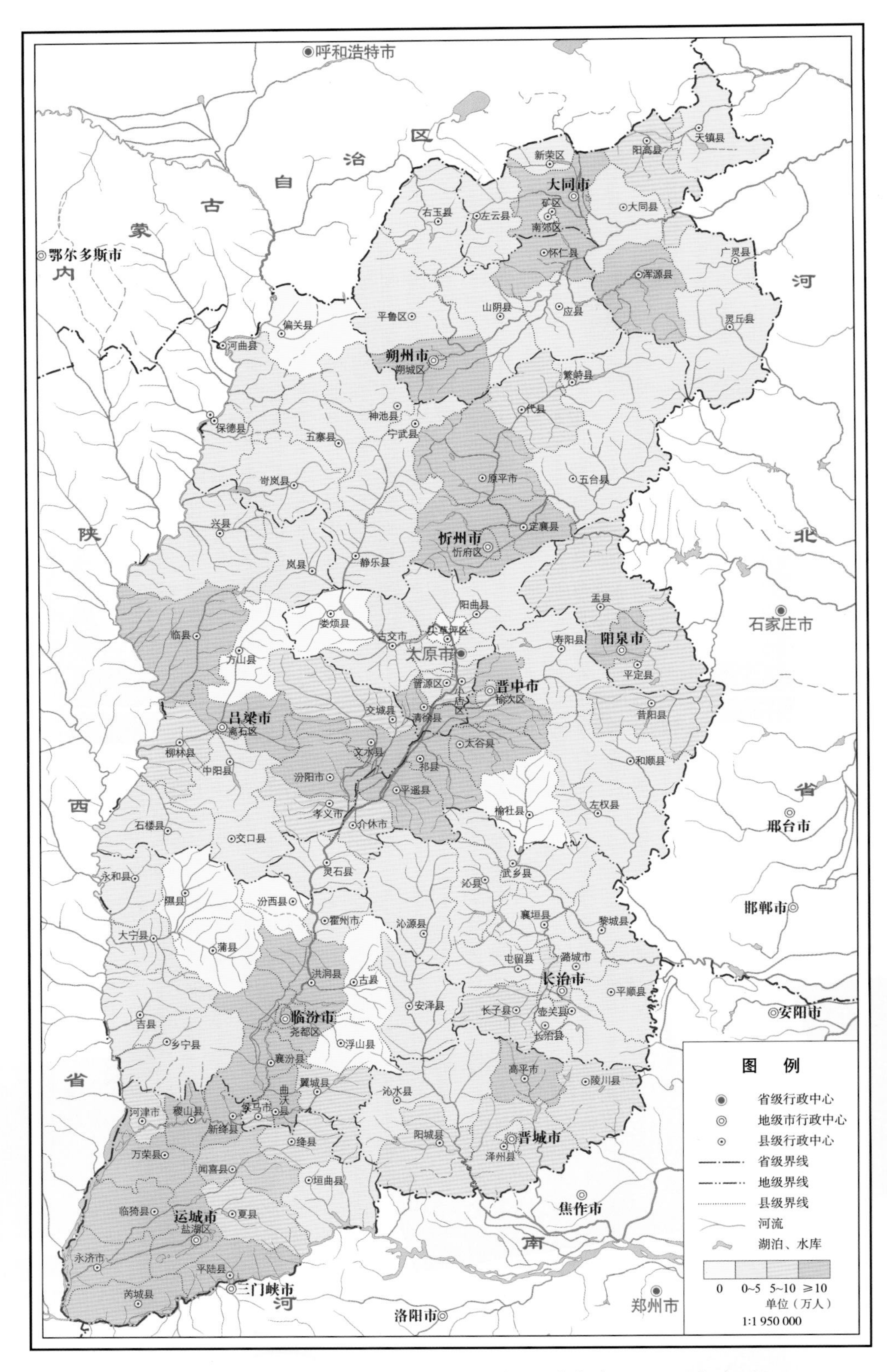

2005年山西省农村饮水水质不达标县（市）区人口分布图

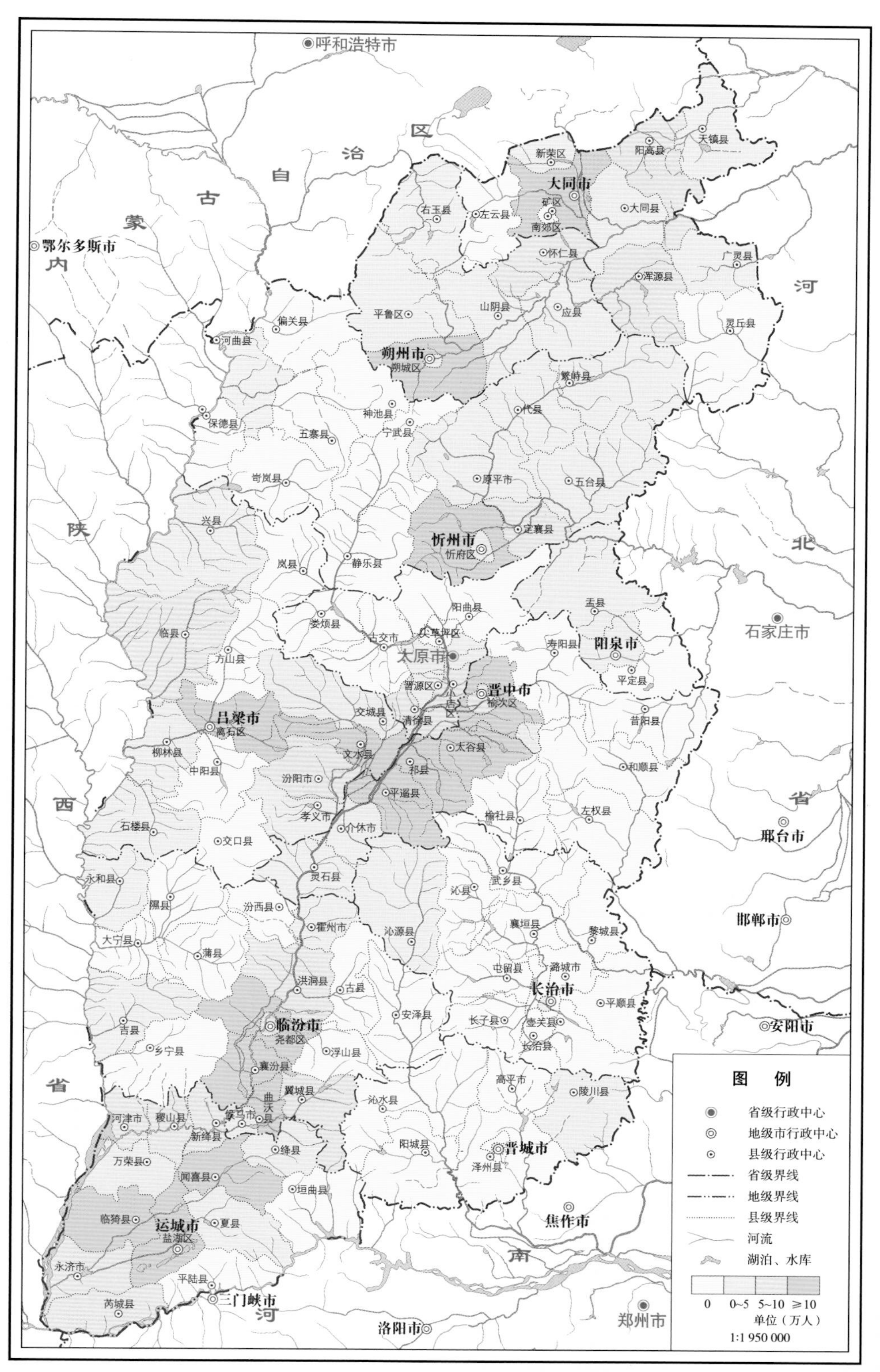

2005年山西省农村饮水氟超标县（市）区人口分布图

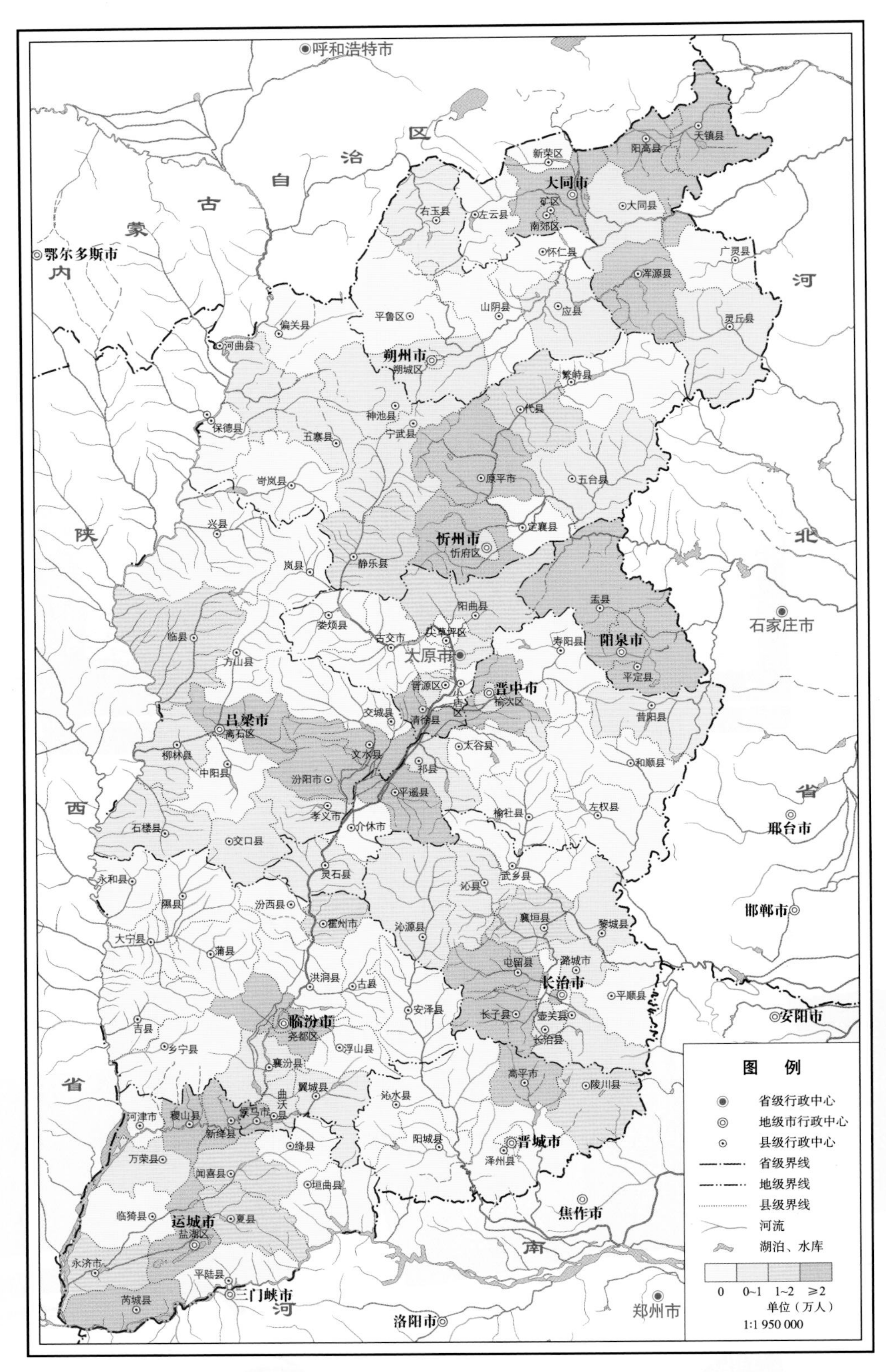

2005年山西省农村饮用苦咸水县（市）区人口分布图

前 言

水是生命之源，健康之本，获得安全饮用水是人类生存的基本需求。饮用水的安全性对人体健康至关重要，进入20世纪90年代以来，随着微量分析和生物检测技术的进步，以及流行病学数据的统计积累，人们对水中微生物的致病风险和致癌有机物、无机物对人体的危害认识不断深化，人民群众对饮水安全需求越来越迫切。加之近年来，由于水污染日益普遍，污染程度愈加严重，饮用水的水质受到威胁和危害。据调查，在全球范围内，平均每6人中有1人不能持续获得安全饮用水，发展中国家80%的发病及死亡与饮水有关。中国每年因饮水水质问题造成的对人生命的危害实际上要高于洪水造成的伤亡。

饮用水问题，特别是农村饮水安全问题，已经受到越来越多的国家、地区和有关国际组织的关注和重视，如何解决饮水安全成为全世界关注的焦点。联合国确定2005—2015年为生命之水国际行动10年，主题是“生命之水”，目标是使无法得到或负担不起安全饮用水的人口比例降低1/2。2005年，我国纪念“世界水日”和开展“中国水周”活动的宣传主题为“保障饮水安全，维持生命健康”。党中央、国务院对饮水安全问题高度重视，胡锦涛总书记曾多次对饮水安全工作作出重要批示：“无论有多大困难，都要想办法解决群众的饮水问题”；“要增强紧迫感，深入调研，科学论证，提出解决方案，认真加以落实，使群众能喝上放心水”。温家宝总理在2005年政府报告中提出“我们的奋斗目标是，让人民群众喝上干净的水、呼吸新鲜的空气、有更好的工作和生活环境……”。2009年，水利部部长陈雷提出，农村饮水安全是当前农民最关心、最直接、最现实的问题，也是当前水利工作的第一任务。2006年山西省第十届人民代表大会第四次会议上明确提出“十一五”期间解决1000万农村人口的饮水安全问题；2009年山西省第十一届人民代表大会第二次会议上通过的《政府工作报告》中提出：用两年时间，实现农村饮水安全全覆盖。

本书在总结2000年以来我国及山西省实施农村饮水解困、农村饮水安全工作基础上，分析了我国农村饮水存在的问题、水质不达标的原因及其对人体的危害和饮水安全的重要性；以农村饮用水质为核心，以人体健康为目的，简明系统地阐述饮用水水质指标、标准意义及发展趋势和监测分析方法；从水质指标理化性质、对人体健康的影响等方面对我国生活饮用水卫生标准进行了诠释解读，对标准的制订原则和标准内容组成及饮用水相关技术标准都作了简明介绍；在保证基本理论完整系统的同时，充分吸收国内外饮用水处理工程新理论、新技术、新设备和新经验，力求反映21世纪饮用水处理工程学科发展趋势；对饮水安全技术包括消毒技术、常规处理技术、预处理技术、深度处理技术、特殊水质处理技术等系列技术进行了介绍，分析各种技术的优缺点及其适应范围，结合不同性质的水污染特征重点介绍相应的处理技术，并以工程实例说明相应技术的处理效果，以供应用时选择和参考。

山西省由于受地形、气候、水文地质和采煤漏水、水质污染、工程老化等方面因素的影响，2005年前全省农村饮水困难和饮水安全问题十分严重，本书重点分析了山西省水质特征、污染状况、污染来源和分类、水质污染分布范围、农村饮水水质问题、农村饮水不安全影响因素，特殊水质造成农村饮水不安全人数和分布情况及其对人体的严重危害。针对各地不同水源水质情况，山西省因地制宜地采取的具体措施，合理选择工程规模和形式以解决不达标水质的办法，对每种方法都以相应的工程实例加以说明；在全面总结山西省农村饮水安全取得成效的基础上，提出了保证农村饮水水质达标和农村饮水工程良性运行管理的保障措施。

本书由赵印英、孟国霞著，其中第1～5章由赵印英撰稿，第6～9章由孟国霞撰稿，全书由赵印英统稿。由于农村饮用水安全技术涉及众多学科和专业领域，又是一个烟波浩渺的知识海洋，一本书不可能包含所有的水质处理问题，加之作者水平有限，书中谬误之处敬请广大读者和专家批评指正。

本书是根据作者自身的实践并参考了60多位前辈、学者及同行的研究成果，书中不少经典内容和结论多系直接摘录引用，因参考文献较多，未能在书中一一注明，只在书后列出了主要参考文献，敬请谅解，在此，向他们表示衷心的感谢；并对本书所引用的未公开出版文献的作者表示感谢。

作 者

2012年11月

目　录

第1章　农村饮水问题与饮水安全的重要性

1.1　水的来源和作用

1.1.1　水的来源和性质

水包括天然水（河流、湖泊、大气水、海水、地下水等）和人工制水（通过化学反应使氢氧原子结合得到水）。水（化学式：H_2O）是由氢、氧两种元素组成的无机物，在常温常压下为无色无味的透明液体。水是地球上最常见的物质之一，是包括人类在内所有生命生存的重要资源，也是生物体最重要的组成部分。水在生命演化中起到了重要的作用。人类很早就开始对水产生了认识，东西方古代朴素的物质观中都把水视为一种基本的组成元素，水是中国古代五行之一；西方古代的四元素说中也有水。

地球是太阳系八大行星之中唯一被液态水所覆盖的星球。地球表层水体构成了水圈，包括海洋、河流、湖泊、沼泽、冰川、积雪、地下水和大气中的水。由于注入海洋的水带有一定的盐分，加上常年的积累和蒸发作用，海和大洋里的水都是咸水，不能直接饮用。

纯净的水是无色、无味、无固定形状的透明液体。在1个大气压（atm，atmosphere）时（101.325kPa），温度在0℃以下为固体（固态水），0℃为水的凝固点。从0～100℃之间为液体（通常情况下水呈现液态）。100℃以上为气体（气态水），100℃为水的沸点。纯水在0℃时密度为999.87kg/m^3，在沸点时水的密度为958.38kg/m^3，密度减小4%。在4℃时密度最大，为1000kg/m^3。在所有的液体中，水的比热容量最大，水的比热容为4.18J/（g·℃），即每升高或降低1℃，水所吸收或放出的热量比其他物质都多。水的融化热和水的汽化热也很高，因此，天然水体可以调节环境温度，避免环境温度的剧烈变化。水是良好的无机溶剂，所以水能溶入许多物质而构成水溶液，尤其能溶解多种无机盐类，这对地球上生命的诞生、发育、生长有着特殊的意义。在水溶液中可以进行多种化学反应，水本身也参与多种反应。因此水有溶解能力强、化学反应活泼等特性，同时还有介电常数大、电离能力强等特点，这些在很大程度上是由于水分子的极性强，易于同另外的物质形成氢键，产生水合作用而形成的。

1.1.2　水的价值和作用

水是自然界的基本要素，它与人类的生存、发展和社会文明进步息息相关。水之宝贵在于其不可缺少、数量有限，更在于其不可替代。在现代社会中，水更是经济可持续发展的必要物质条件。作为一种自然资源，水的价值十分广泛，通常可表现为：维持生物生存、社会生产正常运转的功能价值；维持生态平衡、提供良好生息条件的环境价值；以及蕴藏在水流中的能量价值等诸多方面。

1. 水是生命的基础和人类生存的重要资源

水的性质对孕育生命具有重大意义。水能溶解很多物质，但不能溶解蛋白质和一些分子复杂的有机物，这样就保证了生物可从水中获得所需的营养素，而自身不会被水所溶解。

人体生命活动中的消化、造血、新陈代谢、细胞合成、生殖等生理过程，都是在水参与下进行的。水饱含于人体内，当机体的水量失衡后，轻则影响健康，重则危及生命。

水是人类生存最基本的条件，是滋润万物生命的源泉。世间万物都与水有不解之缘。水不仅在人类生命起源的过程中起着决定性的作用，在人类生存和发展的过程中也具有同样的作用。万物之所以繁衍生息，充满生机与活力，靠的就是水的滋养哺育。如果离开了水，万物就像没有阳光、空气一样，失去了生存的根本。历史上由于水源枯竭而荒芜、消失的例子屡见不鲜，如“丝绸之路”上的楼兰古城、印度西北部的斯育古城，都是最好的佐证。

随着生命科学的发展，现已发现水对于生命不仅是“载体”和“工具”，水本身就是生命的一个重要组成部分，水是生命的中心和母亲。

2. 水是自然环境的调节器

水是人类环境的重要因素之一。水是自然界比热最大的物质，它不但能吸收大量的热，而且散热过程也很慢。地球上 70%的表面是海洋，它起着气温调节器的作用，使地球上的大部分地区适于生物的生长。另外，同位素示踪法证明光合作用释放出的氧来自于水，所以水是大气层中氧气的唯一来源。

3. 水对气候有调节作用

大气中的水汽能阻挡地球辐射量的 60%，保护地球不至于被冷却。海洋和陆地水体在夏季能吸收和积累热量，使气温不致过高；在冬季则能缓慢地释放热量，使气温不致过低。

海洋和地表中的水蒸发到天空中形成了云，云中的水以雨、雪等形式降落到地表，落于地表上的水渗入地下形成地下水；地下水在地表出漏处又从地层里冒出来，形成泉水，经过小溪、江河汇入大海，形成一个水循环。

雨雪等降水活动对气候形成重要的影响。在温带季风性气候中，夏季风带来了丰富的水汽，夏秋多雨，冬春少雨，形成明显的干湿两季。

此外，在自然界中，由于不同的气候条件，水还会以冰雹、雾、露水、霜等形态出现并影响气候和人类的活动。

4. 水是良好生态的必要条件

水是构成生态环境的不可或缺的元素。人们表述良好生态环境时常会用“山清水秀”“碧波荡漾”这样的词语，充分说明了水在生态环境中的重要作用。因为有了水，大山才充满灵气，树林才青翠欲滴，空气才清新宜人，人类才拥有了绿色，拥有了清纯，拥有了生机。如果没有了水，也就没有了层峦叠嶂的苍郁，没有了万紫千红的烂漫，没有了流觞曲水的诗意，没有了巫山云雨的伤怀，就没有了“日照香炉生紫烟”的气象，没有了“野渡无人舟自横”的清闲，没有“潮平两岸阔，风正一帆悬”的意境。

5. 水是农业的命脉

农业（含种植、林、牧、渔业）是第一产业，其生产的对象是有生命的植物和动物，它们的生长同样都离不开水，农田灌溉更离不开水。在各大产业中，农业是用水大户，其用水量占世界水资源的 2/3。农田灌溉用水量又占农业用水量的 90%，农作物在生长的关键时期，若干旱缺水（无降雨或灌溉）到一定程度会导致颗粒无收，农业灌溉用水中

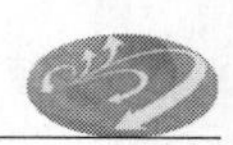

75%～80%是不能重复利用的消耗水量。

6. 水是工业的血液

水是工业生产的重要物质条件，任何工业生产过程都离不开水。在工业生产中，水和石油一样是工业的血液。人们根据水的流体性能和传热、冷却特性，把水大量地用于纺织、冶金、化工、机械制造等各行各业。在电力生产中，无论是火力还是水利发电，都是通过水把动能、热能转化为电能的。可以说水是间接的能源；在制药、食品、酿酒等行业，水又是重要的原料。由此可见，离开水这种特殊的资源，社会生产这架机器根本无法运转。工业用水量仅次于农业用水量而居第二位，但其增长速度十分迅速，2000 年全世界工业用水量约占当年全世界总用水量的 33%。

工业用水中，其中在火电、冶金、化工等行业中，冷却用水占总用水量的 80%以上。在纺织、造纸、食品工业中，工艺用水占总用水量的 40%以上。另外，产品和工艺不同，耗水量变化很大。

7. 水是城市发展的基本条件

水兴城兴，水衰城衰。水源条件是城镇建立、生存和发展的基础。随着城市的发展，人口的增加及人民生活水平的提高，生活用水量会不断扩大。同时与之配套的环境景观、旅游业及服务业的用水都会不断增加。水资源不充足，城市发展就会受到制约。

8. 水是人类文明的基本元素

人类创造的所有文明都离不开水的滋润。水孕育了厚重深邃、灿若星河的人类文明。纵观世界文化源流，如果没有尼罗河的存在，古埃及不可能产生根植于沙漠非洲大陆的“绿色走廊”之上；如果没有底格里斯河和幼发拉底河的浇灌，美索布达米亚平原绝不会成为苏美尔人的驻足之处；如果没有印度河、恒河的滋润，次大陆不可能产生发达的农业；如果没有黄河、长江的哺育，华夏祖先只能成为蒙昧的游牧部落。

9. 水是基础性的自然资源和战略性的经济资源

人类社会的各个方面都与水有着密不可分的联系，人类生活中除了饮用水外，在保障个人卫生、改善环境卫生、绿化和改良环境气候等方面都需要水，工农业生产需水量更大，水成为基础性的自然资源和战略性的经济资源，更是社会生存发展的动力。

此外，水上航运是交通运输的重要组成部分，对人类的经济生活有着重大的影响。水还是能量的载体，水能是一种重要的清洁能源，在社会生活中起着举足轻重的作用。

总之，水为地球上的一切生物所必须；水与人类的繁衍生息息息相关，更是生命之源。水的存在维持了生态系统的平衡，保证了人类获得所需的食物。在社会发展和科技进步的进程中，人们择水而居，逐步形成村庄、乡镇、城市，并得以生存发展。如果离开了水，五彩缤纷的大自然将变得黯然无光，地球也就灰飞烟灭，人类也将不复存在。

1.2 水对人体的重要性

1.2.1 水在人体内的生理健康功效

1.2.1.1 水是人体构造的主要成分

水是保持每个细胞外形及构成每一种体液所必需的物质。体内含水量与年龄和性别有关，成年男子含水量约为体重的60%，女子为50%～55%，新生儿可达80%左右。水在体内主要分布于细胞内和细胞外，细胞内水含量为水体总量的2/3，细胞外约为1/3。人体各组织器官的含水量相差很大，以血液中最多，脂肪组织中较少。

1.2.1.2　水作为营养物质的载体，参与食物的消化和吸收

由于水的溶解性好，流动性强，又饱含于体内各个部位，所以，可以作为体内各种物质的载体。对于各种营养素的运输和吸收，气体的运输和交换，代谢产物的运输与排泄，起着极其重要的作用。摄入体内的各种营养物质，都必须通过水运送到机体各部进行代谢，发挥作用。人体每日消化系统分泌许多液体，水在消化系统循环，在小肠以上分泌出来，再经过大肠吸收回去，使食物得以消化吸收。例如，血液运送氧气、葡萄糖、氨基酸、酶、激素、维生素至全身；把二氧化碳、尿素、尿酸等代谢废物运往肾脏，随尿排出体外，少数废物从汗液中排出。所以，在人体消化、吸收、循环、排泄过程中都离不开水。水是人体运送营养物质和代谢产物的载体。

1.2.1.3　水直接参与体内物质代谢及代谢产物的排泄，促进各种生化反应

人体内的一切生化反应都是在液体中进行的，没有足够的水，代谢将发生紊乱或停止，肾脏是人体代谢产物的主要排泄器官，体内的代谢产物经血液带入肾脏，经肾小球而滤入肾小管内，肾小管再将大量水分和非代谢产物回收到血液中，代谢产物与少量水分以尿排出体外。

1.2.1.4　调节抑制功能

（1）调节体温，保持均恒稳定。人体摄入的三大生热营养素在水的参与下，利用氧气进行氧化代谢分解，并放出热能。多余热量需要及时散出，以保持体温恒定。出汗是人体散热的主要方式。当环境温度升高时，出汗对于人体体温的调节显得尤其重要。水对体温的调节作用是由它的三个特性决定的：

1）水的比热高。每克水升高或降低1℃时可吸收或放出4.2J热量。由于人体含有大量的水，故在代谢过程中所产生的热能可被水所吸收，使体温不至于显著升高，保持体温恒定。

2）水的蒸发热大。在37℃时，每升水的蒸发热约为2431.8kJ。故人体只要蒸发少量的水（汗），就可以散发大量的热，以维持人体一定的体温。当外界环境温度较高时，体热可随水分经皮肤蒸发散热，以维持恒温。

3）水的导热性强。水是非金属材料中最好的导热体。虽然人体各组织的代谢强度不一样，产生的热量不等，但均可通过水的导热作用，使各组织和器官间的温度趋于一致，达到体温恒定。

水是导热体，借助于血液循环为体内输送营养和排泄代谢产物的同时，还可调节和保持身体表里的温度，尤其在高温环境或体内产热过量时，借助于皮肤出汗而降低体温。

（2）调节体液黏度，改善体液组织的循环；调节机体的渗透压和酸碱平衡。

（3）调节肌肉张力，保障其正常收缩。例如：损失占体重2%～4%的水分时，肌肉强度就会减少21%。

1.2.1.5　稀释排毒功能

水有很好的溶解能力和稀释作用，通过肾脏在排泄水的同时可将体内代谢废物、毒物

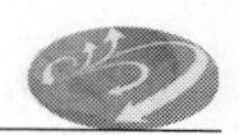

及食入的多余药物等一并排出，减少肠道等对毒素的吸收，防止有害物质在体内慢性积累中毒。当体内摄入高蛋白质食品时，需要水来消除其代谢产物氨的毒性。用体内储存的脂肪酸来产生能量，释放脂肪细胞中储存的脂溶性毒素。饮水可使血液中的毒素稀释，并快速排出体外。

另外，人体血液的含水率约为80%，保持体内水量充足可降低血黏度，防止胆固醇等附着在血管壁上，引起血管老化和动脉硬化。同时可避免血容量减少后产生低血压，影响各器官（特别是心、脑、肾）机能的正常活动。

1.2.1.6 润滑功能

水具有润滑作用，通过体液的循环，还可加强各器官联系，减少体内关节和器官间的摩擦和损伤，并可使器官运动灵活。人体的关节如果没有润滑液，骨与骨之间发生摩擦就会活动不灵活，水就是关节润滑液的来源；眼睛没有水则无法转动；皮肤缺水就干皱。

1.2.2 人体维持生理功能所需的水的平衡量

体内水的来源包括饮水、食物中的水及代谢水三大部分。通常每人每日饮水约1200mL，食物中含水约1000mL，代谢水约300mL。代谢水主要来源于蛋白质、脂肪和碳水化合物消化后在产生能量和二氧化碳的同时所产生的水。每克蛋白质产生的代谢水为0.41g，脂肪为1.07g，碳水化合物为0.6g。后两项在氧化过程中还要消耗一部分水，体内水的排出以经肾脏为主，约占60%，其次是经皮肤、肺和粪便。成年人一日水的来源和排出量维持在2500mL左右。

1.2.3 人体水失衡的症状

水在机体内的存在形式包括两部分，即细胞外液和细胞内液。前者占体重的20%，后者占体重的40%～50%，总体液的百分含量超过或低于此范围时，都会发生生理改变。机体自身为了在较小限度内调节体液，而具备许多机制。其中起重要作用的是大脑下丘脑的神经中枢，通过肾脏控制口渴和排尿感觉。

人体因为有水的溶媒作用，才能在体内不断地进行新陈代谢，代谢所产生的废物又必须及时排出体外，这就需要水分作为载体。这种水量每天最低约需500mL。如果完全不摄入水分，人体也要排泄代谢所产生的废物，所需水分就从体内各部分收集。这种情况持续下去，细胞的水分就会减少，形成脱水，严重时会危及生命。

(1) 当机体失水量为体重的2%左右时，是以细胞外液和体液水分丢失为主。此时下丘脑的口渴中枢受到刺激，出现意识性摄水需求，出现尿少及尿钾丢失量增加。

(2) 若继续脱水，当失水达到体重的4%左右时（为中等程度脱水），细胞内外液水分的丢失量大致相等，会出现脱水综合征。表现为严重的口渴感，口腔干涸，皮肤起皱，心率加快，体温升高，疲劳等症状。

(3) 当失水量为体重的6%～8%时，细胞内液水分的丢失比例增加，并表现为呼吸频率增加，无尿、血容量减少，恶心、食欲丧失，易激怒，肌肉抽搐，精神活动减弱。

(4) 如果失水10%（为严重脱水），会使心血管、呼吸和体温调节系统受到损伤，可出现烦躁，眼球内陷，皮肤失去弹性，体温增高，脉搏细弱，血压下降，面色苍白，四肢冰冷，晕眩，头痛，行走困难。

(5) 当人体失水15%时，会出现幻觉，昏厥，生命难以维持。

(6) 当失水达20%时，就会引起狂躁，虚脱，昏迷，导致死亡。这是因为，细胞的增生必须依赖脱氧核糖核酸DNA（含水量25%～50%，或更高）的代谢，水是维系DNA双螺旋结构支架的重要组分。当缺水达体重的20%时，巨大的DNA双螺旋结构即可解体，生命就此终止。

由上述可见，干渴对人的威胁往往更甚于饥饿。人在疲劳、负伤等情况下，首先需要的是水。关键时刻一口水就可能救活一条生命。

1.2.4　水是维系生命的源泉

人对水的需要仅次于氧。一个人短期内不吃食物，当体内贮备的糖类、脂肪耗尽，蛋白质也失去一半时，如能喝到水，即使体重减轻40%，也能勉强维持生命。但人体若失掉15%的水，生命就有危险。

另外，水、阳光、空气虽然都是生命之源泉，但当你被困于空气稀薄、没有任何食物、黑暗的洞穴环境里时，只要有水喝，仍然可以活上两三个星期。然而一旦断绝了水，仅能有数天的活命时间。

俗话说“宁可三日无粮，不可一日缺水”，关键在于供水。不供食品只供水和完全都不供给的两种情况下，人的存活期有不同的记述：有7周与7天之说，有1个月与1周之说，有5周与5天之说，也有3周与3天之说等。说明除了食品和水之外，还与年龄、健康状态、气温及精神状态等因素有关。据对自愿试验者和灾害幸存者调查结果表明，只喝水不吃食物，可以存活20天以上；不喝水也不吃食物，通常用不了几天就会死于脱水。有资料显示，在常温下只能忍受3天左右。在炎热季节，恐怕1天也难忍。

水是生命之源，良好的饮用水是人类健康生存必需的基本条件之一，获得清洁的饮用水是人类生存的基本需求和健康生活的保障。

1.3　农村饮用水安全卫生评价指标体系

饮用水（又称生活饮用水）是指人们的饮水和生活用水，主要通过饮水和食物经口摄入体内，并可通过洗漱、洗涤物品、沐浴等生活用水接触皮肤或呼吸摄入人体。饮用水与人的生命、人体健康和生活质量密切相关，其重要性不亚于食品，获得安全饮用水是人类生存的基本需求。科学研究表明，人体的55%～80%是由水组成的。要维持人的健康基本需求，每人每天至少要得到20L安全饮用水，加上其他日常生活用水，每人每天大约需要50L水。2003年，全球每6人中有1人不能持续获得安全饮用水。发展中国家80%的发病及死亡与水有关。在我国，通过饮水发生和传播的疾病就有50多种。要减少疾病，提高健康水平，最行之有效的措施就是使所有人得到安全的饮用水。

饮用水一般指可以不经处理、直接供给人体饮用的水。饮用水包括干净的天然泉水、井水、河水和湖水，也包括经过处理的矿泉水、纯净水等。

1.3.1　水质安全与健康关系

1.3.1.1　介水肠道传染病

介水传染病是通过饮用或接触受病系体污染的水而传播的疾病，又称水性传染病。其

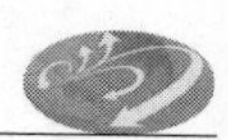

主要原因是水源受病原体污染后，未经妥善处理和消毒即供居民饮用，或处理后的饮用水在输配水和贮水过程中重新被病原体污染。地面水和浅井水都极易受病原体污染而导致介水传染病的发生。

介水传染病一旦发生，危害较大。因为饮用同一水源的人较多，短期内出现大量病人，多数患者发病日期集中在同一潜伏期内，严重者可呈暴发流行。

《中华人民共和国传染病防治法》第3条所列的3类37种传染病中，其中8种传染病的传播途径之一，可通过水传染。即甲类传染病中的霍乱；乙类传染病中的病毒性肝炎（指甲型肝炎和戊型肝炎）、脊髓灰质炎、细菌性和阿米巴痢疾、伤寒和副伤寒、钩端螺旋体病、血吸虫病；丙类传染病中的感染性腹泻病。2006年，上报法定传染病发病人数460.9万人，其中介水传播疾病发病人数127.8万人，占27.7%，介水传播疾病中又以其他感染性腹泻和细菌性及阿米巴性痢疾的发病人数最多。

因此，病原微生物可引起各类肠道传染病，如霍乱、伤寒、痢疾、胃肠炎及阿米巴、蛔虫、血吸虫等寄生虫病。另外还有致病的肠道病毒、腺病毒、传染肝炎病毒等。

1.3.1.2 化学性污染急慢性中毒

根据通过水摄入体内化学污染物浓度的高低和时间，分为急性、慢性和远期（致癌、致畸、致突变）危害。

（1）难降解有机物一旦污染环境，其危害时间较长。如有机氯农药，由于化学性质稳定，在环境中毒性减低一半需要十几年，甚至几十年；而水生生物对有机氯农药有极高的富集能力，其体内蓄积的含量可以比水中的含量高几千倍到几百万倍，最后通过食物链进入人体。如有机氯农药DDT可引起破坏激素的病症，给人的神经组织造成障碍，影响肝脏的正常功能，并使人产生恶心、头疼、麻木和痉挛等症状。这类中毒往往呈慢性，弄清症状往往需要花很长时间。

（2）含氮化合物的氧化分解会产生硝酸盐，硝酸盐本身无毒，但硝酸盐在人体内可被还原为亚硝酸盐。研究认为，亚硝酸盐可以与仲胺作用形成亚硝酸胺，这是一种强致癌物质，因此，有些国家的饮用水标准对亚硝酸盐的含量提出了严格要求。

（3）重金属毒性强，对人体危害大，因而水中的重金属含量是当前人们最关注的问题之一。重金属对人体危害的特点如下：

1）饮用水含微量重金属，即可对人体产生毒性效应。一般重金属产生毒性的浓度范围大致是1～10mg/L，毒性强的汞、镉产生毒性的浓度为0.1～0.01mg/L。

2）重金属多数是通过食物链对人体健康造成威胁。

3）重金属进入人体后不容易排泄，往往造成慢性累积性中毒。其中世界历史上由水受工业有毒有害化学物质污染引起的公害病，日本的“水俣病”和“骨痛病”等，更是教训深刻。日本的“水俣病”是典型的甲基汞中毒引起的公害病，是通过鱼、贝类等食物摄入人体的；日本的“骨痛病”则是由于镉中毒引起肾功能失调，骨质中钙被镉取代，导致骨骼软化，极易骨折。

（4）石油类污染物比水轻又不溶于水，覆盖在水面形成薄膜，阻碍水与大气的气体交换，抑制水中浮游植物的光合作用，造成水体溶解氧减少，产生恶臭，恶化水质。油膜还会堵塞鱼鳃，引起鱼类的死亡。

(5) 酚类化合物污染的危害。人口服酚的致死量为 2～15g。长期摄入超过人体解毒剂量的酚，会引起慢性中毒，苯酚对鱼的致死浓度为 5～20mg/L，当浓度为 0.1～0.5mg/L 时，鱼肉就有酚味。

(6) 氰化物能抑制细胞呼吸，引起细胞内窒息造成人体组织严重缺氧的急性中毒。0.12g 氰化钾或氰化钠可使人立即致死。

1.3.1.3　饮水水质与健康关系

由于水中元素易于被人体吸收，所以水质安全与人类健康的关系最为密切。饮用水中某些生物必需元素的余缺可直接影响人体健康。总的来说，富含腐殖质的酸性软水、有机污染水、某些元素含量过高或过低的水都不利于人体健康，如长期饮用酸性水易引起便秘、高血压、高血脂、痛风、肥胖、动脉硬化、关节炎、结石、肿瘤等慢性疾病（《大河报》2009 年 6 月 20 日，自来水超越矿泉水）。据世界卫生组织统计，癌症患者 100%是酸性体质，心脑疾病患者 80%是酸性体质，而人们吃的大鱼大肉及饮用的自来水多呈弱酸性，极易促成酸性体质的形成，这就是很多慢性病久治不愈的原因，而有机质贫乏的中性或弱碱性的适度硬水则有利于人体健康（如石灰岩层中的地下水就有益于人体健康）。如 2009 年 2 月 12 日中央电视台《百科探秘》栏目揭秘广西巴马村有 70 多个百岁老人，个个目明耳聪，挑水劈柴不在话下，甚至 80 岁还能结婚生子，其秘诀就是他们世代饮用的盘阳河水呈弱碱性。饮水水质与健康关系见表 1-1。

表 1-1　饮水水质与健康关系

疾病种类	发病率或死亡率较高（饮水成分）	地　区
甲状腺肿大	I 低	世界各大山脉及山区石灰分布区
氟中毒	F 高	世界各国
大骨节病	腐殖酸（—OH）含量高，Se、Mo 低	我国东北、西北、西南等病区
克山病	NO_2、亚硝胺类物质含量高的有机污染水	我国东北、西北、西南等病区
肝癌	NO_2、亚硝胺类物质含量高的有机污染水	我国东南沿海等河网地区、南宁地区
食管癌	NO_2、亚硝胺类物质含量高的有机污染水	太行山南段

随着科学的进步和研究的深入，不断有新的发现被相继揭示。Buyton 和 Cornhill 通过分析 100 个大城市的饮用水发现，如果饮用水中含有中等含量的总溶解性固体（即 TDS 含量大约 300mg/L）、具有中等硬度（以 $CaCO_3$ 计约为 170mg/L）和偏碱性（pH 值>7），并含有 15mg/L 的 SiO_2，那么癌症的死亡率就会减少 10%～25%、心血管病死亡率则降低 15%。由此得出结论，饮用含大约 300mg/L 的 TDS、有中等硬度、偏碱性的水会降低癌症致死的危险性；硬度和 TDS 与心脏病死亡率存在明确关系，TDS 越高，心脏病发作率越低，日常生活中应尽可能地饮用硬度大约为 170mg/L 的水。

1.3.2　安全饮用水的标准

什么样的水才算得上是安全饮用水呢？不同国家的政府制定着不同的安全饮用水标准，同一个国家政府制定的安全饮用水标准也会随着社会经济的发展而变化。在农村地区，安全的水意味着家庭成员不必为取水而每天花费过多的时间而有足够数量安全的水。

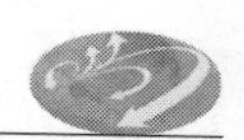

足够数量安全的水是指能够满足新陈代谢、卫生和家庭需要的量，通常为20L/（人·d）。

安全饮用水从原则上讲，就是在质和量两个方面都满足人们对健康饮用的需求。本文列出了一些组织提出的水质标准和建议，仅供参考。

世界卫生组织（WHO）和联合国儿童基金会（UNICEF）2000年对全球居民的生活用水质量与健康的关系进行系统评估，提出了分析结果（见表1-2）。

表1-2 生活用水质量与健康的关系

供水水平	获取水的方式	需求满足		对健康的不利影响
		消费	卫生状况	
缺乏（每人每天低于5L水）	超过1000m取水距离，或30min的取水时间	不能保障	不能保障	很高
基本（每人每天不超过20L水）	100～1000m取水距离，或5～30min的取水时间	基本保障	可满足洗手、洗菜，洗衣、洗澡难以保障	高
中等（每人每天大约50L水）	通过一个公用管口取水，或100m以内取水距离，或5min取水时间	保障	能保障基本的个人与食品卫生，洗衣、洗澡也能保障	低
优良（每人每天100L水以上）	通过多个管口连续取水	完全保障	完全保障	很低

1.3.2.1 目前得到各方公认健康水的水质指标标准

（1）不含有害物质。

（2）硬度适中（大部分人认为硬度$CaCO_3$应高于50mg/L而低于150mg/L，美国的马丁·福克思博士则认为硬度的理想指标是170mg/L左右）。

（3）含有适量的矿物质，马丁·福克思认为理想的指标是300mg/L左右。

（4）pH值偏弱碱性（pH值＞7）。

（5）含有碳酸离子（或含有二氧化碳）。

1.3.2.2 世界卫生组织对健康的水质特性提出的建议

世界卫生组织专家通过长期研究，对健康的水质特性提出如下建议：

（1）没有污染，不含致病菌，不含重金属和有害化学物质。

（2）同时它必须含有人体所需要的天然矿物质和微量元素。

（3）pH值呈弱碱性（pH值＞7）。

（4）含有新鲜适量的溶解氧。

（5）小分子团、负电位等，水的生理功能强，长期饮用能改善人体的健康状况。

1.3.2.3 国际最新健康饮用水标准

（1）不含有害人体健康的物理性、化学性和生物性污染。

（2）含有适量的有益于人体健康、呈离子状态的矿物质（钾、镁、钙等含量在100mg/L）。

（3）水的分子团小，溶解力和渗透力强。

（4）水中含有溶解氧（6mg/L左右），含有碳酸根离子。

（5）呈负电位，可以迅速、有效地清除体内的酸性代谢产物和多余的自由基及各种有害物质。

(6) 水的硬度适度，介于50～200mg/L（以碳酸钙计）。

到目前为止，只有弱碱性呈离子态的水能够完全符合以上标准，因此它适合健康人长期饮用。由于它具有明显的调节肠胃功能、调节血脂、抗氧化、抗疲劳和美容作用，非常适合胃肠病、糖尿病、高血压、冠心病、肾脏病、肥胖、便秘和过敏性疾病等体质酸化患者辅助治疗。

1.3.3　我国农村饮水安全卫生评价指标体系

水利部、卫生部于2004年联合下发了《关于印发农村饮用水安全卫生评价指标体系的通知》，要求水量标准以获得40～60L/（人·d）为安全、水质标准以达到国家《生活饮用水卫生标准》为安全。我国制定的农村饮用水安全卫生评价指标体系将农村饮用水安全分为安全和基本安全两个档次，由水质、水量、方便程度和保证率四项指标组成。四项指标中只要有一项低于安全或基本安全最低值，就不能定为饮用水安全或基本安全。

水质：符合国家《生活饮用水卫生标准》要求的为安全；符合《农村实施〈生活饮用水卫生标准〉准则》要求的为基本安全。低于《农村实施〈生活饮用水卫生标准〉准则》要求的为不安全。目前，我国对于农村饮用水不安全主要从氟超标、砷超标、苦咸水、污染水等几个方面来判断。

水量：可获得的水量不低于40～60L/(人·d）的为安全，不低于20～40L/(人·d）的为基本安全。常年水量不足的，属于农村饮用水不安全。在我国，根据气候特点、地形、水资源条件和生活习惯，将全国划分为5个类型区，不同地区的安全饮用水量标准有所不同。安全饮用水水量标准从一区到五区分别是40L/(人·d)、45L/(人·d)、50L/(人·d)、55L/(人·d)、60L/(人·d)。基本安全饮用水水量标准从一区到五区分别是20L/(人·d)、25L/(人·d)、30L/(人·d)、35L/(人·d)、40L/(人·d)。

方便程度：人力取水往返时间不超过10min的为安全，取水往返时间不超过20min的为基本安全。多数居民需要远距离挑水或拉水，人力取水往返时间超过20min，大体相当于水平距离800m，或垂直高差80m的情况，即可认为用水方便程度低。

保证率：水源保证率成为保证用水量的首要条件，供水保证率不低于95%为安全；不低于90%的为基本安全，供水保证率90%是指在十年一遇的一般干旱年，供水水源水量能满足基本生活用水量要求。

1.4　农村饮水存在问题

1.4.1　农村饮水安全存在的问题

1.4.1.1　农村安全饮水普及率

我国是一个农业大国，是世界上人口最多的发展中国家，经济社会发展水平与世界上发达国家相比还有较大差距，特别是农村还比较落后。受自然和经济、社会等条件的制约，农村居民饮水困难和饮水安全问题长期存在，加上我国长期的城乡二元化结构发展政策，使农村供水设施十分薄弱。城市自来水等基础设施建设由于政府投入力度大，发展很快；而大多数农村供水设施主要靠村集体和农民自建，投入不足，造成农村供水以传统、

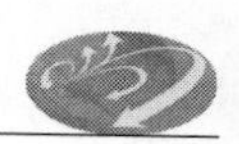

落后、小型、分散、简陋的供水设施为主，自来水普及率低。

据统计，截至2004年底，全国农村分散式供水人口为58106万人，占当年农村人口的62%；集中式供水人口为36243万人（主要为200人以上或供水能力在20m³/d以上集中式供水工程的受益人口），占当年农村人口的38%，具体情况见表1-3。

表1-3 农村供水总体情况

分区	集中式供水人口（万人）	占农村总人口比例（%）	分散式供水人口（万人）	占农村总人口比例（%）
全国	36243	38	58106	62
西部	9479	33	19526	67
中部	13025	32	27750	68
东部	13739	56	10830	44

我国农村安全饮水发展水平与中等发达国家相比存在明显差距。据有关资料介绍，世界上中等发达国家农村安全饮水普及率为70%以上，发达国家在90%以上。我国的农村安全饮水普及率水平大致为东部70%，中部40%，西部不到40%。

1.4.1.2 农村饮用水水质问题

农村饮用水主要来源于大自然的泉水、井水等，基本上不采取什么净化措施就直接饮用或烧开饮用。2005年，水利部、国家发改委、卫生部联合组织开展了以县为单位的农村饮水安全现状调查和复核评估工作，结果表明，到2004年年底，全国尚有3.23亿农村人口存在饮水不安全问题。其中，各类饮水水质不安全的有2.27亿人，占饮水不安全人数的70.3%，水量不足、取水不方便及供水保证率低的有近9600万人。

饮用水质不安全种类主要有以下几类。

（1）饮用高氟水（氟含量大于1.5mg/L）人口为5085万人，占饮水不安全人口的16%，占水质不安全人口的22.4%，其中氟含量大于2.0mg/L人数为3000多万人。

（2）饮用高砷水（砷含量大于0.05mg/L）的有289万人，占饮水水质不安全人口的1.3%。

（3）饮用苦咸水（TDS＞1.5mg/L，Cl^-＞450mg/L，SO_4^{2-}＞400mg/L或总硬度大于700mg/L）的有3855万人，占饮水不安全人口的12%，占水质不安全人口的17%，其中溶解性总固体大于2mg/L的苦咸水人口为2400万人。

（4）地表或地下饮用水源被污染的有9080万人，占水质不安全人口的40%。

（5）饮用水中铁锰等超标的有4410万人，占水质不安全人口的19.4%。

2004年全国有3.23亿农村人口饮水不安全，其分布情况为，东部地区0.778亿人，中部地区1.3亿人，西部地区1.15亿人。

农村饮用高氟水人口主要分布在华北、西北、东北和黄淮海平原地区，80%的高氟水人口分布在长江以北。长期饮用高氟水，可引起地方性氟中毒，出现氟斑牙和氟骨症，重者造成骨质疏松、骨变形，甚至瘫痪，丧失劳动能力。

农村饮用高砷水人口主要分布在内蒙古、山西、新疆、宁夏和吉林等地。长期饮用砷超标的水，会造成砷中毒，导致皮肤癌和多种内脏器官癌变。

农村饮用苦咸水人口主要分布在华北、西北、华东等地区。长期饮用苦咸水可导致胃肠功能紊乱、免疫力低下、诱发和加重心脑血管疾病。

农村饮用污染地表水的人口主要分布在南方，饮用污染地下水的人口主要分布在华北、中南地区。饮用水源污染，造成致病微生物及其他有害物质含量严重超标，易导致疾病流行，有的地方还因此暴发伤寒、副伤寒以及霍乱等重大传染病，个别地区癌症发病率居高不下。

我国农村饮用水血吸虫问题突出。血吸虫病近几年来呈增长趋势，有些地区与饮用水水源有关。血吸虫病尚未得到控制的地区主要集中在长江流域的7省的110个县（市），生活在病区的人口约有6000万人，约有1100多万人饮水不安全。疫区群众因生产和生活需要频繁接触含有血吸虫尾蚴的疫水，造成反复感染发病，严重威胁人民群众的身体健康和生命安全。

1.4.1.3　贫困地区的农村饮用水安全问题更为突出

《2004年中国农村贫困监测报告》显示，到2003年，我国贫困地区有18%的农户饮用水困难，14.1%的农户饮用水水源被污染，37.3%的农户没有安全饮用水（除去水源被污染和取水困难的农户）。共有69.4%的农户存在饮水不安全问题。按饮用水水源分，饮用自来水的农户占全部农户的32.3%，饮用深井水的农户占全部农户的20.9%，饮用浅井水的农户占全部农户的24.9%，直接饮用江河湖泊水的农户占全部农户的6.9%，直接饮用塘水的农户占全部农户的2.3%，直接饮用其他水源的农户占全部农户的12.7%。

1.4.2　农村饮水管理存在的问题

近年来，中央和地方政府不断加大解决农村饮水困难问题的力度，2000—2004年，各级政府和群众共计投入200亿元，解决6600万农村人口的饮水困难，减少了疾病，减轻了农民取水的劳动强度，促进了农村经济社会的发展。但是，农村饮用水不安全问题并没有完全解决。

1.4.2.1　在思想观念和生产方式上还有较大差距

一些地区的部分领导对饮用水安全问题的严峻形势认识不足，原有的农村改水工程因资金、认识、技术问题及未考虑长远发展规划，已建的工程不少现处于瘫痪或半瘫痪状况，而再次改水遇到了资金不足的限制。农业生产中化肥、农药的过量使用和秸秆、禽畜粪便的大量废弃，污染环境；乱垦滥牧、乱砍滥伐，破坏生态环境。这些问题在较短时期内很难得到有效解决。

1.4.2.2　农村环境保护法律、法规不健全，农村环境保护监管力量薄弱

现行的环境管理法律法规和制度，大部分都是针对工业和城市制定的，难以适应农村环境管理的需要。农村大部分地区的农户分散居住，生产和生活中产生的废物随意排放，监管十分困难。农业生产中的污染防治，很大程度上依靠农民的自觉行动。一些重污染企业为逃避监管，在农村地区建厂排污的现象较为普遍。一些种养业发达地区大量使用的农药、化肥以及畜禽废水，严重污染农村的饮用水源。

1.4.2.3　农村饮用水源水质监测还是空白，底数不清，监测力量严重不足

2005年前，我国只是在城市和重点流域开展了饮用水源地水质监测与评价，而在广大农村地区，由于水源地分布分散，规模小，水质水量不稳定，开展监测工作难度很大，

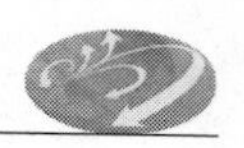

且目前也不具备开展农村饮水安全监测的能力。

1.4.2.4　科技储备相对薄弱，一些基础研究尚属起步阶段

我国对农村饮用水源开展的科研工作较少，没有针对饮用水源开展过系统全面的调查与评价，很多水环境研究中重大项目的目标是水体富营养化和氮、磷的控制，没有针对水源保护开展过系统研究。农村环境技术短缺，农业节水、发电及农业废物综合利用技术尚不成熟。

1.5　农村饮水水质不达标原因

随着工业废水、城乡生活污水的排放量和农药、化肥用量的不断增加，许多饮用水源受到污染，水中污染物含量严重超标。饮用水水质中感观和细菌学指标超标问题依然严重，且越来越多的化学甚至毒理学指标超标。由于水质恶化，使直接饮用地表水和浅层地下水的城乡居民饮水质量和卫生状况难以保障。我国农村饮用水水质不达标的主要原因有以下几个方面。

1.5.1　微生物污染

由于大量生产和生活废弃物未经处理排入各种水体，加之公共卫生设施跟不上发展的需要，农村大量人口饮用不安全水。

农村饮用水源大多受到污染，1993年在全国26个省（自治区、直辖市）的180个县（市）全面展开的饮用水卫生监测网的监测结果在一定程度上反映出我国农村饮用水现状：微生物指标超标严重。饮用总大肠菌群超过3个/L水的人口数占总调查人数的51.8%；饮用水细菌总数超过1×10^5个/L（100个/mL）的人口数占总调查人数的39.1%。分散式供水的超标情况更为严重，总大肠菌群和细菌总数的超标率分别达到69.22%和54.9%。此次调查结果显示，我国仍有53%的人口使用分散式供水，集中式供水中未经过任何处理的自来水也占到一半以上，由此造成了农村饮用水微生物指标的严重超标，也就不可避免地造成了肠道传染病的流行。

少数地方靠旱井、旱窖解决吃水问题，这些水质极不卫生，主要是因农村卫生条件差，牲畜粪便等杂质随降雨产流集入旱井、旱池中，致使微量元素超标，又由于当地的经济情况和技术问题，未经过处理直接饮用，导致当地农民牙齿发黄、头发稀少等地方病频繁发生，对广大农民群众身体健康和生产生活构成严重威胁。

当前，微生物污染仍为农村饮用水污染的主要类型，加强饮用水消毒工作是改善农村饮用水卫生状况的有效措施。

1.5.2　特殊地质、水文条件造成高氟水、高砷水、苦咸水等问题

特殊地质、水文条件等自然因素造成高氟水、高砷水、苦咸水等问题。高氟水、高砷水、苦咸水等主要是因为当地的气候条件和地质地形条件差、水资源量少且分布不均等形成的。例如，氟是一种典型的亲石元素，它以最大丰度出现于岩石圈，迄今已知自然界中含氟矿达110种以上，这些含氟矿中的氟化物通过火山喷发、岩石的侵蚀淋溶、高温熔岩等形式加强了氟化物向水环境中的转移。天然水体中砷的天然来源主要是由含砷土壤和岩

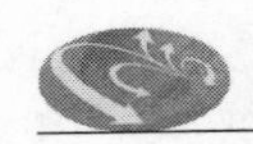

石的风化、地质的变迁、含砷矿的淋洗、地下岩层矿物的溶解而进入水体的。地下水苦咸化的原因是地下岩层含盐量高，地势低洼，降雨量小，蒸发强烈及封闭型地质构造等。另外，部分水源中存在固有的有毒有害元素，或铁、锰、矿化度等指标偏高，也影响农村饮水安全，危害人民群众的健康。

1.5.3　水资源污染严重

1.5.3.1　大量废污水排放污染水源

据统计，我国每年废水排放量约为 600 亿 m^3，各地河流、湖泊、浅层地下水被大量污染。

1.5.3.2　农村废污水、废弃物无序排放污染水源

据有关部门测算，农村每年生活垃圾产生约 2.8 亿 t，生活污水约 90 亿 m^3，人粪尿年产生约 2.6 亿 t，这些巨大的污染源对农村饮用水安全造成严重的安全隐患。有关调查资料表明，农村 60%的水源周围存在污染源。

1.5.3.3　工业“三废”超标排放，污染水源

工业污染造成水质恶化。过去饮用水水质超标大多表现在感观和细菌学指标方面，现在由于工业污染，饮用水水质则是越来越多的化学甚至毒理学指标超标，一些工业区靠近农村，工厂排放的废水经过多种途径进入村民饮用水源，工厂废气中的有害物质通过降雨、直接沉降等方式也进入到饮用水源。尤其是不合理矿业开发影响，含有有害物质的工业污水、矿渣等进入水体造成污染。生活饮用水污染造成了“水质型缺水”，有水不能用。同时由生活饮用水污染引起的肠道传染病暴发疫情及消化道肿瘤、癌症的增加，严重影响人体健康。

而工业生产引起的重金属污染也不可轻视。我国受重金属污染的土壤面积达 2000 万 hm^2，占总耕地面积的 1/6；因工业“三废”污染的农田近 700 万 hm^2。有资料显示，华南地区有的城市有 50%的耕地遭到不同程度的重金属和有机物污染，部分耕地重金属已超过土壤环境质量Ⅱ级标准。耕地中的重金属类有毒物质，可通过环境界面的交换和迁移，致使水质恶化。

1.5.3.4　环境污染逐渐从城市向农村转移

很多污染企业搬迁至农村，这些污染源分散，涉及面广，污染物浓度高，治理难度大，对农村饮用水安全产生很大隐患；一些污染严重的乡镇企业上马建设，形成较严重的农村环境污染。

1.5.3.5　农村饮用水安全监测的能力不足

在广大农村地区，由于水源地分散，规模小，水质水量不稳定，大多采用直接饮用原水的方式，集中供水率低，且对饮用水质量没有必要监测手段，水质无法得到基本保证。

1.5.4　农业面源和点源污染日趋严重

农业面源污染严重，造成了严重的水体污染。农业面源污染是指在农民生活与农业生产过程中，由于不合理地使用农药化肥等，以及人畜粪便和垃圾的随意排放，使氮和磷等营养物质、农药及其他有机或无机污染物质，通过地表径流和农田渗漏，造成对江、河、湖泊等水体的污染。农业面源污染具有影响范围大、因素多、方式复杂、强度难以定量评

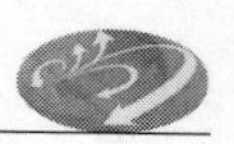

估等特点。造成农业面源污染严重而污染水体的原因主要有以下几方面。

1.5.4.1　农业生产中过度使用化肥、农药

化肥、农药的不合理施用及其流失造成了严重的水体污染。据统计，2001 年我国农田年化肥施用量为 $273kg/hm^2$，已超过发达国家安全施用量 $225kg/hm^2$ 的上限。另外，我国化肥有效利用率相对较低，仅 30%左右。未被吸收的氮、磷元素，除部分被土壤吸附存留于土壤中外，大部分则通过地表径流、农田排水进入地表和地下水体，导致水体富营养化和其他水体污染。我国年农药施用量达 $8.2kg/hm^2$，远远超过发达国家的单位使用量。其中，高毒农药占农药施用总量的 70%，国家明令禁止的一些高残留农药仍在部分地区生产和使用。

1.5.4.2　农作物秸秆等农业固体废弃物未合理回收和利用

农作物秸秆等农业固体废弃物四处堆放或沿河湖岸堆放，大量渗滤液排入水体或直接被冲入河道污染水质。据统计，全国秸秆产生量为 7.14 亿 t，这些秸秆大都没有经过综合利用，与生活垃圾一起四处堆放或沿河湖岸堆放，在降雨的冲刷下，其大量渗滤液排入水体或直接被冲入河道。

1.5.4.3　畜禽专业养殖迅猛发展，畜禽粪便污染问题日趋严重

近年来我国畜禽养殖业发展迅猛，其污染物产生量也随之剧增。大量的畜禽粪便没有很好地处理和利用，随意排放，造成地表水和地下水污染严重。目前，我国畜禽粪便产生量接近 20 亿 t，是同期工业固体废弃物排放量的 2.7 倍。统计显示，养猪业对水质的污染居首位，尤其是猪所排泄的尿粪，其次是家禽。猪粪尿混合排出物的 COD 值达 8.1 万 mg/L；牛粪尿混合排出物的 COD 值达 3.6 万 mg/L；笼养蛋鸡场冲洗废水的 COD 值为 4.3 万～7.7 万 mg/L，氨氮浓度为 2500～4000mg/L。高浓度畜禽养殖污水排入江河湖泊，将造成水质恶化。畜禽粪便中的有毒、有害成分渗入地下水，使地下水溶解氧含量减少，有毒成分增多，严重时使水体发黑、变臭、失去使用价值且难以治理恢复，造成持久性污染。

1.5.4.4　其他污染问题未引起重视

近来兴起的农村生态旅游产生了农村环境污染问题；农民的畜圈、厕所普遍不达标，造成污染。

1.5.5　饮水设备简陋、卫生条件差，水质很难保证

一些农村地区饮水设备简陋、卫生条件差、集中供水率低，水质很难保证。目前，我国许多农村地区还较多地存在这样的景象；水井周围 10m 以内，有很多厕所或粪坑、牲畜圈、污水沟等，而且不少水井只是几米深的浅水井。地表的污水通过渗透或直接流入井中，农民喝了受污染的水而发生疾病的现象时有发生。

农村生活污水和生活垃圾的排放量也在逐年增加。据估算，2001 年全国农村生活污水年排放总量约为 83.2 亿 t，2008 年增长为 98.6 亿 t，主要分布在人口密集的东部和中部地区。农村排放生活垃圾达 0.34kg/（人·d）。因农村基础设施比较落后，普遍缺乏基本的排水和垃圾清运处理系统，污水大多不经任何处理，直接排放或沉积在村边沟渠和村庄地面，降雨时最终被冲刷进入水体。农村地区集中供水率低下，许多地区还是一家一井或是多家一井采取饮用水，个别缺水地区甚至需要靠人、畜四处背水来解决饮水问题，水

质就更难保证。

1.5.6　对农村饮用水问题认识不足

个别地方政府重经济增长轻水源保护，未切实负起“对环境质量负责”和“改善农村饮用水卫生条件”的职责。部分农民群众饮用水安全意识不强，普遍对水质超标问题存在习以为常的麻木思想，如有些高氟地区，因为氟对人体的损害具有慢性且长期的特点，在这些高氟地区，尽管水中氟的含量比国家标准高出几倍甚至10倍以上。由于肉眼无法识别，再加上高氟水引发的关节变形多在三四十岁以后才有明显表现，所以这一严重的地方病长期以来并没有引起当地百姓和个别地方领导高度注意。同时缺乏水资源忧患意识，节水观念极为淡薄。

1.5.7　法规尚未完善、建设资金投入不足

目前，我国有关农村饮用水的法律法规分散在环保、卫生、建设等法律法规中，执行主体基本上各行其是。同时有关农村饮用水安全的法规存在内容不配套、标准不统一、涵盖范围不全面、法律规定不具体等问题。

农村改水是一项政策性强、涉及面广的社会系统工程，建设项目多、资金投入大，资金短缺一直是影响改水工程建设的一个主要原因。一方面地方财政困难，投入不足；另一方面农村集体经济比较薄弱，村民集资积极性不高，政策引导乏力和新的投资体制未形成，导致饮水工程覆盖面小，建设标准低。

1.5.8　农村饮用水工程运营管理乏善

目前，农村饮用水工程制水企业普遍规模小、设备老化、管理和技术基础薄弱、制水成本较高，不适应农村饮用水安全达标建设需要。分散式供水、小规模集中式供水的农村几乎无水处理设施，直接饮用水源水，造成饮用水中细菌学指标、污染物、有害物质超标问题严重。同时，集中式供水的农村水价偏低、水费征收困难，造成农村制水企业生存及发展困难。

1.6　政府加强对农村饮用水安全的管制目标

1.6.1　农村饮水安全的迫切性

随着社会经济的发展，工业排污和生活垃圾对水源日益加剧的污染，成了不争的事实，大自然供给人类的可饮用水越来越少。饮用水问题，特别是饮水安全问题，已经受到越来越多的国家、地区和有关国际组织的关注和重视，如何解决饮水安全成为全世界关注的焦点。联合国确定2005—2015年为生命之水国际行动10年，主题是“生命之水”，目标是使无法得到或负担不起安全饮用水的人口比例降低1/2。2005年我国纪念“世界水日”和开展“中国水周”活动的宣传主题为“保障饮水安全，维持生命健康”。2007年“世界水日”的宣传主题是“应对水短缺”，集中体现了大力促进国际性和地方性全球水资源保护合作的迫切需要。

据调查，在全球范围内，平均每6人中有1人不能持续获得安全饮用水，发展中国家80%的发病及死亡与水有关。中国每年因饮水水质问题造成的对人生命的危害，实际上要

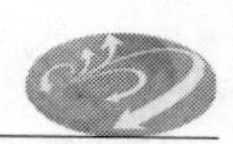

高于洪水造成的伤亡。饮水不安全导致了近年来比较严重的水性地方病发病率明显提高。安全可靠的农村饮用水直接关系农村人民群众的身心健康和生活质量，关系到全面建设小康社会和社会主义新农村目标的实现。从现状来看，不少地方的农村饮水设施还停留在解决有水吃的较低水平上，明显滞后于其他基础设施建设，已无法适应当前农村进一步发展的需要。

饮用水的安全性对人体健康至关重要。进入20世纪90年代以来，随着微量分析和生物检测技术的进步，以及流行病学数据的统计积累，人们对水中微生物的致病风险和致癌有机物、无机物对人体的危害认识不断深化，人民群众对饮水安全需求越来越迫切。

水是生命之源，但是随着社会发展，这句话应该改为“安全的水是生命之源”。特别是饮用水安全，已成为我国政府、社会、公众日益关注的焦点。没有安全的饮用水，就没有健康的生命，更没有和谐的小康社会和社会主义新农村。农村饮用水安全是关系农村居民生活质量和生命安全的大问题，因此加快解决农村饮水安全问题，已成为当前人民群众最关心、最迫切需要解决的问题。提高供水质量，保证饮水安全，是保障农民群众身体健康、促进农村经济发展、建设社会主义新农村的重要内容，是一项紧迫而艰巨的任务。

1.6.2 政府对农村饮水安全管制的目标

1.6.2.1 “十一五”期间我国农村饮水安全目标及成效

党中央、国务院对饮水安全问题高度重视，胡锦涛总书记曾多次对饮水安全工作作出重要批示：“无论有多大困难，都要想办法解决群众的饮水问题”；“要增强紧迫感，深入调研，科学论证，提出解决方案，认真加以落实，使群众能喝上放心水”。温家宝总理在2005年政府报告中提出“我们的奋斗目标是，让人民群众喝上干净的水、呼吸新鲜的空气、有更好的工作和生活环境……”水利部部长陈雷提出，农村饮水安全是当前农民最关心、最直接、最现实的问题，也是当前水利工作的第一任务。2006年中央一号文件明确提出，要加快农村基础设施建设，尤其是农民最急需的生活基础设施方面。在巩固农村饮水解困成果的基础上，加快农村饮水安全工程建设。《中华人民共和国国民经济和社会发展第十一个五年规划纲要》提出，农村饮用水安全是新农村建设的重点工程之一。“十一五”期间中央投资达320亿元，重点解决1.6亿农村居民饮用高氟水、高砷水、苦咸水、污染水和血吸虫病区、微生物超标等水质不达标及局部地区严重缺水问题。饮用水安全管理已成为政府“十一五”期间的一项重要工作。

党中央和国务院已经明确了农村饮水安全工作的目标和任务：坚持以人为本，按照全面、协调、可持续的科学发展观和全面建设小康社会的要求，以加强农村供水基础设施建设、完善农村供水社会化服务体系、保障农村居民饮水安全为目标，统筹规划，采取工程措施与非工程措施相结合、水质处理与水源保护相结合的综合措施，加快建立农村饮水安全保障体系，促进农村饮水安全事业持续、快速发展，尽快让人民群众喝上干净的水。

按照党中央、国务院的部署，力争用两个五年计划时间，解决全国农村饮水安全问题。

不仅中央政府的“十一五”规划对解决农村饮用水安全问题十分关注，各省（自治区、直辖市）也分别制定了“十一五”饮用水安全管制目标。例如，北京市拟实施农村改水、饮水和集中供水工程，逐步更换老化设施，到2010年实现农民安全饮水，农村饮水

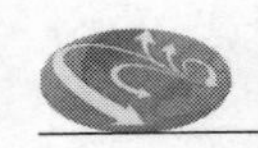

水质达到国家标准。山西省拟用5年时间基本解决全省尚余1000万人口的饮水困难和饮水安全问题。辽宁省拟实施农村饮水安全工程，使农村自来水普及率达到70%。浙江省拟实施千万农民饮用水工程，并调整原建设进度，确定到2007年解决680万农村人口饮用水安全问题，2010年基本解决浙江农村饮用水安全问题。山东省力争到2010年，饮用自来水的村庄达85%以上。河南省预期5年内再解决900万农村居民饮用高氟水、高砷水、苦咸水、污染水及山区严重缺水问题。贵州省将实施农村饮水安全工程，力争解决农村700万人的饮水安全问题。陕西省打算解决22万群众饮用水困难问题、300万群众饮用水水质不达标问题，并使农村自来水入户率达到45%。甘肃省打算解决350万农村人口的饮用水安全问题，并使农村自来水普及率达到45%。青海省将加强建设人畜饮水工程，使农村牧区安全饮用水普及率5年内达到80%。

"十一五"期间我国累计完成投资1053亿元，解决了2.1亿农村人口的饮水安全问题，全国农村集中式供水人口比例提高到58%。农村饮水安全工程建设项目的实施，提高了农民健康水平，改善了农村生产生活条件，推进了基本公共服务均等化。

1.6.2.2 "十二五"期间我国农村饮水安全目标

2012年3月21日召开的国务院常务会议通过了《全国农村饮水安全工程"十二五"规划》(以下简称《规划》)。会议指出，总体上看，目前我国农村的供水保障水平仍然较低，饮水安全工程建设任务十分繁重。根据《规划》，"十二五"期间，我国农村饮水安全工程建设投资为1750亿元。将全面解决2.98亿农村人口和11.4万所农村学校的饮水安全问题，使全国农村集中式供水人口比例提高到80%左右。具体而言，一要统筹兼顾，分步实施。优先解决严重影响居民身体健康的水质问题、涉水重病区的饮水安全问题以及局部地区严重缺水问题。二要规模发展，注重实效。有条件的地区发展规模化集中供水，不具备条件的地方可以采取分散式供水或分质供水。三要防治结合，确保水质。加强水源地保护和水污染防治，完善水质检测与监测制度。四要建管并重，促进节水。建立健全县级供水技术服务体系；积极推行用水户全过程参与建设和管理；认真落实节水政策和措施，促进节约用水。五要坚持政府主导，农民参与。农村饮水安全建设管理由地方政府负总责，中央给予指导和资金支持，群众投入以投工投劳为主。鼓励和引导社会资金投入。

1.7 饮用水处理的必要性与饮水安全的重要性

1.7.1 饮用水处理的必要性

随着工业和城市的发展，以及现代农业大量使用化肥和农药等，越来越多的污染物随着工业废水、生活污水、城市废水、农田径流、大气降尘和降水、垃圾渗滤液等进入了水体，对水体形成了不同程度的污染，水中的有害物质的种类和含量越来越多。除了原有的泥沙、胶体物质和病原微生物外，还有有机污染物、高氨氮、消毒副产物、水质生物稳定性等。

有机污染是受污染水源水饮用水处理面临的首要问题。人类合成的有机物中的相当大的一部分会通过工业废水和生活污水进入水体；未经处理的生活污水中也含有大量的人体排泄的有机污染物。这些人工合成的和天然的有机物中有许多对人体健康有着毒理学影

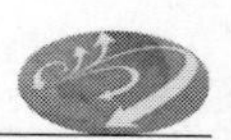

响，一些有机物（例如腐殖酸、富里酸等）还会在饮用水的处理过程中与所加入的消毒剂（例如氯）反应，生成具有“致突变、致畸、致癌”三致作用的消毒副产物，如三卤甲烷、卤乙酸等。

理想的饮用水中应该不含有机物，因此异养型微生物无法在自来水中大量繁殖。传统的消毒理论认为，在已消毒的水中保持有一定浓度的剩余消毒剂的条件下，水中微生物无法再繁殖，从而保证自来水在配水管网系统中的生物稳定性。但是近年来的研究表明，如果自来水中含有一定量的可以被异养型微生物作为基质利用的有机物，则此种自来水为生物不稳定的水，即使在水中保持一定浓度的剩余消毒剂，仍然存在着较高的微生物再繁殖的风险。特别是对于超大型城市配水管网和高位水箱，由于存在水的停留时间过长、剩余消毒剂被完全分解的可能性，生物稳定性差的饮用水更容易出现管网或水箱中微生物再繁殖的问题。

未受到污染的水体中氨氮的含量本来是很低的，但是近年来由于水体被污染，不少地方地表水水源水中氨氮的浓度超过或经常超过饮用水对氨氮的水质要求（≤0.5mg/L）。我国许多水厂都采用折点氯化法进行消毒，对于氨氮过高的水源水，在加氯消毒时为了获得自由性余氯必须投加大量的氯来分解氨氮，使水的加氯量大大增加。高的加氯量更加重了产生消毒副产物的问题。

近年来，我国水污染的状况十分严重。全国农村地下水受到一定程度的点源或面源污染，局部地区地下水部分水质指标超标，主要有矿化度、总硬度、硝酸盐、亚硝酸盐、氨氮、铁、锰、氯化物、硫酸盐、氟化物、pH 值等。可以说，水源受到不同程度的污染是困扰农村饮用水的普遍问题，饮用水净化问题已刻不容缓。

随着关于饮水与健康关系研究的不断深入和生活水平的提高，人们对于饮用水水质的要求也在不断提高。例如，在我国卫生部颁布的于 2001 年 9 月 1 日实施的新的《生活饮用水水质卫生规范》中，设定了水质常规检测项目 34 项，非常规检测项目 62 项。与原来的 GB 5749—85《生活饮用水卫生标准》的 35 项指标相比较，检测项目增加了很多，并且许多项目的指标更加严格。

综上所述，在地球自然生态环境日益恶化和水资源等各种资源日益匮乏的今天，污水资源化、氟水、砷水处理利用，合理开发现有水资源保证饮水安全已成为国家乃至世界发展的重要任务。随着人民生活水平和生活质量的不断提高，人民群众对饮水安全需求和环境改善的要求越来越迫切，水利发展面临着保障城乡居民生活饮用水安全，提供与小康生活水平相适应的、满足水量、水质要求的生活用水的重大责任。面对农村部分水质受到污染、水中微生物、有害元素超标等情况，如不及时处理势必会影响到其作为饮用水源的农村群众的身体健康和社会的稳定。

1.7.2　饮水安全的重要性

1.7.2.1　饮用优质水，防病又提高了生活质量

优质的饮用水水量充足，取用方便，有利于个人卫生习惯的形成，如洗手，若能长期坚持，则对肠道传染病和肠寄生虫病的控制有十分重要的作用。经常沐浴和洗衣服可预防皮肤病。良好的生活用水供应对预防沙眼和结膜炎也有明显的作用，如 20 世纪 70 年代初对台湾省农村调查结果显示：自来水入户的人群中沙眼罹患率为 14.5%，而由室外汲水

的人群罹患率高达 24.1%。人们在享受优质饮水的同时，充足的供水用于沐浴、洗衣、清洗炊具，环境清扫，可提高个人卫生和生活质量。

1.7.2.2　水质决定体质，体质决定健康和长寿

关于水与人体的关系，有专家曾形象地总结为："人是水做的，人是水养的，人是水害的"，他通俗地说明了水对于人体的无比重要性。因为生命不但诞生于水，是水孕育和养育了生命，而且水还影响着人的生老病死。水是人体中含量最多的成分，约为人体重量的 55%～80%，在某种程度上可以说人体是由水组成的。甚至可以说生命活动是以水为中心进行的，一旦缺水生命就必然结束。所以，水不仅是生命存在的重要条件，也是生命结构的基本构体。同时，由于人体的各种生理功能都要在水的参与下才能得以实现和完成，所以水质决定着体质和健康。例如世界卫生组织的资料表明，80%的疾病和 1/3 的死亡率都与饮用水有关。因此我们说水是生命之源，健康之本；水质决定体质，体质影响健康。

1.7.2.3　促进社会主义新农村建设

中国共产党第十六届中央委员会第五次全体会议关于制定国民经济和社会发展第十一个五年规划的建议中明确指出："建设社会主义新农村，是我国现代化进程中的重大历史任务，要按照生产发展、生活宽裕、乡村文明、村容整洁、管理民主的要求，搞好乡村建设规划。"首先，保护农村饮水安全有利于促进农村生产发展。农村饮用水源遭到污染，使得农村饮用水质遭到破坏，从而使农业生产自然环境质量下降，影响农业生产的持续稳定，因此改善农村饮用水质，可促进农村生产发展。

党的十六大提出到 2020 年全面建成小康社会的奋斗目标，党的十六届四中全会提出了构建和谐社会的伟大构想。饮水安全问题若不解决，这些目标和构想就难以实现。因此，采取各种技术与措施保证农村饮用水安全，可促进社会主义新农村建设。

第2章　饮用水水质指标、标准和监测分析方法

2.1　水质指标

水广泛应用于工农业生产和人民生活之中，人在利用水时，要求必须符合一定的质量。水的质量就是指水和其中所含的杂质共同表现出来的综合特性。描述水质量的参数就是水质指标，通常用水中杂质的种类、成分和数量来表示，以此作为衡量水质的标准。

水质是水及其所含杂质共同表现出来的物理、化学和生物学的综合特性，亦即水溶液的使用性质。水质的某一特性可用“水质指标”（或水质参数）来表达。

水质指标项目繁多，因用途不同各异，其中，有的水质指标从名称就可以看出具体的杂质成分，如汞、铬、砷、硝酸根、氰化物、滴滴涕（DDT）、六六六等；有的水质指标反映了若干杂质成分的共同影响结果，如硬度；有的水质指标则是许多污染杂质的综合性指标，如浑浊度、生化需氧量（BOD）、化学需氧量（COD）等。

2.1.1　水质指标类别

2.1.1.1　水质指标类别

水质指标一般分为物理、化学、生物学和放射性指标四大类。

1. 物理性水质指标

物理性水质指标反映水的物理学特征，其中感官物理性状指标有温度、色度、嗅和味、浑浊度、透明度等。

其他的物理性状指标有固体含量、电导率、溶解性总固体等。

2. 化学性水质指标

化学性水质指标反映水的化学特征，一般化学性水质指标包括 pH 值、碱度、硬度、各种阴阳离子、一般有机物等。

有毒化学性水质指标包括重金属、氰化物、农药等。

营养元素指标包括氨氮、硝态氮、亚硝态氮、有机氮、总氮、可溶解性磷、总磷、硅等。

金属化合物指标包括汞、铜、铅、铬、镉等。

3. 生物学水质指标

生物学水质指标反映水中微生物的情况，与水传播疾病有关，可以用来判断是否受到了生物污染，生物学指标有细菌总数、总大肠菌群数、各种病原微生物、病毒等。

4. 放射性指标

人类的某些科技实践活动可能使环境中的天然辐射强度有所提高，特别是随着核能的发展和同位素新技术的应用，很可能产生放射性物质对环境的污染问题。水的放射性指标

主要用于判断水源是否遭受放射性污染，包括 α 和 β 总放射性两项指标，当这些指标超过参考值时，需要进行全面的核素分析以确定饮用水的安全性。

2.1.1.2　水的含盐量、溶解性固体与矿化度

水中的盐类一般指离解为离子状态的溶解固体。由于水中盐类物质一般均以离子的形式存在，所以中性水的含盐量也可以表示水中全部阳离子和阴离子的量，水中各种固体物质的含量可分成以下三种类型：

(1) 总固体（全固形物 TS）指水中除溶解气体以外的所有杂质，即水样在一定温度下（一般规定为 105～110℃）蒸发干燥后所形成的固体物质总量，也称为蒸发残余物。

(2) 悬浮性固体（悬浮物 SS)，即当水样过滤后，滤后截留物蒸干后的残余固体量，也就是悬浮物质含量。其中包括不溶于水的泥土、有机物、微生物等。

(3) 溶解性固体（溶解性固形物 TDS)，即水样过滤后，滤液蒸干后的残余固体量，其中包括呈分子和离子状态的无机盐类及有机物质。显然，总固体是悬浮性固体和溶解性固体两者之和。有的资料定义“蒸发残渣”为取一定体积的过滤水样蒸干，最后将残渣在 105～110℃下干燥至恒重即得（单位用 mg/L 表示)。

“蒸发残渣”是表示水中非挥发物质（在上述温度下）的量，它只能近似地表示水中溶解性固形物的量，因为在该温度下，有许多物质的湿分和结晶水不能除尽，某些有机物在该温度下开始氧化。

“矿化度”是指地下水中各种物质的离子、分子和化合物（除水分子外）的总含量。通常根据一定体积的水样在 105～110℃的温度下蒸干后所得残渣的重量来判断。从概念上看，矿化度与总固体类同。由于地下水中悬浮性固体甚少，此时矿化度的数值与其溶解性固体量很接近。应当指出的是：在一般情况下，水的含盐量是不能用矿化度来表示的，因此在 105～110℃的温度下，有许多物质的湿分和结晶水不能除尽，而且某些有机物也开始氧化。当水不是很清澈时，由于悬浮性固体的影响，此时水的矿化度要大于水的含盐量。

水的含盐量与溶解固体的含义不同，因为溶解固体不仅包括水中的溶解盐类，还包括有机物质。同时，水的含盐量与总固体的含义也不同，因为总固体不仅包括溶解固体，还包括不溶于水的悬浮固体。所以，溶解固体和总固体在数量上都要比含盐量高，但在不很严格的情况下，当水比较清洁时，悬浮固体的含量也比较少，因此有时也可用总固体的含量来近似表示水中的含盐量。

2.1.2　水质指标的替代参数

绝大多数的水质指标是指水中某一种或某一类成分的含量，可直接用其所含浓度来表示。另一些水质指标是与测定方法直接相联系，带有一定的人为任意性，例如，色度是用配制的标准溶液作为衡量尺度，通过对比得出结论。还有一些水质指标则是利用某一类成分的共同特性来间接反映其含量，称为替代参数（或集体参数)。例如电导率、浑浊度、硬度、总溶解固体（TDS）等。水质指标中的常见水质替代参数，见表 2-1。

水中有机物成分极其复杂，定性和定量的测定都很困难，表 2-1 中的许多替代参数都是关于有机物的，原因就在于此。

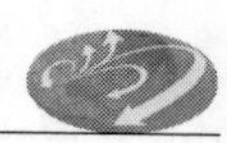

表 2-1 水质指标中的常见水质替代参数

替代参数	替代的水质对象
浊度	悬浮颗粒物
色度	腐殖物
臭	产生臭味的物质
味	产生味觉的物质
电阻率	溶解离子
电导率	溶解离子
总溶解固体（TDS）	溶解固体
硬度	钙离子与镁离子
碱度	碳酸氢根、碳酸根与氢氧根
总大肠杆菌类	病原菌
生化需氧量（BOD）	生物降解有机物
化学需氧量（COD）	化学氧化的有机物和无机物
总有机碳量（TOC）	有机物
总三卤甲烷（TTHM）	四种三卤甲烷
总三卤甲烷生成势	三卤甲烷前体
三卤甲烷的前体总量（TTHMFP）	
UV（254nm）吸光度	总有机碳量（TOC）、三卤甲烷（THM）前体
叶绿素	藻类计数
非吹脱性的总有机碳（NPTOC）	非挥发性有机物
吹脱性的总有机碳（PTOC）	挥发性有机物

2.2 饮用水水质标准发展过程及发展趋势

2.2.1 饮用水水质标准发展过程

饮用水水质指标的发展经历了一个由人的感观和生活经验的感性认识到科学方法严格测定并定量化的历程。各个国家的水质标准都是与其生产力和分析手段的发展相适应的。

美国在1912—1914年间，首次在水质标准中规定："饮用水1mL含细菌总数不得超过100个，每5份水样中大肠杆菌数超过10个/mL的样品不能多于1个"，揭开了真正具有现代意义的水质标准的序幕。此后于1925年、1942年、1946年和1962年对其水质标准不断进行修订和补充，这一阶段水质标准的主要内容集中在与人体健康相关的生物因素和一些感观指标，如色、嗅、味等。随着分析技术的发展，1975年颁布了《国家暂行饮用水基本规则》，此规则将饮用水微生物数量作为优先控制目标。1979年又对该规则进行了修订，将三卤甲烷列入，并规定饮用水中的总三卤甲烷含量不能超过100μg/L。1986年经过更深入的调查和研究后，于当年提出了《安全饮用水修正方案》，并把它与1975年颁布的《国家暂行饮用水基本规则》合并重新命名为《国家饮用水基本规则》，该法规中对有机物的规定有 15 项，占所有控制项目的 50%。为进一步控制污染，美国国家环保局于 1991 年颁布了 35 种污染物的最大浓度允许标准，并重新提出了另外 5 项污染物的标准，使控制饮用水中的污染物总数达 60 多种。到 1993 年，饮用水中的有机物标准已达到 83 项。

其他发达国家如法国、德国、英国、日本、加拿大等也对其饮用水中的有机物种类和浓度做了严格的限制。世界卫生组织（WHO）于 1984 年出版了《饮用水质量指南》（共三卷），很多国家以此作为制定本国水质标准的依据。指南中对 36 种有机化合物的 15 种确定了指导值，其中三氯甲烷的指导值为 30μg/L。欧共体（EC）1980 年发布了关于饮用水的水质指令，包括 66 项控制指标，其中有毒物质指标 13 项，不希望过量的物质 24 项。1991 年，欧共体又对此指令提出了 10 个方面的意见，对农药、多环芳烃及酚类等有机物提出了更严格的要求。

我国于 1959 年颁布了第一个饮用水水质标准，包括 16 项水质指标，1976 年修订的水质标准将水质指标增加到 23 项。1985 年根据我国实际国情提出的 GB 5479—85《生活饮用水水质标准》，水质监测项目共 35 项，规定的有机物有 6 种：挥发酚＜0.02mg/L、氯仿＜0.06mg/L、四氯化碳＜0.06mg/L、苯丙芘＜10μg/L、滴滴涕（DDT）＜5μg/L、六六六＜5μg/L，水质指标增加到 35 项。通过对比，我国的饮用水标准监测项目少、标准低，缺乏对有毒物质的控制，其中有些可能是“三致”物质。为此，中国城镇供水协会于 1993 年制定了《城市供水行业 2000 年技术进步发展规划》，该规划根据供水规模和供水的重要性将城市自来水公司分为四类，分别提出了相应的要求，其中一类水水质指标为 88 项，有机物指标占 38 项；二类水水质指标 51 项，有机物指标 19 项；三类、四类是仍然执行 GB 5479—85 的水质标准。从而在水质标准的制定和执行上逐步与国际接轨。

为使生活饮用水水质确保居民终生饮用安全，国内外饮用水水质的标准不断推新。我国 2006 年又颁布新的国家标准 GB 5479—2006，由原来的 35 项增加到 106 项。新的《生活饮用水卫生标准》结合我国的国情与实际而制定，是在我国城市供水水质现状和多年积累资料的基础上，吸取了国外水质标准的先进性和科学性，比较符合我国目前的发展需要，体现国际先进水平的要求，也具有可操作性。在整体指标结构和数量方面，已经基本接近世界先进水平，整体对比见表 2-2。

表 2-2　《生活饮用水卫生标准》与国际权威水质标准整体对比

水质标准	发布时间	指标项目	特　点
GB 5749—2006《生活饮用水卫生标准》	2006 年	106 项	42 项常规项目，64 项非常规项目。大幅增加了有机物、微生物、消毒副产物指标，体现了对农药、微生物及消毒和消毒副产物的重视
《欧盟饮用水水质指令》98/83/EC	1998 年	43 项	指标少，但严格。建立了一些综合性指标，如其使用了单一农药与农药总量两项指标。农药总量是指所有能检测出和定量的单项农药的总和
美国环保局《饮用水水质标准》	2006 年	113 项	强制性的一级饮用水标准指标 98 项，具有非强制性的二级饮用水标准指标 15 项。强调微生物对人体健康的高风险，制订了各国标准不常见的 8 项微生物指标，对消毒和消毒副产物非常重视

续表

水质标准	发布时间	指标项目	特点
世界卫生组织《饮用水水质准则》	2004年发布，2006年增补	206项	水源性疾病病原体27项，具有健康意义的化学指标148项，放射性指标3项，另有28项指标提出了感官推荐阈值。该准则水质指标较完整，但各项指导值并不是限制性标准，在世界范围内提供技术依据
日本《饮用水水质准则》	2004年	50项	根据实际情况增加项目，如火山等地质因素影响的硼，臭氧—生物活性炭深度处理过程中残留及产生的氯乙酸类（3项）、溴酸和甲醛指标

2.2.2 饮用水水质标准的发展趋势

从美国的饮用水水质标准的发展历史来看，每一次水质标准的变化，都引起水质控制技术及分析技术的全面革新，对于新出现的污染物控制指标，美国国家环保局必须推荐或设定对应的处理技术。饮用水水质指标的设定都是同现有的经济发展水平和分析、监测、处理技术水平相适应的，甚至有些指标在最大允许浓度设置的时候，首先考虑的不是毒理学标准。从现有的水平来看，我国在污染物种类、设定的标准上与西方国家还有较大的差距，可以预见，随着仪器分析的不断发展，有毒有害有机物的不断检出，新的水处理技术的不断开发和成熟，将来用水标准中所规定的有机物种类和含量必将越来越严格。

对现行饮用水水质标准的思考：一个标准体系的好坏不以其指标多少及严格程度来确定，应结合实施地区、实施时间段等多方面因素考虑。水质标准包括各指标参数值的选择确定方法、整个标准系统的建立等相关内容。同时还应具备完善的标准修订系统，每隔一定时间对现行指标和指标值进行修订，以使其能够及时适应各种变化。最后要增强指标体系的可操作性，避免以实验室所能达到的最低限度作为标准而使常规供水机构无法实现。

为了保证饮水安全，现有各种水质指标必须不断地进行修订。现有水质指标中亟待研究和修订的内容：一是饮水中对人体有益的无机离子，必须有一个最低限值；二是对综合性有机物指标和总有机碳（TOC）、溶解性有机碳（DOC）、生物可同化有机碳（AOC）、可生物降解的溶解性有机碳（BDOC）等，必须有一个最高限值；三是必须建立评价饮水中有机物毒理学性质的综合性指标。同时，照顾到不同的需求层次，还应当建立各种水质指标体系，综合反映水的各种特性，如健康水的水质指标，美味可口的水质指标等。

饮用水水质标准的发展趋势：研究比较各国饮用水水质标准的发展过程，对微生物、消毒剂及其副产物对人体的影响越来越重视，对指标的规定在越来越全面严格的同时也充分结合实际情况考虑其合理性和科学性，这两点应该是未来水质标准的发展趋势。

2.3 饮用水水质标准及其制订

水是生活与生产的必需品，其用途多种多样。每种用途用水对水质方面都有不同的要求。饮用水如果在水质上不能满足要求，就会影响人们身体健康，工农业用水如果在水质上不能满足要求，会给工农业生产造成损失，为此就需要制定用水水质标准。

用水水质标准是用水对象（生活、生产等方面）所要求的各项水质指标应达到的数值和限值。不同用水对象要求的水质标准各不相同。诸如，生活饮用水卫生标准、瓶装饮用纯净水标准、城市杂用水水质标准、低压锅炉水质标准、电子工业高纯水水质标准、敞开式系统碳钢换热设备冷却水水质标准、人工游泳池水质卫生标准和农田灌溉水质标准等，水质标准分为国家、部委（行业）、地方（省、自治区、直辖市）和企业（厂矿公司）等级制。

由国家颁布的水质标准，在全国具有通用性、指令性和法律性。由行业部门制定的水质标准，则只适用于行业部门内部，并且在一般情况下行业标准应当比国家标准更严格才行。另外，随着社会经济的发展、科学技术的进步以及水源污染的日益严重，水质标准应不断进行修订和补充。

2.3.1　饮用水水质标准意义

饮用水水质与人类健康和生活使用密切相关，确保饮用水水质的卫生和安全是预防疾病和保障人体健康的必要条件。饮用水水质标准是规范饮用水卫生和安全的技术法规，它在保证集中式可靠供水方面尤为重要。

饮用水水质标准是为维持人体正常的生理功能，对饮用水中有害元素的限量、感官性状、细菌学指标以及制水过程中投加的物质含量等所作的规定，我国的饮用水水质标准，一直沿用“生活饮用水卫生标准”的提法。有专家认为，现代的饮用水水质要同时满足卫生和美感两方面的要求，水质不仅要有益或无损于人体的健康，还要在饮用时感到甘甜可口。

2.3.2　饮用水水质标准制定的原则

科学合理的饮用水水质标准应根据以下原则制定：

（1）应基于终生用水安全来确定对人群的健康防护。生活饮用水是供人日常饮用和生活使用的水，因此在确定有害物的限值时，必须从饮水者的终生用水安全来考虑相应的健康防护要求，亦即饮用者终生使用饮用水，不会带来明显的健康危害。

（2）必须确保生活饮用水的卫生和安全，为此饮用水水质必须满足三方面的要求：①水质感官性状良好；②防止介水传染病的发生，确保水微生物质量的安全性；③预防化学物质的急、慢性中毒以及其他健康危害。

（3）必须充分依据本国的地理、经济、社会状况以及人们生活习惯等因素确定标准的限值，使之能符合国情，并具有可行性和可操作性。

（4）应适当考虑与世界接轨。因为我国是一个发展中的大国，而且正在全面建设小康社会。为此，应充分参考世界卫生组织（WHO）的水质准则，它是各国制定本国饮用水水质标准的基础和依据，最具代表性和权威性。另外，比较有影响的还有欧共体（EEC）的饮用水指令和美国联邦环保局（USEPA）的安全饮用水法案等。一般认为，EEC 水质指令和 USEPA 用水法案为国际先进水平，WHO 水质准则为国际水平。

2.3.3　饮用水水质标准的内容组成

饮用水水质标准的制定，主要是根据人们终生用水安全来考虑的，并基于三个方面来确保饮用水的卫生和安全，即水中不得含有病原微生物、水中所含化学及放射性物质不得危害人体健康和水的感官性状良好。从这些要求出发，可将饮用水水质标准中的水质检验

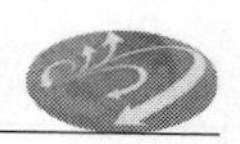

项目，分为四大类指标组成。

(1) 感官性状和一般化学指标。饮用水的感官性状（色、臭、味等）是十分重要的，感官性状不良的水，使人产生厌恶感和不安全感。所以，要求饮用水应呈透明状，不浑浊，无肉眼可见物，无异味、异臭及令人不愉快的颜色等。一些化学指标也与水的感官性状有关，应从影响水的外观、色、臭和味的角度，规定其最高容许的限值。

(2) 毒理学指标。饮用水中有毒化学物质污染所引起的健康问题，是由于对之长期使用所致的有害作用，特别是蓄积性毒物和致癌物的危害更是如此。只在特殊情况下才会发生大量化学物质污染而引起急性中毒。亦即化学指标是防止长期积累导致慢性疾病或癌症的指标，要从较长的时间来衡量其符合指导值的程度。

在饮用水所含的化学物质中，主要根据其毒性、含有的浓度、检出频率以及确定限值的充分依据等条件，选择需要确定限值的指标，这些物质的限值都是根据毒性研究和人群流行病学调查资料而制定的。

(3) 细菌学指标。饮用水的致病微生物污染，可造成传染性疾病的爆发，所以饮用水中不应含有致病的微生物（细菌、病毒等）。微生物指标是保证供水直接饮用（不经煮沸）而不发生传染病的条件，任何情况不能有所疏忽。为此，饮用水必须进行消毒处理，并以一些指示菌为指标来表征消毒效果，如大肠菌群等。另外，消毒剂量应适当，太少起不到应有作用，太多会不利健康，为此还应规定其残留量的限值。另外，消毒副产物对健康有潜在的危险性，但其造成的对健康的风险较之消毒不完善则要小得多。

(4) 放射性指标（见 2.1.1）。此外，一个完整的“饮用水水质标准”一般应由饮用水水质要求、水源水水质要求、水质检测和监督等部分组成，其中“饮用水水质要求”（即由多种水质指标及其限值所组成的水质体系）是其具体体现与核心组成部分。

2.4 我国饮用水水质及水源相关的技术标准

我国与饮用水水质相关的技术标准包括 GB 5749—85《生活饮用水卫生标准》、《生活饮用水水质卫生规范》、GB 5749—2006《生活饮用水卫生标准》、GB 3838—2002《地表水环境质量标准》、GB/T 14848—93《地下水质量标准》和农村实施《生活饮用水卫生标准》等；与饮用水水源保护区相关的技术规范有 HJ/T 338—2007《饮用水水源保护区划分技术规范》和 HJ/T 433—2008《饮用水水源保护区标志技术规范》等。其中部分重要技术标准见附录。

2.4.1 1985—2006 年生活饮用水卫生标准

1985 年卫生部组织饮水卫生专家结合国情，吸取了世界卫生组织（WHO）《饮用水质量标准》和发达国家饮用水卫生标准中的先进部分，制定了《生活饮用水卫生标准》，将水质指标由 23 项增至 35 项，由卫生部以国家强制性卫生标准发布 GB 5749—85《生活饮用水卫生标准》（本书称为原标准），增加了饮用水卫生标准的法律效力。该标准于 1985 年 8 月 16 日发布，1986 年 10 月 10 日实施，共 5 章 22 条（分总则、水质标准和卫生要求、水源选择、水源卫生防护和水质检验）。其中 35 项水质标准见表 2-3。

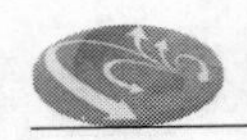

表 2-3　**GB 5749—85《生活饮用水卫生标准》**

项　目		标　准
感官性状和一般化学指标	色度	色度不超过 15 度，并不得呈现其他异色
	浑浊度	不超过 3 度，特殊情况不超过 5 度
	臭和味	不得有异臭、异味
	肉眼可见物	不得含有
	pH 值	6.5～8.5
	总硬度（以碳酸钙计）	450mg/L
	铁	0.3mg/L
	锰	0.1mg/L
	铜	1.0mg/L
	锌	1.0mg/L
	挥发酚类（以苯酚计）	0.002mg/L
	阴离子合成洗涤剂	0.3mg/L
	硫酸盐	250mg/L
	氯化物	250mg/L
	溶解性总固体	1000mg/L
毒理学指标	氟化物	1.0mg/L
	氰化物	0.05mg/L
	砷	0.05mg/L
	硒	0.01mg/L
	汞	0.001mg/L
	镉	0.01mg/L
	铬（六价）	0.05mg/L
	铅	0.05mg/L
	银	0.05mg/L
	硝酸盐（以氮计）	20mg/L
	氯仿	60μg/L
	四氯化碳	3μg/L
	苯并（a）芘	0.01μg/L
	滴滴涕（DDT）	1μg/L
	六六六	5μg/L
细菌学指标	细菌总数	100 个/mL
	总大肠菌群	3 个/L
	游离余氯	在与水接触 30min 后应不低于 0.3mg/L。集中式给水除出厂水符合上述要求外，管网末梢水不应低于 0.05mg/L
放射性指标	总 α 放射性	0.1Bq/L
	总 β 放射性	1Bq/L

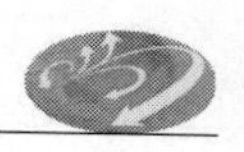

具体来讲，生活饮用水卫生标准可包括两大部分：法定的量的限值，指为保证生活饮用水中各种有害因素不影响人群健康和生活质量的法定的量的限值；法定的行为规范，指为保证生活饮用水各项指标达到法定量的限值，对集中式供水单位生产的各个环节的法定行为规范。

生活饮用水水质标准和卫生要求必须满足三项基本要求：

(1) 为防止介水传染病的发生和传播，要求生活饮用水不含病原微生物。

(2) 水中所含化学物质及放射性物质不得对人体健康产生危害，要求水中的化学物质及放射性物质不引起急性和慢性中毒及潜在的远期危害（致癌、致畸、致突变作用）。

(3) 水的感官性状是人们对饮用水的直观感觉，是评价水质的重要依据。生活饮用水必须确保感官良好，为人民所乐于饮用。

生活饮用水水质标准共 35 项。其中感官性状和一般化学指标 15 项，主要为了保证饮用水的感官性状良好；毒理学指标 15 项、放射指标 2 项，是为了保证水质对人不产生毒性和潜在危害；细菌学指标 3 项是为了保证饮用水在流行病学上安全而制定的。

2.4.2 生活饮用水水质卫生规范

随着经济和工农业的迅速发展，化学物质对水的污染越来越引起政府和广大居民的关注，生活饮用水卫生标准更引起了有关部门的重视，为了和国际先进标准接轨，卫生部于 2001 年 6 月颁布了《生活饮用水水质卫生规范》，自 2001 年 9 月 1 日起实施。《生活饮用水水质卫生规范》是在 GB 5749—85《生活饮用水卫生标准》的基础上修改而成，该规范共包括生活饮用水水质卫生规范、生活饮用水输配水设备及防护材料卫生安全评价规范、生活饮用水化学处理剂卫生安全评价规范、生活饮用水水质处理器卫生安全与功能评价规范、生活饮用水集中式供水单位卫生规范、涉及饮用水卫生安全产品生产企业卫生规范和生活饮用水检验规范。《生活饮用水水质卫生规范》中水质指标共 96 项，常规检测项目 34 项，非常规检测项目 62 项，与 GB 5749—85《生活饮用水卫生标准》相比，增加和修改了某些指标，加强了对有机污染的监测，对人体健康危害大的指标限值更加严格。生活饮用水水质卫生规范基本上是一个既符合国情，又与国际接轨的生活饮用水卫生规范。通过卫生部和各级卫生行政部门的宣传贯彻，该规范已在全国范围内得到较好的落实。该规范见附录 2。

广大人民群众可通过有关部门定期发布的饮用水水质公告，对照生活饮用水卫生标准或规范，随时了解饮用水水质状况，使饮用水卫生标准更贴近群众的生活，在保护人群身体健康、提高生活质量方面发挥重要的作用。

2.4.3 现行生活饮用水卫生标准

GB 5749—85《生活饮用水卫生标准》是一项对百姓生活和社会产生重大影响的国家标准，首次发布于 1985 年，已实施了 20 年，2006 年进行了第一次修订。经过修订，标准中不仅指标数量由 35 项增至 106 项，增加了 71 项，还对原标准的 8 项指标进行了修订，指标限量也与发达国家的饮用水标准具有可比性。

GB 5749—2006《生活饮用水卫生标准》中 106 项指标包括微生物指标 6 项，毒理指标 74 项（其中，无机化合物指标 21 项，有机化合物指标 53 项），感官性状和一般化学指

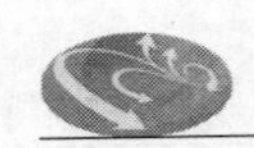

标20项，消毒剂指标4项，放射性指标2项。各类指标中，可能对人体健康产生危害或潜在威胁的指标占80%左右，属于影响水质感官性状和一般理化指标即不直接影响人体健康的指标约占20%。

微生物指标超标，很容易引发传染性肠道疾病，包括世界卫生组织和很多国家的饮用水卫生标准，都将微生物指标放在第一位。我国原生活饮用水卫生标准中的微生物指标只有总大肠菌群和菌落总数两项指标，新标准中增加的耐热大肠菌群（粪大肠菌群）和大肠埃希氏菌两项指标，均属于对总大肠菌群指标的细化，如果按照标准规定的发酵法检出这两种微生物或按照滤膜法监测超出限值，就说明生活饮用水受到微生物的污染。以上4项微生物指标都属于常规检验指标，还有两种原虫即贾第鞭毛虫和隐孢子虫，同属于微生物指标，列入新标准的非常规检验项目，国外突发性肠道传染病的相关报道中，很多都是由这两种原虫引发的。但微生物污染比较容易检出，也比较容易消除，只要按照相关规程操作，绝大部分水站都可以做到。

原标准的毒理指标只有15项，新标准的毒理指标几乎是原标准的5倍，达到74项。其中的有机化合物指标由5项增至53项，无机化合物指标由10项增至21项。这些化合物的主要来源是农药和工业污染，我国不少地方的水源地农药污染比较严重，虽然如六六六、滴滴涕（DDT）、乐果等农药已被禁止使用，但早些年使用过的这些农药仍残留在土壤中，短时间内很难降解；工业污染主要来自未达标的废水、废气、废渣的排放和处理，这对区域性生活饮用水卫生安全是决定性的，很多突发事件都由此产生。一旦饮用了含有诸如砷、氟化物、硝酸盐、氰化物等物质的水，就会出现急性中毒，甚至危及生命；而大多数情况下，这些物质在人体中累积到一定量才造成危害，即通常所说的慢性中毒。使用消毒剂可产生消毒副产物。水源受到藻类污染也可以使饮用水中产生毒素，一般情况下，藻类无破损只对饮用水的味道产生影响，而一旦破损，就会产生诸如微囊藻毒素-LR之类的物质，无论国际还是国内，饮用水标准都将其归为毒理指标。

原标准的感官性状和一般化学指标有15项，新标准增加5项，感官性状和一般化学指标达到20项。这是能被用户直接感觉到的饮用水受污染的程度，尤其是浑浊度、色度等都比较敏感，较早的饮用水卫生标准都将这一类指标排在毒理指标之前。其实，这类污染对人体健康的危害要比毒理污染和微生物污染低得多，用目前的水处理工艺处理这类污染也比较容易，所以，近些年的饮用水卫生标准又都将其放在毒理指标之后。

具体指标变化情况是：微生物指标由2项增至6项，并修订了总大肠菌群指标；消毒剂指标由1项增至4项；毒理指标中无机化合物由10项增至21项，并修订了4项指标；毒理指标中有机化合物由5项增至53项，并修订了1项指标；感官性状和一般理化指标由15项增至20项，并修订了1项指标；放射性的2项指标修订了1项。标准适用于城乡各类集中式供水的生活饮用水，也适用于分散式供水的生活饮用水。标准要求生活饮用水中不得含有病原微生物、其中的化学物质和放射性物质不得危害人体健康、感官性状良好、经过消毒处理等。

新标准规定的各类指标中，毒理指标包括无机化合物和有机化合物。有机化合物种类繁多，包括绝大多数农药、环境激素、持久性化合物，是评价饮水与健康关系的重点。一般理化指标反映水质总体性状，感官指标是人能直接感觉到的水的色、嗅、味、浑浊等，

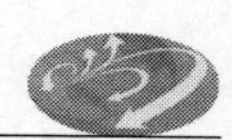

这类指标最容易引起用户不满意和投诉。据试验验证，属于影响水质感官性状和一般理化指标即不直接影响人体健康的指标约占20%。

标准将水质检验项目分为常规检验项目和非常规检验项目两类。其中，常规指标42项，非常规指标64项。有关专家解释说，常规检验项目是指能反映水质基本状况的检验指标，检出率比较高；非常规检验项目是指根据地区、时间或特殊情况需要的检验指标，检出率比较低。但在对饮用水水质评价时，非常规检验项目具有同等作用，均属于强制执行的项目，非常规检验项目如超过限值也同样评价为不许可。

饮用水中有可能存在放射性物质，如果存在，就会对人产生很大的危害。有些国家如日本的饮用水水源中，放射性物质含量相对较高，我国饮用水水源中的放射性物质总体上不严重，原标准有两项指标，新标准没有增加指标的数量，只对其中的一项指标进行了修订，而且放射性指标在标准中设定的是指导值，而不是限定值。

修订后的GB 5749—2006《生活饮用水卫生标准》见表2-4～表2-7。

表2-4　　水质常规指标及限值

指　　标	限　　值
1. 微生物指标[①]	
总大肠菌群（MPN/100mL或CFU/100mL）	不得检出
耐热大肠菌群（MPN/100mL或CFU/100mL）	不得检出
大肠埃希氏菌（MPN/100mL或CFU/100mL）	不得检出
菌落总数（CFU/mL）	100
2. 毒理指标	
砷（mg/L）	0.01
镉（mg/L）	0.005
铬（六价，mg/L）	0.05
铅（mg/L）	0.01
汞（mg/L）	0.001
硒（mg/L）	0.01
氰化物（mg/L）	0.05
氟化物（mg/L）	1.0
硝酸盐（以N计，mg/L）	10 地下水源限制时为20
三氯甲烷（mg/L）	0.06
四氯化碳（mg/L）	0.002
溴酸盐（使用臭氧时，mg/L）	0.01
甲醛（使用臭氧时，mg/L）	0.9
亚氯酸盐（使用二氧化氯消毒时，mg/L）	0.7
氯酸盐（使用复合二氧化氯消毒时，mg/L）	0.7
3. 感官性状和一般化学指标	

续表

指　　标	限　值
色度（铂钴色度单位）	15
浑浊度（NTU-散射浊度单位）	1 水源与净水技术条件限制时为3
臭和味	无异臭、异味
肉眼可见物	无
pH值	不小于6.5且不大于8.5
铝（mg/L）	0.2
铁（mg/L）	0.3
锰（mg/L）	0.1
铜（mg/L）	1.0
锌（mg/L）	1.0
氯化物（mg/L）	250
硫酸盐（mg/L）	250
溶解性总固体（mg/L）	1000
总硬度（以 $CaCO_3$ 计，mg/L）	450
耗氧量（COD_{Mn}法，以 O_2 计，mg/L）	3 水源限制，原水耗氧量大于6mg/L时为5
挥发酚类（以苯酚计，mg/L）	0.002
阴离子合成洗涤剂（mg/L）	0.3
4. 放射性指标②	指导值
总 α 放射性（Bq/L）	0.5
总 β 放射性（Bq/L）	1

① MPN表示最可能数；CFU表示菌落形成单位。当水样检出总大肠菌群时，应进一步检验大肠埃希氏菌或耐热大肠菌群；水样未检出总大肠菌群，不必检验大肠埃希氏菌或耐热大肠菌群。

② 放射性指标超过指导值，应进行核素分析和评价，判定能否饮用。

表2-5　　饮用水中消毒剂常规指标及要求

消毒剂名称	与水接触时间	出厂水中限值	出厂水中余量	管网末梢水中余量
氯气及游离氯制剂（游离氯，mg/L）	≥30min	4	≥0.3	≥0.05
一氯胺（总氯，mg/L）	≥120min	3	≥0.5	≥0.05
臭氧（O_3，mg/L）	≥12min	0.3		0.02 如加氯，总氯≥0.05
二氧化氯（ClO_2，mg/L）	≥30min	0.8	≥0.1	≥0.02

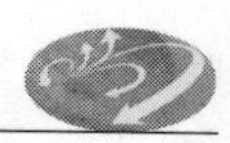

表 2-6　　水质非常规指标及限值

指　　标	限　　值
1. 微生物指标	
贾第鞭毛虫（个/10L）	<1
隐孢子虫（个/10L）	<1
2. 毒理指标	
锑（mg/L）	0.005
钡（mg/L）	0.7
铍（mg/L）	0.002
硼（mg/L）	0.5
钼（mg/L）	0.07
镍（mg/L）	0.02
银（mg/L）	0.05
铊（mg/L）	0.0001
氯化氰（以 CN^- 计，mg/L）	0.07
一氯二溴甲烷（mg/L）	0.1
二氯一溴甲烷（mg/L）	0.06
二氯乙酸（mg/L）	0.05
1，2-二氯乙烷（mg/L）	0.03
二氯甲烷（mg/L）	0.02
三卤甲烷（三氯甲烷、一氯二溴甲烷、二氯一溴甲烷、三溴甲烷的总和）	该类化合物中各种化合物的实测浓度与其各自限值的比值之和不超过1
1，1，1-三氯乙烷（mg/L）	2
三氯乙酸（mg/L）	0.1
三氯乙醛（mg/L）	0.01
2，4，6-三氯酚（mg/L）	0.2
三溴甲烷（mg/L）	0.1
七氯（mg/L）	0.0004
马拉硫磷（mg/L）	0.25
五氯酚（mg/L）	0.009
六六六（总量，mg/L）	0.005
六氯苯（mg/L）	0.001
乐果（mg/L）	0.08
对硫磷（mg/L）	0.003
灭草松（mg/L）	0.3
甲基对硫磷（mg/L）	0.02
百菌清（mg/L）	0.01
呋喃丹（mg/L）	0.007
林丹（mg/L）	0.002
毒死蜱（mg/L）	0.03
草甘膦（mg/L）	0.7
敌敌畏（mg/L）	0.001
莠去津（mg/L）	0.002
溴氰菊酯（mg/L）	0.02
2，4-滴（mg/L）	0.03
滴滴涕（DDT）（mg/L）	0.001
乙苯（mg/L）	0.3
二甲苯（mg/L）	0.5
1，1-二氯乙烯（mg/L）	0.03
1，2-二氯乙烯（mg/L）	0.05
1，2-二氯苯（mg/L）	1
1，4-二氯苯（mg/L）	0.3
三氯乙烯（mg/L）	0.07
三氯苯（总量，mg/L）	0.02
六氯丁二烯（mg/L）	0.0006
丙烯酰胺（mg/L）	0.0005
四氯乙烯（mg/L）	0.04
甲苯（mg/L）	0.7
邻苯二甲酸二（2-乙基己基）酯（mg/L）	0.008
环氧氯丙烷（mg/L）	0.0004
苯（mg/L）	0.01
苯乙烯（mg/L）	0.02
苯并（a）芘（mg/L）	0.00001
氯乙烯（mg/L）	0.005
氯苯（mg/L）	0.3
微囊藻毒素-LR（mg/L）	0.001
3. 感官性状和一般化学指标	
氨氮（以N计，mg/L）	0.5
硫化物（mg/L）	0.02
钠（mg/L）	200

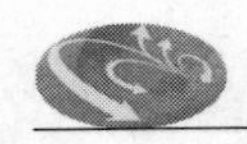

表 2-7　　农村小型集中式供水和分散式供水部分水质指标及限值

指　标	限　值	指　标	限　值
1. 微生物指标		pH 值	不小于 6.5 且不大于 9.5
菌落总数（CFU/mL）	500		
2. 毒理指标		溶解性总固体（mg/L）	1500
砷（mg/L）	0.05	总硬度（以 $CaCO_3$ 计，mg/L）	550
氟化物（mg/L）	1.2	耗氧量（COD_{Mn} 法，以 O_2 计，mg/L）	5
硝酸盐（以 N 计，mg/L）	20		
3. 感官性状和一般化学指标		铁（mg/L）	0.5
色度（铂钴色度单位）	20	锰（mg/L）	0.3
浑浊度（NTU－散射浊度单位）	3 水源与净水技术条件限制时为 5	氯化物（mg/L）	300
		硫酸盐（mg/L）	300

该标准 2007 年开始实施，属强制性国家标准，适用于我国的城市和农村的各类生活饮用水，规定生活饮用水的水源必须设置卫生防护地带。对生活饮用水源的要求套用了相关标准，如：以地表水为水源时应符合 GB 3838《地表水环境质量标准》要求；以地下水为水源时应符合 GB/T 14848《地下水质量标准》要求。新标准的实施，对于维护城乡居民的健康、提高人民群众的生活质量、促进经济社会的可持续发展、维护社会的稳定和安全、构建社会主义和谐社会具有重要的保障作用。

GB 5749—2006《生活饮用水卫生标准》颁布之前，我国农村饮用水一直参照《农村实施〈生活饮用水卫生标准〉准则》进行生活饮用水卫生评价，此次修订中将标准适用范围扩大至农村。但由于我国地域广大，城乡发展不均衡，乡村地区受经济条件、水源及水处理能力等限制，实际上很难达到与城市相同的饮用水水质要求。本着实事求是的原则，该标准一方面统一城乡饮用水水质要求，另一方面对农村日供水在 $1000m^3$ 以下（或供水人口在 1 万人以下）的集中式供水和分散式供水采用过渡办法，即在保证饮用水安全的基础上，对 10 项感官性状和一般理化指标、1 项微生物指标及 3 项毒理学指标方面，现阶段采取放宽要求，参考了《农村实施〈生活饮用水卫生标准〉准则》中二级水质的要求，改变了以往同时执行《生活饮用水卫生标准》和《农村实施〈生活饮用水卫生标准〉准则》的局面。

2.4.4　地表水环境质量标准和地下水质量标准

GB 3838—2002《地表水环境质量标准》是由国家环保总局和国家质检总局于 2002 年 4 月 28 日发布，2002 年 6 月 1 日开始实施，属强制性国家标准。该标准是评价我国地表水环境质量状况的基本依据。该标准按照地表水环境功能分类和保护目标，规定了水环境质量应控制的项目和极值。该标准包括基本项目 24 项、集中式生活饮用水地表水源的补充项目 5 项和集中式生活饮用水地表水源待定项目 80 项。规定了集中式生活饮用水地表水源地一级保护区和二级保护区要分别达到Ⅱ类和Ⅲ类水质标准，并且应满足补充项目和待定项目的要求。另外，规定了相应指标的分析监测方法，见附录 4。

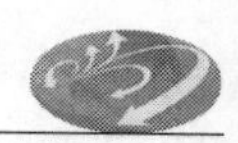

GB/T 14848—93《地下水质量标准》是由地质矿产部和国家技术监督局于1993年12月3日发布，1994年10月1日开始实施，属推荐性国家标准。为保护和合理开发地下水资源，防止和控制地下水污染，保障人民身体健康，促进经济建设，特制定本标准。本标准是地下水勘查评价、开发利用和监督管理的依据。本标准规定了地下水的质量分类，地下水质量监测、评价方法和地下水质量保护。标准规定了39项指标参数的5类指标值，见附录5。

2.4.5 饮用水水源保护区技术规范

2007年国家环保总局发布了HJ/T 338—2007《饮用水水源保护区划分技术规范》，该标准适用于集中式地表水、地下水饮用水水源保护区（包括备用的规划水源地）的划分，农村及分散式饮用水水源保护区的划分可参照此标准执行。主要包括如下内容：规范的适用范围、编制依据、术语与定义、水源地划分的基本要求、河流型饮用水水源地保护区划分方法、湖泊水库型饮用水水源地保护区的划分方法、地下水型饮用水水源地保护区的划分方法、保护区定界原则及编写保护区划分技术文件的基本要求和计算可参考选用的水质模型等。该标准只针对城市集中式饮用水源而制定，农村分散式饮用水源由于在地域分布、供水量大小、取水方式等特殊性，按照该规范实施在操作上有一定难度。因此，目前缺乏针对农村分散式饮用水源的保护区划分的技术规范。

2008年国家环保总局发布了HJ/T 433—2008《饮用水水源保护区标志技术规范》，该标准适用于环境保护行政主管部门对饮用水水源保护区监督管理，其内容包括饮用水水源保护区图形标志、饮用水水源保护区标志的分类、饮用水水源保护区标志的内容、饮用水水源保护区标志的设立位置、饮用水水源保护区标志的构造、标志的制作、标志的管理与维护等内容。

此外，与农村饮用水水源保护相关的技术标准还有水环境监测规范和分析方法标准等。在环保行业和水利行业有3种水环境监测规范。水利行业为SL 219—98《水环境监测规范》，环保行业为HJ/T 91—2002《地表水和污水监测技术规范》和HJ/T 164—2004《地下水环境监测技术规范》。这3种监测规范既有重复的地方，如均对污水监测项目和分析方法作出规定，也有互补之处。

2.5 饮用水水质监测指标

根据城市饮用水源地的水质监测指标和监测标准，结合近年的研究成果和我国农村的生活实际，提出农村饮用水水质监测类型、筛选原则和指标。这些指标，特别是水质监测类型，应结合各地实际，有针对性地增加或减少相应监测指标。

2.5.1 水质监测指标的类型

随着监测手段和分析方法的发展和进步，国际和国内的相关标准也相继得到更新与补充，饮用水水质监测项目正以较快的速度增加。但受人力、物力和财力的限制，目前我国对饮用水水源和生活水水质监测标准推行必测项目和选测项目的“双轨制”，选择项目中大多数为有机物的测试指标，测量成本较高，难度较大。但随着测试方法的进一步完善，大型测试仪器普及率的进一步提高，这些相当数量的选测项目将逐步列入必测项目的行列。当前对选测项目的选择，一般根据监测条件如实验室设备、药剂以及具备一定操作技能的分析人员等来选择“标准分析方法”或“全国统一监测分析方法”，监测与人体健康关系密切的污染物等。水质监测的主要指标为物理性能指标，金属污染物指标、非金属污染物指标、有机污染物指标、细菌学指标和放射性指标等。有些指标前面已述，下面仅对金属污染物、非金属污染物和有机污染物指标做简要介绍。

1. 金属污染物指标

金属污染物中的有毒物质是一类具有强烈生物毒性的物质。水环境污染中主要重金属汞、铅、镉、铬和类金属砷等成为五毒。此外如铜、铝、镍、银、锰、硅、锌、铁、钒、钼等金属化合物等对水质也会造成一定的破坏。这些物质进入水体中会影响水中生物，还具有明显的积累性，会使污染影响持久和扩大，最后通过食物链危害人类。

2. 非金属污染物指标

重要的无机非金属毒物有砷、硒、氟、氰、硫等，这些物质中有些还是人体必需物质，但超过一定含量时会对人体造成极大的伤害。除了对有毒非金属污染物进行监测外，另外还有一些无毒的但对人体影响较大的非金属污染物也必须进行监测。如氨氮、硝酸盐氮，亚硝酸盐氮、总磷等都是现阶段水质监测中十分重要的指标。

3. 有机污染物指标

一般采用生化需氧量（BOD）、化学需氧量（COD）、总需氧量（TOD）和总有机碳量（TOC）等非专一性参数作为水中有机物污染程度的综合指标。另外造成水源污染的有机污染物还有挥发酚类、阴离子洗涤剂、矿物油、有机氯农药和有机磷农药等，这些污染物含量不同的地区其差异也较大。

2.5.2　指标筛选原则

为了综合反映农村水源水质状况，监测指标选择必须遵循一定的原则：要根据农村饮水安全保障体系的主要内容，要能较为真实、全面地反映本区域的农村饮用水供水的安全度、方便度和供水水平；同时定量指标应满足相关数据易于收集、信息处理和评估简便可操作，并在一定程度上具有可比性。具体应遵循以下原则：

（1）科学性原则。指标的选取必须具有一定的科学内涵，能够客观真实地反映农村水源水质状况。

（2）代表性原则。指标的选取必须具有一定的代表性。尽量以尽可能少的指标综合反映饮用水水质状况，这样不仅节约成本和时间，也防止指标过于繁冗导致分析过程过于混乱。

（3）全面性原则。指标的选取不仅要求具备代表性原则，还应能全面地反映所监测的水源水质状况，监测的过程必须对该区域影响较大的和具有典型意义的指标都做出相应监测。

（4）可操作性原则。影响农村饮用水水质的因素繁多，在监测过程中受客观条件如设备、采样条件等的影响不可能收集或监测所有指标。因此，在监测过程中指标的选取必须按照现有条件来配置，切不可用差异较大的方法代替进行相应指标监测。

水质常规监测指标繁多，但是即使同一类型水源在不同区域其监测项目的差异也比较

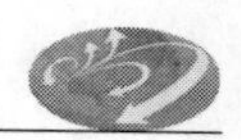

大。另外不同类型的水源其监测项目的差距也较大，比如河流、湖泊、水库等水源源头各自监测指标有所不同。农村饮用水监测的指标应按照以下方法进行筛选：

（1）从监测的目的和要求来考虑。不同的监测目的（饮用、环保、工程设计、科研、行政管理等）可根据国家、行业和地方对各项工作有关的水质标准及规范要求，选择测定项目。

（2）从水质状况考虑。不同水源的天然水，要针对水中污染物的主要成分，选择不同的测定项目，对危害大、影响范围广的污染物质一定要进行监测。

（3）从分析测定条件考虑。根据实验室的仪器设备、操作人员水平，所选的监测项目必须有可靠的分析方法和相应的监测手段来实现监测。

2.5.3 农村饮用水水质监测指标

农村饮用水水质监测是一项长期、连续、系统收集农村饮用水水质变化趋势及其影响因素的基础性工作，是保障农村居民饮用水卫生安全的关键措施。为贯彻国务院办公厅《关于加强饮用水安全保障工作的通知》（国办发〔2005〕5号）精神，保证农村饮用水水质监测工作顺利进行，采用城市饮用水源水质监测的常规指标分类方法，再根据农村饮用水当地水质污染程度、测量精度及测量操作性存在的差异，因地制宜筛选监测指标。

以乡镇集中式饮用水水源地为对象，监测饮用水水源地水质状况和水源地富营养程度。常规监测指标中水质监测指标可以分多个层次，在此提出农村饮用水水质参考监测指标。

1. 必测指标

地表水水源必测指标为pH值、高锰酸盐指数、氨氮、溶解氧、六价铬、砷、汞、硒、镉、铅、氰化物、粪大肠菌群共12项指标。

塘库水水源必测指标除前述12项指标外，需补充总氮、总磷和透明度3项指标。

地下水水源必测指标为pH值、总硬度、硫酸盐、氯化物、高锰酸盐指数、亚硝酸盐、氨氮、氟化物、氰化物、汞、砷、硒、镉、六价铬、铅和总大肠菌群共16项指标，各地应根据区域污染特征补充必测指标。

2. 选测指标

地表饮用水水源选测指标参照GB 3838—2002《地表水环境质量标准》表1（见附录4）和表2（见附录4）中29项指标，扣除必测指标；地下饮用水水源选测项目参照国家环保总局《关于113个环境保护重点城市实施集中式饮用水水源地水质月报的通知》（环函〔2005〕47号）要求的23项指标，扣除必测指标。

3. 全指标

有条件的地区，地表饮用水水源依据GB 3838—2002《地表水环境质量标准》表1、表2和表3（见附录4）共计109项指标开展监测；地下水型饮用水水源依据GB/T 14848—93《地下水质量标准》39项指标开展监测，有条件地区可开展饮用水水源环境激素指标监测。

4. 高砷饮用水

当监测发现高砷饮用水时，需要在15天之内重新抽样监测确认，经过观测后方能确认“高砷饮用水”。

5. 高氟饮用水

当监测发现高氟饮用水时，需要在15天之内重新抽样监测确认，经过观测后方能确认“高氟饮用水”。

为确保监测数据的代表性、可比性、准确性、精密性和完整性，应采取现场采样、样品运输到实验室分析的质量保证措施，每批样品有现场空白样，10%的平行样、10%的加标样、10%的质控样。

2.6　水质监测分析方法

水质监测是通过一系列手段对水体质量作出判断的过程。在此过程中，所采用的手段和方法有多种，其中最重要的基础是水质分析。水质分析的基础是分析化学，主要是研究各种水体中物质的化学组成，测定有关成分的含量以及鉴定物质化学结构等。

水质分析按其任务不同，可分为定性分析和定量分析，定性分析的任务是鉴定水中所含有的化学成分，定量分析的任务是测定水中各成分的含量。除特殊情况外，一般情况下的水质分析都是定量分析。水质定量分析的常用方法有化学分析法和仪器分析法（物理分析法），两者各有特点，相辅相成。一般来说，化学分析法准确、精密，所用仪器比较简单且大多具有通用性，经济性强且易于掌握；仪器分析法操作快捷，但仪器大多较昂贵，一般使用寿命有限，且对于不同的分析对象通常需要不同的仪器进行分析。

2.6.1　化学分析法和仪器分析法的特点

2.6.1.1　化学分析法

化学分析法分为定性分析和定量分析。随着仪器分析法的普及和发展，定性分析法逐渐被仪器分析法取代；化学分析法又分重量分析法、滴定分析法和分光光度法。

（1）重量分析法，主要是沉淀法和气化法，它的操作复杂，对于污染物浓度低的水样分析会产生较大误差。

（2）滴定分析法，该方法主要有酸碱滴定法、配位滴定法、氧化还原滴定法和沉淀滴定法。它具有操作简便、快捷、精确、价格低廉的特点，在水质监测中得到广泛应用，但是它的分析灵敏度不够高，对于浓度较低的污染物的监测会产生较大误差。

（3）分光光度法，分光光度法是基于物质对光具有选择性吸收而建立起来的分析方法，通过测定被测物质在特定波长处或一定波长范围内光的吸光度或发光强度，对该物质进行定性和定量分析的方法。测定时需要一种叫分光光度计的电子仪器，常用的分光光度计有721型分光光度计和751型分光光度计两种。分光光度计法包括可见光光度法、紫外光光度法、红外光谱法和比色法等，目前水质分析中常用的是可见光光度法。

2.6.1.2　仪器分析法

根据测量物质的性质，仪器分析法分为物理分析法和物理化学分析法。

物理分析法指根据被测物质的某些物理特性，比如吸光度、波长、折射率和结晶性状等的变化来直接测定某些污染物的含量。

物理化学分析法指根据被测物质在化学变化过程中某些物理量如电位、电量、电导和热量等变化与其组成间的关系进行测定的分析方法。

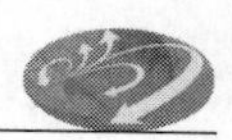

根据分析原理的不同，仪器分析法还可分为光学分析法、色谱分析法、电化学分析法和放射分析法。

光学分析法是现阶段仪器分析法使用最多的方法，包括可见分光光度法、紫外分光光度法、红外光谱法、原子吸收光谱法、原子发射光谱法、X射线荧光分析法、荧光分析法和化学发光分析法等。

色谱分析法包括气相色谱法、高效液相色谱法、薄层色谱法、离子色谱法和色谱—质谱联用技术。

电化学分析法包括极谱法、溶出伏安法、电导分析法、电位分析法、离子选择电位法和库伦分析法等。

放射分析法包括同位素稀释法、中子活化分析法等。

化学分析法是水质分析的基础，在我国水和废水各类监测分析方法中占很大比例。各种方法的测定项目见表2-8。

表2-8　常用水质监测方法测定项目

方　法	测定项目
重量法	SS、过滤残渣、矿化度、油类、SO_4^{2-}、Cl^-、Ca^{2+}
容量滴定法	酸度、碱度、CO_2、总硬度、Ca^{2+}、Mg^{2+}、氨氮、Cl^-、F^-、CN^-、S^{2-}、Cl_2、COD、BOD_5、挥发酚等
分光光度法	Ag、Al、As、Be、Bi、Ba、Cd、Co、Cr、Cu、Hg、Mn、Ni、Pb、Sb、Se、Th、U、Zn、NH_3、氨氮、NO_2^--N、NO_3-N、凯氏氮、PO_4^{3-}、F^-、Cl^-、C、S^{2-}、SO_4^{2-}、BO_3^{2-}、SiO_3^{2-}、Cl_2、挥发酚、甲醛、三氯乙醛、苯胺类、硝基苯类、阴离子洗涤剂等
荧光法光度法	Se、Be、U、油类、BaP
原子吸收法	Ag、Al、Ba、Be、Bi、Ca、Cd、Co、Cr、Cu、Fe、Hg、K、Na、Mg、Mn、Ni、Pb、Sb、Se、Sn、Te、Tl、Zn等
氢化物及冷原子吸收法	As、Sb、Bi、Ge、Sn、Pb、Se、Te、Hg
原子荧光法	As、Sb、Bi、Se、Hg等
火焰光度法	Li、Na、K、Sr、Ba等
电极法	Eh、PH、DO、F^-、Cl^-、CN^-、S^{2-}、NO_3^-、K^+、Na^+、NH_3等
离子色谱法	F^-、Cl^-、Br^-、NO_2^-、NO_3^-、SO_3^{2-}、SO_4^{2-}、$H_2PO_4^-$、K^+、Na^+、NH_4^+等
气相色谱法	Be、Se、苯系物、挥发性卤代烃、氯苯类、六六六、滴滴涕（DDT）、有机磷农药类、三氯乙醛、硝基苯类等
液相色谱法	多环芳烃类
ICP-AES	用于水中基体金属元素、污染重金属以及底质中多种元素的同时测定

2.6.2　选择水质监测分析方法的基本原则

对于同一个监测项目，可以选择不同的监测方法，正确选取监测分析方法是确保监测结果精确的前提。因此，并不是分析仪器越昂贵、越先进，就一定能获得更理想的测试结果。一般而言，选择水质监测分析方法的基本原则如下：

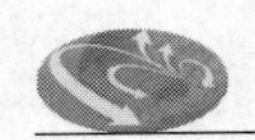

（1）灵敏度能满足定量要求。测定低浓度的成分，要求方法的灵敏度足够高，其最低检出浓度为待测物实际浓度的1/10～1/5最佳；对于高浓度的成分，应选择灵敏度不高的化学方法，避免高倍数稀释操作引起的较大误差。

（2）分析方法比较成熟、准确，一般选取已获得推广的可靠监测方法。一个成熟的分析方法对于数据的权威性和准确性有较大的保证，避免实验结果误差较大的现象产生。

（3）操作简便、易于普及。所用试剂容易获取，所用仪器价格较低廉，对于各级实验室都有能力承担，这样才能保证水质监测工作广泛开展。

（4）具有较强的抗干扰能力。实验室一般干扰不可能完全消除，只有对分析对象的共存成分和含量水平有个透彻的了解，以及确定干扰达到多大程度会对实验造成影响及多大影响，这样才能消除或者削弱干扰的影响。

（5）试剂无毒或毒性小。试剂无毒性不仅能保证分析人员的安全，而且也避免或减少了对实验室以及环境的二次污染。

2.6.3 水质监测分析方法

（1）国家水质标准分析方法：我国现已编制多项包括采样在内的标准分析方法，这些分析方法已获得推广，具有较高的准确度，是环境污染纠纷法定的仲裁方法，环境执法的依据，也是进行监测方法开发研究中作为比对的基本方法。

（2）统一分析方法：有些项目的监测分析方法上不够成熟，但这些项目又急需监测，因此经过研究作为统一方法予以推广，在不断的监测过程中得到验证并不断完善，最终上升为国家标准方法。

（3）等效方法：与上述两种方法在灵敏度、精密度、准确度方面具有可比性的分析方法称为等效方法。这些方法可能是一些新方法、新技术，发展前景广阔，可鼓励有条件的单位先使用，这样可以推动监测技术的进步。这类新方法使用前，必须经过相关方法验证和对比实验，证明其与标准方法的作用是等效的。

按照监测方法所依据的原理，水质监测常用的方法有化学法、电化学法、原子吸收分光光度法、离子色谱法、气相色谱法、等离子体发射光谱（ICP-AES）法等，其中化学法（包括重量法、容量滴定法和分光光度法）是被普遍采用的方法。

目前，虽然水质监测中各监测项目有仪器化、自动化的发展趋势，但水质常规分析（必测项目）还是以化学分析方法为主，在国内外水质常规监测中被普遍采用，至今仍占监测项目分析方法总数的50%以上，具有很强的代表性和实用性。

第3章 山西省水资源质量及污染状况

山西省地处华北地区西部，黄土高原东翼，东依太行山与河北、河南两省为邻，西、南隔黄河与陕西、河南两省相望，北跨内长城与内蒙古自治区毗连，四周几乎为山河所环绕。地理坐标为东经110°14′～114°33′，北纬34°34′～40°43′。南北长约680km，东西宽约380km，总面积156271km²，约占全国总面积的1.63%。按流域分：海河流域面积为59133km²，黄河流域97138km²。按地形地貌分：山地占72.0%，高原占11.5%，各类盆地为16.5%。

全省辖太原、大同、阳泉、长治、晋城、朔州、晋中、运城、忻州、临汾和吕梁地区11个地级市，设23个区、11个县级市、85个县，有1225个乡、559个镇、32253个村民委员会、166个街道办事处、3041个居民委员会。

2010年全省总人口3571.2万人，其中农业人口2393.83万人，城市人口1177.37万人。全省人口按流域划分，黄河流域总人口2323.62万人，海河流域总人口1247.58万人。

3.1 山西省水资源量

3.1.1 降雨及产水情况

山西省降雨量自东南向北和西北递减，多年平均年降水量大部分地区介于400～600mm之间，局部高山地区在650mm以上。夏季风带来的暖湿气流是形成山西省降雨的主要水汽来源，6—9月降水量占全年的比重在70%以上。雨季起讫时间省境中南部一般始于6月下旬，终于9月下旬至10月上旬，持续时间在100天以上；北部和西北部地区始于7月上旬，在8月下旬至9月上旬结束，持续时间仅60天；与盆地相比，高山地区雨季相对较长。山西省处于半湿润气候与半干旱气候的过渡地带，蒸发能力较强，降水量较小且不稳定。

山西省降水量不多，产水量更少，产水模数比全国大部分省低，仅高于西北部内蒙、甘肃、新疆、宁夏，山西省位于黄土高原，东、西、北三面隆起，沟谷密如蛛网，切割深、坡降大，有利于地表水的排泄，不利于地下水储集，有不少水量经陆面蒸发消失，部分形成地下径流补给黄河和河南、河北邻近省区。

3.1.2 河流及其水体含沙情况

3.1.2.1 河流水系

崇山峻岭、千沟万壑的地形条件，使得山西省拥有众多的河流，承东启西的地理位置使其成为黄河与海河两大流域的分水岭。省内黄河流域面积97138km²，占全省面积的

62.2%；海河流域面积为 59133km²，占全省面积的 37.8%。

除了流经省界西、南两面长达 695km 的黄河干流以外，全省流域面积大于 10000km² 的较大河流有 5 条，分别是黄河流域的汾河、沁河，海河流域的桑干河、漳河、滹沱河。流域面积小于 10000km²、大于 1000km² 的中等河流有 48 条，分别是黄河流域的苍头河、偏关河、县川河、朱家川河、岚漪河、蔚汾河、湫水河、三川河、北川河、屈产河、昕水河、蒲县昕水、潇河、白马河、乌马河、磁窑河、文峪河、段纯河、洪安涧河、浍河、涑水河、姚暹渠、亳清河、丹河，海河流域的南洋河、白登河、恢河、源子河、黄水河、浑河、御河、十里河、壶流河、唐河、沙河、牧马河、清水河、乌河、绵河、桃河、温河、松溪河、清漳河、清漳河东源、清漳河西源、浊漳河北源、浊漳河南源、浊漳河西源。

此外还有流域面积小于 1000km²、大于 100km² 的小河流 397 条。

注入黄河的河流有汾河、沁河、涑水河。汾河纵贯全省，是省内的主要河流，它发源于宁武县，全长 761km，是仅次于渭河的黄河第二大支流。桑干河、滹沱河、漳河也发源于山西省，汇入海河水系。黄河北自偏关县老牛湾入境，飞流直下，一泻千里，抵芮城县风陵渡而东折，南至垣曲县碾盘沟出境，途经 19 县 560 个村庄，流程 965km。黄河流经晋陕峡谷，在吉县壶口一带河床突然下跌 15～20m，流水直泻，形成壮观的壶口瀑布。

山西省河流属于自产外流型水系，河流水源来自大气降水，绝大部分河流发源于境内，向省外发散流出。大体上向西、向南流的属黄河水系，汇入黄河干流中游河段。向东流的属海河水系，是海河流域永定河、大清河、子牙河、漳河、卫河等主要河流的发源地。

山西省河流大都发源于东西山地。地表径流量的空间分布，受着降水的控制。年径流量的地理分布与降水量的分布一样具有明显的水平地带性，呈由东南向西北逐渐递减的趋势。地表径流的时间分布极不均匀。汛期集中于 6—9 月这 4 个月，水量占全年来水量的 60%～80%；枯水期较长，达 6 个月之久。

3.1.2.2　水土流失严重，河流水体含沙量大，水质降低

河流的泥沙状况，不仅关系河流本身的发展演变，也反映了流域的环境特性、水土流失程度及水土保持等人类活动对生态环境的影响。泥沙又是污染物的载体，对污染物的输移和转化有很大影响，直接影响水体的质量。

山西省地处黄土高原，由于境内地形复杂，地形高低起伏悬殊，特别是西部高原山地，沟壑纵横，地形破碎，坡陡流急，加之气候条件较差，地表植物稀少，属少林省份，水土流失、土地沙化严重。林地面积 3.133 万 km²，林木覆盖率仅为 20.1%，水土流失面积达 10.85 万 km²，占到全省总面积的 69%，还有 6 万 km² 的水土流失面积未得到治理，其中吕梁山区的水土流失最为严重，治理难度较大。山西省黄河流域水土流失面积为 6.76 万 km²，年输沙量为 3.66 亿 t，约占整个黄河流域的 23%；山西省海河流域水土流失面积为 4.01 万 km²，年输沙量为 1.10 亿 t。

严重的水土流失导致土地冲毁、农田破坏、水库淤积、河道及水库淤塞、生态失调。根据泥沙观测资料还原计算，全省 1956—2000 年平均年输沙量达 2.95 亿 t，平均输沙模数为 1890t/（km²·a）。水土流失严重的晋西及晋西北沿黄地区平均输沙模数高达 5910t/（km²·a），水土流失不但造成土地贫瘠、农业低产的后果，而且造成水库的淤积，占用

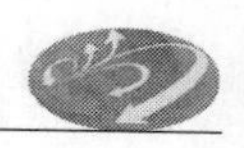

了防洪和兴利库容，降低了水库的防洪标准和供水效益，有些水库只能缓洪蓄清，已基本丧失了调节能力。对水利工程寿命、管理维护以及水土保持和生态环境造成了严重影响。也使地表水体的含沙量过高，水质降低，影响水资源的利用。

3.1.3 山西省水资源量及其变化情况

3.1.3.1 全省水资源总量

山西省气候干旱，水资源严重不足。根据山西省第二次水资源评价结果，山西省1956—2000年水文系列多年平均水资源总量为123.82亿m^3，其中河川径流量为86.8亿m^3，地下水资源量为86.35亿m^3，两者重复量为49.28亿m^3。山西省水资源总量为全国水资源总量的0.4%，在全国各省区中居倒数第二位，仅高于宁夏。按照2000年全省人口3247.8万人计算，人均占有水资源量为381m^3，为世界人均平均值7342m^3的5.2%，为全国人均平均值2229m^3的17.1%；按照耕地亩均占有水资源计算，全省平均为180m^3，是全国平均值1422m^3的12.7%。因此山西省是我国严重缺水的省份。

全省地下水多年平均资源量为86.35亿m^3/a，其中降水入渗补给量为84.03亿m^3/a。全省地下水可开采量为50.03亿m^3/a，其中盆地平原区孔隙水可开采量24.5255亿m^3/a，岩溶水可利用量为19.73亿m^3/a，山丘区孔隙裂隙水可开采量为5.7776亿m^3/a。

3.1.3.2 各地市水资源分布情况

山西省由于降水量分布不均及水文下垫面条件的差异，使水资源在地区分布上很不均匀，总的趋势是东部山区和东南部地区水资源相对丰富。从各地多年均值看，临汾河川径流量在各地市中最大，为13.7亿m^3，其次忻州市12.5亿m^3，太原市最小为1.8亿m^3；忻州、临汾、长治、晋城4个地市的河川径流量占全省河川径流量的53.7%；晋中和吕梁两地市的河川径流量占19.8%。从各地市水资源总量分布情况看，忻州市水资源总量在全省各地市中最大，为19.5亿m^3；其次为临汾、运城，分别为15.2亿m^3、14.0亿m^3；晋中、吕梁、长治、晋城4个地市水资源总量大致相近，在12.1亿～13.0亿m^3之间；太原市、阳泉市水资源较少，分别为5.4亿m^3、4.4亿m^3。

3.1.3.3 全省水资源总量减少情况及其原因

随着国民经济和社会的发展，大规模的采煤和过量开发利用地下水，以及丘陵山区的梯田修建和大规模的水保措施，使得河川径流日渐减少，甚至出现河流断流，泉水干涸，2010年山西省的水资源总量是89亿m^3，比10年前减少了28%。10年间，山西省平均降水量减少约5%，从508mm降至480mm；河川、地表水、地下水降低幅度比降水更严重，减少了20%；干旱、洪涝等极度气候发生更频繁。

山西省陆地地表水十分贫乏，主要特点是河流较多，但以季节性河流为主，故形成夏季排洪、旱季断水的局面，形成水资源丰枯悬殊，时空分布不均，此外，还有泥沙大，地表径流与地下径流转换频繁等特点。全年地表水流量为69亿m^3，但2/3都流出山西。山西省位于海河流域上游和黄河流域中游，海河流域面积占38%，主要河流有桑干河、永定河、滹沱河、漳河等；黄河流域占62%，主要河流有汾河、沁河、涑水河、三川河等。除北部有少数支流从内蒙古自治区入山西省境内，其他河流均呈辐射状自山西省境内向四周发散，每年有近50亿m^3地表水资源流出山西省境外。为此，山西省被称为华北地区的“水塔”。

山西省以产煤而闻名全国，但煤炭开采，破坏隔水层，疏干地下水，地下水开采强度大，使地下水降落漏斗范围不断扩大加深，造成对地下水资源的根本性破坏。如太原、运城、介休的地下水漏斗范围在扩大，大同、晋城、榆次、临汾、侯马新的漏斗在形成。采煤造成矿区漏水，致使井泉水位下降甚至断流。据统计，到2002年山西省有3000余个井泉水位因采煤而下降或断流，机井报废，水质恶化。据《中国环境报》报道山西省的水井因干枯正以每年8%的速度减少。采煤造成地下水严重超采，山西省地下水超采区面积10632km^2，其中太原、大同、临汾、运城四大盆地严重超采地区的面积为5097km^2，超采量占全省超采量的77%，年超采地下水5亿m^3（占地下水总开采量的1/7）。过量开采造成地下水位大幅度下降，在过去的10年里，由于采煤过量造成水资源浪费，山西省许多市、县地下水位以平均每年2～3m的速度急剧下降，20世纪80年代以来，山西省水位下降了40～300m，19个岩溶大泉已经有3个完全断流。大同、太原、临汾、运城、忻州等五大盆地水质恶化，地面沉陷。北起大同，南到运城已形成了多个大小、深度不同的地下水降落漏斗。

3.1.3.4　太原市水资源总量减少明显

2000年太原市的水资源量是5.37亿m^3，到2011年太原市水资源量已降至3.76亿m^3，降幅达30%，减少幅度比全省平均值还大。

太原市目前每年的用水量是6.9亿m^3，人均水资源占有量仅110m^3，比全省平均水平的262m^{3}还低152m^3，远低于500m^{3}严重缺水界线之下。

地下水严重超采使地下漏斗面积不断扩大，太原市漏斗面积已达298km^2，最大降深71m，地面下沉1.38m，已对城市面貌和地下设施形成破坏。到2002年太原市已持续20年超采地下水，累计采量达20亿m^3，使得岩溶泉水断流，地下水位下降并大面积污染，含水层疏干，产水量衰减，地面沉降严重。2001年地下水动态监测结果显示，太原市地下水位仍在以每年2～3m的速度下降。晋祠泉域、兰村泉域地下水位正以2m/a的速度下降，著名的太原晋祠南老泉由于位于煤炭开采区，流量从20世纪50年代的2m^3/s下降到90年代的0.16m^3/s，而无煤炭分布的坪上泉及红石楞泉流量则基本保持稳定。

地下水位沉降直接导致水井越打越深。太原市黑驼村的现象非常典型，该村供水站里共有3眼井。第一眼井是1964年挖的，井深60m，刚建成时水头能涌出1m多高，1994年不能自流，到1999年时彻底报废。第二眼井建于1999年，随着水位下降，井深已达181m，刚建成时日出水量800m^3，1年半后因地下水位下降，日出水量锐减至200m^3，短短3年之后再次报废。2002年原地再次打井，此时井深已达858m。

3.2　山西省水资源质量

3.2.1　地表水水质

地表水水质是指地表水体的物理、化学和生物学的特征和性质。

3.2.1.1　地表水天然水化学特征

天然水化学特征是指基本未受人类活动影响，各类水体在自然界水循环中所形成的化学组成的特征。下面仅从天然水化学、矿化度和总硬度分析山西省地表水天然水化学

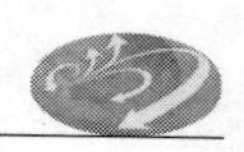

特征。

1. 水化学类型

全省河流天然水化学状况总体较好，以重碳酸盐钙质水为主。在涑水河运城以下、桑干河固定桥、御河利仁皂等少数河段分布有氯化钠Ⅱ型水；汾河中下游部分河段为硫酸类水，汾河入黄口河津断面为硫酸钙Ⅱ型水；吕梁山区湫水河、三川河、昕水河等部分河段，水化学类型为重碳酸盐钠质水。

由于河道清水水量逐渐减少，以及入河废污水排放量增加和水资源重复利用率提高等自然和人为因素的共同作用。将 2000 年水化学资料与 20 世纪 60 年代、80 年代对比，可明显看出一些河段主要是各大城市附近河段河流水化学特性已发生明显改变，河水矿化度、总硬度大幅升高，水化学类型也随之变化不定，已不能表征天然水化学水质状况。

2. 矿化度

全省地表径流的矿化度多在 300～500mg/L 之间，属中等矿化度。汾河上游段、沁河润城以上、漳河山区各河上游及吕梁山区各河上中游等河段，矿化度一般小于 300mg/L，属低矿化度；汾河中下游、桑干河固定桥以下河段，矿化度在 500～1000mg/L 之间，属较高矿化度；高矿化度水在全省较为少见，仅分布在涑水河运城以下河段。由于度污水排放量增加和河道清水流量减少，使天然水的化学水质发生改变，如大同十里河天然水水质原为碳酸钙类水，矿化度为 389mg/L、总硬度为 171mg/L，属中等矿化度微硬水，但近期矿化度增至 1500mg/L、总硬度增至 1000mg/L 以上，成为高矿化度极硬水，水质类型也变为硫酸型水。

3. 总硬度

全省绝大多数地表径流的总硬度在 150～300mg/L 之间，为微硬水。吕梁山区湫水河总硬度在 75～150mg/L 之间，为软水；汾河义棠以下河段总硬度在 300～450mg/L 之间，为硬水；涑水河运城以下河段，总硬度大于 450mg/L，为极度硬水。

3.2.1.2 全省地表水水质情况

1. 全省地表水水质

根据山西省第二次水资源评价结果：涉及大小河流 66 条，评价断面 183 处，总评价河长 5583km，以 GB 3838—2002《地面水环境质量标准》为标准。符合Ⅰ类、Ⅱ类、Ⅲ类水质的河长为 1829.7km，占总评价河长的 32.8%，其中Ⅰ类水河长 108.4km，仅占总评价河长的 1.9%；Ⅳ类、Ⅴ类及劣Ⅴ类水河长占 67.2%，其中劣Ⅴ类水严重污染河长为 2554.6km，占总评价河长的 45.8%，表明大部分评价河段水质受到污染。非汛期符合Ⅰ类、Ⅱ类、Ⅲ类标准的河长占 30.2%，污染河长占 69.8 %，其中劣Ⅴ类河长占 45.5%；汛期达Ⅰ类、Ⅱ类、Ⅲ类标准河长占 40.4%，污染河长占 59.6%，其中劣Ⅴ类河长占 32.6%，由于汛期河流流量大，水质明显好于非汛期。

通过对主要污染项目进行分类，按其污染河长排序，氨氮、溶解氧、化学耗氧量及挥发酚污染河长分别占到总评价河长的 50.0%、28.1%、26.6%和 18.7%，可见氨氮是影响全省河流水质的主要污染物；受矿坑排水影响，硫酸盐污染河长占 19.2%，高于其他天然水化学类指标；总汞在全省河流中检出率比较大，其占污染河长 4.6%，高于其他有毒类污染物质。

2. 各个行政区域的河流地表水水质

各个行政区域的河流地表水水质一方面受本区域地表水资源条件、入河排污等因素影响，同时受上游来水水质的影响。从污染（Ⅳ、Ⅴ、劣Ⅴ）河长百分比来看，大同市最大为86.7%，临汾、晋城、阳泉、晋中依次为78.5%、77.0%、76.3%、71.2%，均高于全省平均水平67.3%；运城市污染河长百分比最小为37.0%，长治、朔州、太原、吕梁、忻州依次为49.7%、55.1%、58.7%、59.6%、66.0%，均低于全省平均水平。各行政分区水质综合评价结果见表3-1。

表3-1　山西省各行政分区水质综合评价结果

市（地）	评价河长(km)	Ⅰ		Ⅱ		Ⅲ		Ⅳ		Ⅴ		劣Ⅴ	
		河长(km)	%	河长(km)	%	河长(km)	%	河长(km)	%	河长(km)	%	河长(km)	%
太原	286		0.0	56	19.6	62	21.7	67	23.4		0.0	101	35.3
大同	641.5		0.0	58	9.0	28	4.4	160	24.9	28	4.4	368	57.3
阳泉	286.5		0.0		0.0	68	23.7	58.5	20.4	37	12.9	123	42.9
长治	665.8	18	2.7	173	26.0	143.5	21.6	30	4.5	43	6.5	258	38.8
晋城	485.9	46.9	9.7	65	13.4		0.0		0.0	29	6.0	345	71.0
朔州	122.5		0.0		0.0	55	44.9	61	49.8		0.0	6.5	5.3
忻州	847		0.0	117	13.8	172	20.3	170	20.1	130	15.3	259	30.5
吕梁	679.1	10	1.5	208	30.6	56	8.2	170	25.0		0.0	235	34.6
晋中	702.6		0.0	142.5	20.3	60.5	8.6	49	7.0		0.0	451	64.1
临汾	615.1		0.0	34	5.5	97.8	15.9	144	23.4	23	3.7	316	51.4
运城	251.4	33.5	13.3	30	11.9	95	37.8		0.0		0.0	92.9	37.0
总计	5583.4	108.4	1.9	883.5	15.8	837.8	15.0	910	16.3	290	5.2	2555	45.8

总体来看，各行政分区都不同程度分布有一定的污染河段和严重污染河段，处于上游地区的地市污染略轻于下游。严重污染河段多分布在城市附近。

3. 大中型水库水质状况

全省大中型水库水质已受到不同程度的污染，在评价的25座水库中，汾河、漳泽、文峪河、赵家窑、任庄及关河水库符合环境Ⅱ类标准；超过环境Ⅲ类的受污染水库有17座，占调查数量的68%，受污染库容占调查库容的91%，其中严重污染（劣Ⅴ类水）的水库有5个，占调查水库数量的20%。水库污染物种类比较单一，主要以总氮、总磷为主。若总氮不参与评价，则超过环境Ⅲ类的受污染水库为9座，无劣Ⅴ类水的严重污染水库。

3.2.2　地下水水质

3.2.2.1　地下水天然水化学特征

1. pH值分布特征

现状条件下山西省地下水pH值在7.0～8.3之间，一般的分布情况是山区pH值大

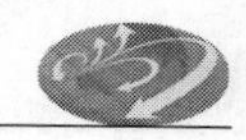

部分在7.8～8.3之间，低值区出现于盆地，其pH值在7.3～7.1之间。

2. 地下水总硬度分布特征

地下水总硬度（以$CaCO_3$计）在150～300mg/L之间的占总分布面积86%，大于450mg/L的高值区主要出现于晋祠泉、龙子祠泉等岩溶泉域排泄区及大同盆地中部桑干河沿线、太原盆地汾河和潇河冲积平原区、运城盆地中部以及长治、潞城、平定城区等地，见表3-2。

表3-2　地下水总硬度分布面积统计表　单位：km^2

市（地）＼分布面积＼总硬度	100～150 mg/L	150～300 mg/L	300～450 mg/L	450～550 mg/L	>550 mg/L	合计
大同	1730	11233	828	153	153	14097
朔州		8698	1068	447	443	10656
忻州		23968	1175			25143
太原		4368	1395	380	735	6878
晋中		15122	925	200	100	16347
吕梁		19813	1175			20988
临汾		16421	3191	338	250	20200
运城		10031	2022	210	237	12500
长治	1733	12824	688	288	63	15596
晋城		9349				9349
阳泉		2692	875	800	150	4517
全省	3463	134519	13342	2816	2131	156271

3. 矿化度分布特征

山丘区地下水矿化度绝大部分在1000mg/L以下，属低矿化度淡水，只有极个别水文地质特殊地段出现大于1000mg/L，如平定县锁簧、西郊矿化度监测值分别达1960mg/L、1170mg/L。

盆地平原区地下水矿化度差异相对较大，全省7个盆地矿化度小于1000mg/L淡水区的分布面积19244km^2，占盆地总面积82.6%；1000～2000mg/L分布面积3353km^2，占总面积的14.4%；2000～3000mg/L分布面积510km^2，占总面积2.2%；3000～5000mg/L分布面积190km^2，占总面积的0.8%；不考虑运城市盐池，各盆地基本未出现大于5000mg/L的咸水分布区。

4. 水化学类型分布特征

根据水质监测资料分析，现状条件下全省地下水水化学共有20余种类型。其中以重碳酸—钙·镁（HCO_3-Ca·Mg）和重碳酸·硫酸—钙·镁（HCO_3·SO_4-Ca·Mg）两种类型分布面积最广，遍布全省绝大部分地区，面积约13500km^2，占全省面积的86%。其余类型则不同程度或零星分布于特殊水文地球化学地段和人类活动对地下水影响较大的盆地、大中城市及岩溶大泉排泄区。

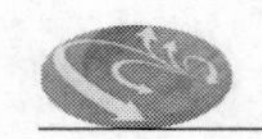

（1）岩溶山区水化学类型：岩溶山区包括隐伏灰岩区，以 $HCO_3-Ca\cdot Mg$、$HCO_3\cdot SO_4-Ca\cdot Mg$ 和 $SO_4\cdot HCO_3-Ca\cdot Mg$ 三种类型为主。$HCO_3-Ca\cdot Mg$ 型水，主要分布于柳林、神头、水神堂、城头会、兰村、延河等泉域大部分地区以及娘子关、天桥泉域补给、径流区。$HCO_3\cdot SO_4-Ca\cdot Mg$ 型水，主要分布于三姑、辛安、娘子关、龙子祠、郭庄、霍泉及洪山泉南部等泉域范围及长治、晋城东部山区。$SO_4\cdot HCO_3-Ca\cdot Mg$ 型水，分布面积较小，主要分布于晋祠和龙子祠泉排泄区。

（2）一般山丘区水化学类型：一般山丘区以 $HCO_3-Ca\cdot Mg$、$HCO_3\cdot SO_4-Ca\cdot Mg$ 和 $HCO_3-Ca\cdot Na$ 三种类型为主。$HCO_3-Ca\cdot Mg$ 型水，主要分布于洋河、壶流河、桑干河、滹沱河、红河、沁丹河等流域大部分地区及黄河裴家庄—曹家沟区间（蔚汾河、湫水河等直接入黄支流）。$HCO_3\cdot SO_4-Ca\cdot Mg$ 型水，主要分布于漳河流域大部分地区、潇河流域西洛以上，沁河、洪安涧河上游、汾河中上游大部分地区以及黄河偏关～裴家庄区间。$HCO_3-Ca\cdot Na$ 型水，主要分布于黄河吴堡—吉县区间的芝河、昕水河、清水河等直接入黄支流。此外，在部分地区分布有其他类型水，如忻州市东碾河流域为 $HCO_3\cdot SO_4-Ca\cdot Na$ 型水，晋中潇河下游为 HCO_3-Na 型水。

（3）盆地水化学类型：相比而言，盆地是水化学最为多样、复杂的地区。全省7个盆地仅天阳盆地和长治盆地2个较小的盆地水化学类型比较单一，天阳盆地以 $HCO_3-Ca\cdot Mg$ 型为主，长治盆地以 $HCO_3\cdot SO_4-Ca\cdot Mg$ 型为主。其他盆地由于受水文地质条件和人类活动等因素的影响，导致地下水出现多种类型。

近20年来，虽然受降水减少等自然条件及人类活动的影响较为强烈，地下水量与水质都发生了一定程度的变化，有的甚至是比较大的变化，但是从总体上讲，地下水水化学特征和水化学类型的变化不是很大。山丘区包括已受到了污染的岩溶大泉水化学特征及类型几乎没有变化。盆地平原区总的趋势没有改变，局部地区略有变化，如运城盆地、太原盆地、大同盆地由于地下水位普遍下降，原有的下湿地、盐碱地面积减小，相应这些地区地下水矿化度略有减少，高矿化水、氯化物或混合型水化学分布范围缩小。而忻定盆地则是水化学类型及分布情况基本没有改变，只是矿化度略有升高。说明现状条件下由于人类活动及其他因素的影响，一些地区一定程度内已改变了地下水的量与质。

3.2.2.2　地下水水质情况

山西省境内地下水水质分布情况是：Ⅰ类水分布面积 $70km^2$，仅占全省面积的0.05%；Ⅱ类水分布面积 $7316km^2$，占全省面积4.68%；Ⅲ类水分布面积 $124155km^2$，占全省面积79.45%；Ⅳ类水分布面积 $19506km^2$，占全省面积12.48%；Ⅴ类水分布面积 $5224km^2$，占全省面积3.34%。总的分布特点是Ⅰ类、Ⅱ类、Ⅲ类水主要集中于经济相对落后，人类活动影响较小的流域上游、中游山区；Ⅳ类、Ⅴ类水则主要集中于国民经济相对发达，地下水开发利用程度较高的盆地、工矿企业和人口密集的城镇以及岩溶大泉排泄区。虽然Ⅳ类、Ⅴ类水分布面积占全省比重不高，但其战略位置重要，对全省社会经济的发展以及对水资源合理开发利用和保护有着非常大的影响。

行政分区地下水水质情况：

（1）Ⅰ类水分布于运城市。

（2）Ⅱ类水分布于8个市、地行政区。忻州、吕梁、运城分布面积超过 $1000km^2$，运

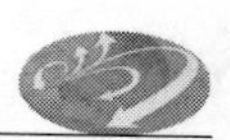

城市最大，分布面积 2279km²，占 16.01%。另外 5 个市、地分布面积在 100～800km² 之间。

(3) 除运城市外，Ⅲ类水所占面积百分比均超过 65%，大同市最大 92.66%，其次是忻州市 91.83%。最大分布区域位于忻州市，面积 23088km²，其次为吕梁地区 17983km²。

(4) Ⅳ类水不同程度分布于全省各个市地。分布面积最大为运城市 5113km²，依次为临汾、朔州、晋中、吕梁、长治、大同、太原、晋城、忻州、阳泉。

(5) Ⅴ类水最大分布区域位于运城市，面积 1991km²，其次太原市，面积 1031km²。其他市、地在 38～435km² 之间。与其他类型水比较，所占面积相对很小，仅占全省面积的 3.34%。各市（地）地下水水质基本情况见表 3-3。

表 3-3　山西省行政分区地下水水质基本情况

市（地）	地（市）	Ⅰ类		Ⅱ类		Ⅲ类		Ⅳ类		Ⅴ类	
	面积合计（km²）	面积（km²）	面积占的比例（%）	面积（km²）	面积占的比例（%）	面积（km²）	面积占的比例（%）	面积（km²）	面积占的比例（%）	面积（km²）	面积占的比例（%）
大同	14097					13062	92.66	925	6.56	110	0.78
朔州	10656			202	1.9	7061	66.26	3223	30.24	170	1.6
忻州	25143			1530	6.09	23088	91.83	487	1.94	38	0.15
太原	6878			695	10.1	4542	66.04	610	8.87	1031	14.99
晋中	16347					13878	84.9	2164	13.24	305	1.86
吕梁	20988			1208	5.76	17983	85.68	1362	6.49	435	2.07
临汾	20200			135	0.67	15622	77.34	4123	20.41	320	1.58
运城	14233	70	0.49	2279	16.01	4780	33.59	5113	35.92	1991	13.99
长治	13863			768	5.54	12072	87.08	723	5.22	300	2.16
晋城	9349			499	5.34	8083	86.46	496	5.3	271	2.9
阳泉	4517					3984	88.2	280	6.2	253	5.6
全省	156271	70	0.05	7316	4.68	124155	79.45	19506	12.48	5224	3.34

3.3 山西省地表水污染状况

3.3.1 地表水污染状况

3.3.1.1 全省地表水污染总体状况

全省河流天然水化学状况总体良好，以重碳酸盐钙质水为主。近 50 多年来，由于大规模的建设水库工程和引用河水灌溉，河道清水水量逐渐减少，河水稀释自净能力不断下降；而随着城市化、工业化的进程不断加快，入河废污水排放量大幅度增加，据统计，2000 年全省年入河污废水达到 68958 万 m³，其中，入河的工业废水为 25172 万 m³，占全省入河废污水量的 36.5%；生活污水为 13329 万 m³，占 19.3%；混合废污水为 30457 万

m^3，占44.2%。其中，太原市最为严重，入河废污水以工业废水和生活污水为主，全市年废污水入河量为15492万m^3，占全省废污水入河量的22.5%，其中工业污水为6372万m^3，占太原市污水量的41.1%；生活污水为6972万m^3，占太原市污水量45.0%；混合污水为2148万m^3，占太原市污水量13.9%。而大部分废污水超过排放标准又未经处理，导致河道水质的严重污染，全省受污染河长3753km，占评价总河长的67.2%，其中，严重污染是劣Ⅴ类水占评价总河长的45.8%；全省盆地浅层地下水的60%受到污染。全省28个重点水源地达到Ⅲ类水质标准的11个，超过Ⅲ类水质标准的17个。从以上数据可以看出，全省河流半数以上河段受到污染或严重污染。严重的地表水污染使水生态环境不断恶化，并威胁到城乡居民的用水安全，关系到今后几代人的健康问题。

河流水质的严重污染，使全省地表水环境恶化，特别是废污水排放集中的盆地平原区与城市附近的河段污染更为严重。一些河流流经城市的河段在非汛期基本上变成了排污沟，乌黑发臭的河水对周围的环境、城市景观、居民生活、乃至城市形象都造成了极大的损害。如流经运城盆地的涑水河被两岸小造纸厂排出的废液染成黑褐色，变成黑水河、“臭水沟”。污染严重的永济县东开张村、城子坪镇村10年间应征入伍青年无一人体检合格，村里已找不到一位65岁以上的老人。农村地表水的污染还直接造成人畜饮水困难，2003年全省由于水质污染造成农村缺水人口40.23万人。河流水质的污染，使部分河段在一定时间丧失使用功能，不再成为地表水资源，从而进一步减少了可利用的水资源量。

3.3.1.2　汾河水污染状况

汾河发源于宁武县管涔山，经太原市南流到新绛县折向西，在河津市境内流入黄河，长716km，流域面积3.94万km^2，被称为山西的母亲河。汾河流域是山西省工业集中、农业发达地区，沿岸地区每年从汾河取水24.3亿m^3，占全省水资源利用总量的46%。汾河作为山西的母亲河，其流域水环境污染形势已非常严峻，且污染逐年向上游逼近，主要表现为：水土流失严重，源头区水源涵养能力下降，水体破坏严重，水污染逐年加剧；并且随着经济和社会的发展，汾河流域的污染源已由较集中的中下游向上游逼近，最近的距汾河源头仅3km。1980—1995年，雷鸣寺泉水质一直保持未受污染的清洁状态，东寨桥水质也基本稳定在清洁—轻度污染之间。但2000年监测数据表明，东寨桥水质已达到劣Ⅴ类。

汾河评价的河长为662km，无Ⅰ类水，符合Ⅱ类、Ⅲ类水河长占评价河长的15.4%，水以上污染河长占84.6%，其中严重污染劣Ⅴ类水河长占71.8%。汾河水库以上河段水质尚未超标，符合Ⅲ类水标准；汾河水库以下河段均受到不同程度污染，21处评价断面有17处水质为劣Ⅴ类。汾河各主要支流上游及小型水库水质污染程度相对较小，水质良好，基本达到Ⅲ类水标准；文峪河、昌源河、潇河、浍河等河流中下游河段受到污染，入汾段水质污染较为严重。

影响汾河水质的主要污染物为氨氮、化学需氧量（COD）、挥发酚等。寨上以下河段氨氮几乎全部超标，其中太原市控制断面小店桥氨氮超标最大为70.1倍；挥发酚超标河段8处，其中临汾市断面挥发酚超标最大为43.2倍。

汾河流经太原、临汾等大中城市和古交、介休、霍州等工矿城市，每年接纳的污废水量达3.35亿m^3，占全省排污量的48%。水质污染严重的原因是汾河中下游流经太原、

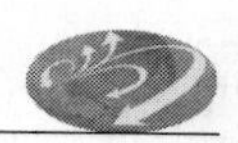

临汾盆地的城市、工业密集区，大量工业、城市生活污废水排入汾河。据统计，干流化学需氧量（COD）年纳污量73628t，氨氮年纳污量11579t，加上支流输送量，汾河化学需氧量（COD）年纳污量达86206t，氨氮年纳污量12399t。

3.3.2 地表水污染源的分类

从山西省水环境污染的源头和排放污染物的空间分布方式来分析，主要是点污染源和面污染源两种类型。

3.3.2.1 点污染源

点污染源是指以点状形式排放而使水体造成污染的发生源。这种点源含污染物较多，成分复杂，其变化规律依据工业废水和生活污水的排放规律，即有季节性和随机性。

1. 工业污染源

工业污染源是指工业生产加工过程中排放的废污水对河流水体造成的污染。据统计，全省18个行业2800多个工矿企业年废水排放总量为32405.78万m^3。工业废水排放量较大的地市前5名依次是运城、太原、朔州、大同和临汾，5市排放量占全省的76.1%，其中运城市占总排放量的24.8%。统计电力、煤气及水生产供应业89个企业，年废水排放总量为6540.78万m^3，居各行业之首，占全省废水量的20.2%；造纸及纸制品业统计63个企业，年废水排放总量为5441.82万m^3，占全省废水量的16.8%，位居第二；化工原料及化学制品制造业统计221个企业，年废水排放总量为4927.95万m^3，占全省废水量的15.2%，位居第三。总的来看，电力、造纸、化工、采掘、冶炼5行业年废水排放量占全省工业废水排放量的81.0%。工业废水中化学需氧量（COD）排放较大的行业依次是造纸、化工和食品制造行业，3个行业排放量占全省工业废水中化学需氧量（COD）排放量的79.7%。这些废污水80%以上未经处理直接排入河流水体，是水环境主要的污染源。

2. 生活污染源

生活污染源是指由人类消费活动产生的污水，城市和人口密集的居住区是主要的生活污染源。人们生活中产生的污水包括由厨房、浴室、厕所等场所排出的污水和污物。生活污水中含有机物、合成洗涤剂和氯化物以及致病菌、病毒和寄生虫卵等。

人口的增加，城市规模的迅速发展，城镇化率和人们生活水平的逐步提高，使得城镇生活用水量呈不断增加的趋势。全省城镇生活用水量从1990年的2.96亿m^3增加到2004年的4.47亿m^3，平均年增幅为1500万m^3，用水量的增加必然带来生活废污水排放量的增加。特别是近几年，由于工业企业加大了治污力度，废污水排放量较之过去有所减少，而生活污水的排放量不断上升，逐渐成为水环境污染的一个重要因素。以太原市为例，城镇人均生活用水量为120L/d，仅全市每天产生的生活废水量就达10万m^3左右，这些生活废水大多数没有经过处理，直接排入汾河。

3.3.2.2 面源污染

面源污染是以面积形式分布和排放污染物而造成水体污染的发生源。坡面径流带来的污染物和农田灌溉水是水体污染的重要来源。

1. 农药、化肥的污染

大量施用的化肥、农药，除被作物吸收、分解外，大部分残留在土壤和水分中，之后会随着农田退水和地表径流进入水体，造成污染。天然水体中的植物营养物（氮、磷）、农药等主要来源于农业灌溉退水。据统计全省农用化肥施用量350万m^3/a，$1hm^2$耕地施用化肥807kg；农药施用量1.4万m^3/a，$1hm^2$耕地施用农药3.46kg。

2. 工业废弃物和垃圾的污染

工业生产过程中所产生的固体废弃物随着工业发展日益增多，其中以冶金、煤炭、火力发电等行业的排放量最大。一些工矿企业把工业废弃物随意堆积于河滩或直接倾入水体，这些工业废弃物中含有大量易溶于水的物质或在水中发生转化，造成水体污染；一些城市垃圾包括居民的生活垃圾、商业垃圾和市政维修管理产生的垃圾，堆积河边，任水流冲洗，同样污染水体；另一方面，雨水淋滤使工业废弃物和垃圾中大量的污染物质进入河道或渗入地下水，污染水体。据山西省统计年鉴资料，全省固体废弃物产生量7694.5万m^3/a，排放量646.03万m^3/a。

综上所述，污水排放是水资源被污染的主要原因，污水80%以上未经处理直接排入水体，是水体的主要污染源；产业结构不合理、经济发展与环境保护不协调是造成水质恶化的重要因素，由于乡镇企业技术含量低，能耗高、污染重，给乡镇环境特别是水环境造成了严重影响，以小造纸、小炼焦、小化肥等“十五小”对水环境的破坏尤为严重；用水量加大造成污染型缺水，加剧了水资源紧缺；缺乏统一规划和监督管理也是水污染不能有效遏制的重要原因。

3.4　山西省地下水污染特征及污染原因分析

3.4.1　山西省地下水污染特征

2005年，对全省10个城市、56个井位进行了监测，按照地下水综合水质评价结果，水质优良的井有1个，占1.8%；良好的40个，占71.4%；较差的14个，占25.0%；极差的1个，占1.8%。

根据地下水水质类别统计，水质达Ⅱ类的1个，占1.8%；Ⅲ类的37个，占66.1%；Ⅳ类的7个，占12.5%；Ⅴ类的11个，占19.6%。

根据上述监测结果，有32.1%的水井超过GB/T 14848—93《地下水质量标准》Ⅲ类标准。地下水含量超过Ⅲ类水标准上限的项目，确定为污染物。全省地下水共检测出污染物13种，分别是氨氮、硫酸盐、硝酸盐氮、亚硝酸盐氮、锰、高锰酸盐指数、铁、氟化物、挥发酚、总硬度、矿化度、六价铬和氯化物，部分井总大肠菌群有不同程度的超标现象。根据地下水主要污染物综合污染指数计算，全省地下水主要污染物为硫酸盐、总硬度、氟化物和氨氮，四项指标污染分布率之和占95.1%。

3.4.2　地下水污染分布范围

氨氮主要分布于大同盆地应县至大同县桑干河冲积平原区，太原盆地汾阳、西河堡、平遥对家庄一带，临汾盆地大部分地区和东部边山地带及龙子祠泉域排泄地区，运城盆地大部分地区、长治市潞城南关至黄碾及阳泉市锁簧等地，此外，水神堂、城头会、神头泉水中也不同程度检出氨氮污染。

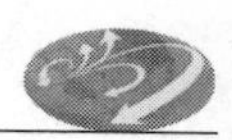

硫酸盐主要分布于太原盆地汾河西侧及西部边山地带，临汾盆地大部分地区及西部边山地带，运城盆地牛杜、黄旗营、闻喜等地，长治市韩店及平定、阳泉至银子关等地。

总硬度主要分布于大同盆地桑干河冲积平原区，太原盆地汾河冲积平原区及晋祠岩溶水排泄区，临汾盆地西侧，侯马、稷山至河津汾河冲积平原区及龙子祠泉域徘泄区，运城盆地临猗至闻喜一带，阳泉至平定娘子关泉排泄区，以及长治市潞城至襄垣一带。

硝酸盐氮主要分布于太原盆地清徐至小店，孝义、汾阳、文水、交城边山及倾斜平原区，稷山县汾河沿线，潞城县城区范围，平定至娘子关泉域排泄区及水神堂、城头会、神头泉域排泄点。

氟化物主要分布于大同盆地中部怀仁下米庄水库至黄庄地带，原平大营及定襄于家庄，太原盆地汾阳南关、西九支、大相及榆次西荣至鸣李地势低洼区，临汾市城南至贾得、张庄等地，稷山汾河沿岸及运城盆地中部临猗县境内。

挥发酚主要分布于忻定盆地定襄、原平至代县滹沱河沿线，太原盆地清徐龙家音、小店、义棠、胡村、鸣李等地，左权县清漳河西支，寿阳县白马河至潇河芦家庄河流沿线。

矿化度超标区主要分布于大同盆地中部应县西朱庄至黄庄桑干河沿线低洼区，太原盆地的汾河与潇河冲积平原，侯马、稷山至河津汾河冲积平原区，运城盆地运城市、临猗和闻喜县大部分地区，长治市黄碾、韩店等地，阳泉市锁簧、南坳等地。

氯化物污染主要分布于运城盆地中部，属特殊水文地球化学环境导致的原生污染，另外，在太原盆地和大同盆地极个别地势低洼带也出现了氟化物污染。

六价铬污染主要分布于运城盆地临猗县及峨嵋台地万荣县，其他地区偶有出现，如太原盆地清徐线西楚王、龙家营检出六价铬污染。

其余几种污染物污染范围较小，锰污染主要分布于太原盆地汾河以西；铁污染主要分布于大同盆地安家小村、刘家口、水磨町、大同师专、水头等地，其他地方零星出现，如长治潞城、韩店、运城上郭、太原龙家营及小店等；高锰酸盐指数超标主要分布于运城盆地及稷山汾河冲积平原区；亚硝酸盐氮污染分布于大同盆地水头、黄庄、新荣、时庄等地和长治潞城、韩店等地。

3.4.3 地下水污染原因分析

污染物生成及分布受厂矿企业类型、水文地质、水文地球化学等因素的影响，具有一定的规律和特点。如受煤矿开采影响导致硫酸盐含量高的地区，总硬度相应偏高；盆地中部或低洼区 Cl^- 高的地区矿化度和总硬度相应偏高；化肥厂和大面积施用化肥产生有机污染，相应 NH_3-N 污染物分布较广；有些地区如临猗出现六价铬连片污染，清徐出现锰连片污染等现象，都与当地污染源有密切关系。

造成地下水污染的因素是多方面的，地下水因受环境水文地质条件及人类活动的影响，不同地区的地下水其污染途径各不相同。以大同市、阳泉市、晋城市为例，对地下水污染原因进行分析。

大同市水源井分布于御河沿岸的冲积平原，水位埋藏浅，水位以上的包气带层主要由砂类、亚砂土类组合而成。由于地质构造因素，钙、镁、氟化物含量较高，使得白马城和城南水源地总硬度、氟化物有超标现象。此外，由于城南水源地的部分水井距离御河河道只有 200～300m 远，御河受其上游大同钢厂、化肥厂、电厂及内蒙古丰镇市污水以及大

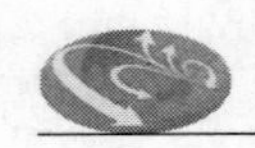

同市城市污水汇入之影响，水质较差，当流经水源地时，在渗透的动力作用下，将御河中污染物带入地下水中，导致地下水中氟化物、总硬度、“三氮”、挥发酚等有超标现象。另一方面大同市城市生活污水、农田化肥的施用、垃圾堆存渗漏液和工业废水的排放等对水源地也形成了威胁。由于大同制药厂、大同化纤厂等产生的废水从城南水源地中间流过，并形成水渠网用于土地浇灌，超标的废水成为影响水源地水环境安全的隐患。另外，水源地范围内垃圾的随处堆放也影响了水源地环境。“十五”以来由于环保工作的加强，大同市水污染物排放有所减少，区域地下水水质总体有所好转。

阳泉市主要供水水源为沿桃河城区段河床中分布的水源井和娘子关泉源水，均属岩溶裂隙水。由于桃河河床由极易透水的砂、砾、卵石薄层组合而成，厚度仅5～30m，下伏石炭、奥陶系基岩，基底构造复杂，岩溶裂隙发育，上覆地层对污染物的净化能力弱，经有关部门在白羊墅以下的一带实测，桃河年向地下的渗漏量达1800万m^3。这样的水文地质条件，加之水源井靠近污染源如矿井、化工厂和电厂，造成其水质较差，氨氮、亚硝酸盐有超标现象。阳泉矿物局水井氰化物浓度虽未超过Ⅲ类标准，但浓度相对较高。阳泉钢厂加强了对含氰废水的治理，使氰化物的排放量逐年下降，地下水受氰化物的污染也随之逐年缓解。1990年以来阳泉矿物局水井地下水氰化物基本呈逐年下降状态。此外，受地质条件影响，阳泉市水源的总硬度、硫酸盐超标较为严重。

晋城市超标的井为晋城市2号和陵川县古井，总硬度、硫酸盐、硝酸盐氮超标较为严重。一方面是受地质条件影响，总硬度、硫酸盐超标较为严重；另一方面是受面源的影响，由于陵川县古井为浅层井，上覆地层透水性好，受农灌污水及化肥的不合理施用影响，在渗滤、渗淋动力作用下，导致硝酸盐氮、氨氮等出现超标现象。

综上所述，地下水污染源主要来自工业与城镇生活排放的废污水、废渣的点污染源和施用化肥、农药、污水灌溉的面污染源两种。

3.4.4　地下水污染途径

（1）工业和生活污水对地下水的污染。含有大量细菌、有机无机污染物和有害物的工业和城市生活混合污水，通过两种途径形成对地下水的污染：一种是废污水通过排污渠道和排污河沿途入渗，形成对地下水的污染，这种现象全省普遍存在；另一种是大量引用废污水灌溉农田，污水田间入渗形成对地下水的污染，这种现象主要集中于太原、大同、榆次等城市下游。

（2）城市生活垃圾、工业垃圾和污水处理厂积聚的污泥等各种团体堆积物对地下水的污染，上述固体堆积物一般含有较多的硫酸盐、氯化物、氨氮、细菌混杂物和腐败的有机质，在生物降解和雨水淋滤的作用下，可产生Cl^-、SO_4^{2-}、NH_4^+、生化需氧量、总有机碳等多种污染物形成对地下水的污染。

（3）农业生产中大面积施用化肥、农药引起浅水水质恶化，进而形成对中深层地下水的污染。

（4）岩溶泉域内煤、铁、铜、石膏、铝土等各级各类工矿企业在生产和加工过程中产生的废渣、废料、废水等各种污染物，通过排污场地（降水入渗补给地下水过程）垂直下渗、随地表水体在裸露灰岩渗漏段下渗以及矿坑、竖井、钻孔的直接导入等各种途径进入岩溶水系统，从而形成了对泉水的污染。

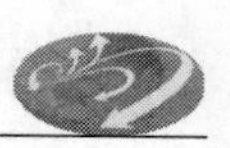

此外，在一些特殊水文地球化学地段，存在某项值偏高而导致地下水受到污染，如晋祠、龙子祠泉域内一些地段硫酸盐、总硬度值超标，运城盆地氯化物超标。

3.5　山西省水污染治理状况

2006年，山西省废水排放量为10.29亿m^3，其中5.88亿m^3为生活污水，其余为工业废水，75%的工业废水排放来自化工、电力、冶炼、煤炭和造纸5个行业。水中的主要污染物化学需氧量（COD）的排放量已超过环境承载能力，其中42%来自工业排放。

从2006年开始，山西省多管齐下治理水污染，“十一五”水污染防治的主要目标是，到2010年，山西省9个国控监测断面水质达标率将达到80%以上，化学需氧量的排放量要比目前下降13%。

3.5.1　水污染治理措施

3.5.1.1　建立环保统一战线、实施了“企业限批”

为控制污染物排放总量，山西省首先提高了环保准入门槛，按照“不欠新账、多还旧账”和“增产不增污”原则，山西省在建设项目审批中，严格实施“十不批”原则，对环境污染严重、产品质量低劣、高能耗、高物耗、高水耗和污染物不能达标排放的项目坚决不批。此外，山西省还在全国率先对环境违法严重的企业提出并实施了“企业限批”，分别对吕梁市、孝义市、河津市和襄汾县实行了“区域限批”和“流域限批”，有力地促进了当地水环境质量的改善。

环保部门已与银行、铁路、电力、国土、煤炭、建设、公安等14个部门联合出台了19项环境管理新制度，建立了治理污染的“环保统一战线”。截至目前，共对500家环境违法企业采取停贷措施，停贷资金达23亿元。对547家企业采取停运措施，腾出焦炭运力3000万t。对500多家企业实施停电措施，腾出电量10亿kW·h。

3.5.1.2　建设污染源自动监控系统

2006年，山西省投资300多万元建成了全国第一家污染源在线监控试点系统，一旦企业出现污染物超标排放现象，在系统终端就可以直接采取断水断电等措施。2007年，山西省筹资8亿元，在800个企业的1112个废气排放口和549个废水排放口安装自动在线监控装置。从2008年起，山西省所有的污染企业逐步纳入在线监控系统。

3.5.1.3　推进中水回用

2007年，山西省省政府明确提出要积极推进污水资源化，要求所有医院和规模以上宾馆、饭店必须建立污水处理设施。建筑面积在2万m^2以上的宾馆、饭店、商店、公寓、综合性服务楼及高层住宅，建筑面积在3万m^2以上的机关、科研单位、大专院校和大型综合性文化、体育设施和规划人口在3万人以上的住宅小区，都要建设中水回用设施。

3.5.1.4　建设污水处理厂

2007年之前，山西省已建成污水处理厂48座，全省城镇污水处理率由2001年的34.62%提高到2006年的60%，11个重点城市都建成了生活污水处理厂。省政府要求“蓝天碧水工程”范围内的32个县，在2008年建成生活污水处理厂，并投入运行。对不在“蓝天碧水工程”范围内的县，省政府要求在2009年全部建成生活污水处理厂，并投入运行。2010年山西省将城市污水处理厂及管网配套工程建设作为重点实施项目，优先立项，优先予以资金保障，确保实现县县建成污水处理厂的目标。

3.5.1.5 “汾河流域生态环境治理修复与保护工程”全面启动

为达到“716km汾河河道恢复自然流水”这一惠及汾河流域1315万百姓的目标，山西省2008年启动了“汾河流域生态环境治理修复与保护工程”，并在两年内投资106.02亿元。

由于生态环境恶化，汾河由历史上的“泛舟之役”、“万木下汾河”和“流水哗啦啦”变成了“雨季过洪水、旱季没流水、平时是污水”的病态河流，成为严重制约山西经济社会发展的主要因素和全省人民的切肤之痛。

为治理汾河水环境问题，在源头对宁武县57个村、7200人进行搬迁，同时加强植被建设；在中下游整治河道宽度，建设人工湿地和生态防护林；在汾河入黄口加强堤防建设；还将实施“十大建设工程”，对河道以及周边环境的治理提出了明确的要求。

为保证重点建设工程的实施，同时提出“四项整治重点”：汾河源头禁采区的11座矿井实行关停；太原市主城区全部退出采煤业；彻底取缔汾河源头和汾河沿岸3km范围内污染企业和污染项目；取缔违法、违规、违章水源供应的自备井，加大地下水超采区关井限采力度。

通过以上措施，山西省将实现汾河716km河道恢复自然流水，达到汾河流域生态环境治理修复与保护目标。

2008年该工程启动后，关停了汾河流域的大小排污企业，尤其是煤矿企业，并通过引黄工程不断地对汾河进行“补水”，大大改善了汾河的水质。尤其是上游，在静乐县、古交市，2011年的水质已达到Ⅱ～Ⅲ类，属于饮用水类。而在太原市以后的下游，水质逐渐变差，达到了Ⅳ～Ⅴ类，已经属于污水类了。山西水利厅厅长潘军峰表示，汾河的排污口整治力度比较大，立法也基本完善，但现在却发现有一些不法分子不在汾河上排污，而改在支流上排污了，这大大影响了汾河下流的水质。因此山西水利厅要将汾河支流也管起来，与省政府配合，将汾河治理好。

3.5.1.6 加大水污染治理力度

从2010年起，山西省每年对重点城市集中式饮用水水源地进行检查评估，进一步加强饮用水水源地水质监控，严厉打击威胁饮用水水源安全的违法行为，坚决依法取缔饮用水水源地一级、二级保护区内的排污口，加快建设饮用水水源地一级保护区周边乡镇生活污水和垃圾无害化处理设施，严禁在饮用水水源地进行旅游开发、畜禽养殖等与保护水源无关的活动，禁止在洁净水域新建产生污染物的项目。对无法按期完成且排放污染物超标的企业依法予以关停，将废水排放量大、影响水环境质量的污染源列为环境监管重点，凡不能稳定达标的一律关停。

3.5.2 水污染治理成效

山西省2006年以来，加大了对水污染的防治力度，经过几年的治理山西地表水水质改善效果显著。数据显示，2010年、2011年山西地表水监测断面化学需氧量、氨氮、高锰酸盐指数平均浓度与上年相比分别下降了22.0％、39.6％；14.2％、49.0％；36.4％、

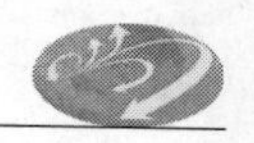

40.4%；两年同比，优良断面比例上升10.8%，重度污染断面比例下降27.7%。随着城市污水处理厂升级改造，氨氮指标的不断控制，山西水污染情况会更加好转。

根据环保部通报，2010年山西省海河流域考核总得分在海河流域7个省市中排名第4位，6个考核断面全部达标，在全国完成率排名第11位。山西省黄河流域考核总得分在黄河中上游流域7个省（自治区、直辖市）中排名第3位，3个考核断面全部达标，在全国31个省（自治区、直辖市）中项目完成率排名第7位。全国33个省（自治区、直辖市）及流域大排名中，山西省黄河流域考核排名第16位，海河流域排名第17位，考核结果均为好，考核结果表明，山西省黄河和海河流域水污染防治在国家大考中取得优异成绩。

第4章 山西省农村饮水水质问题及对策

4.1 山西省农村饮用水概况

4.1.1 农村饮用水水质卫生状况

山西省由于地势复杂多样，水土流失严重，大部分地区属半干旱气候，雨量稀少，使得山西省的广大农村地区农民的饮水卫生问题一直比较突出。据2005年调查，随机抽取了山西省山阴县、应县、安泽县、襄汾县、小店区、沁源县、忻府区、交城县、文水县、石楼县、垣曲县，在每个县选择10个采样点，对农村生活饮用水水源类型、取水方式、水质处理情况及其相应的饮用人口数等进行现场调查。按照GB 5750—1985《生活饮用水标准检验法》对水样进行采集、保存和检测，检测项目包括感官性状和一般化学指标（色度、浑浊度、pH值、总硬度、铁、锰、氯化物、硫酸盐、耗氧量)、毒理学指标（砷、氟化物、硝酸盐氮)、细菌学指标（总大肠菌群、细菌总数)，根据《农村实施〈生活饮用水卫生标准〉准则》和《生活饮用水卫生规范》(2001年）进行分级和评价。共检测水样110件，合格69件，合格率仅为62.73%。表明山西省农村饮用水卫生状况不容乐观。这主要由于山西省大部分农村生活饮用水水源水未进行完全处理，且管网水未经消毒便输送至用户。

山西农村饮用水水质根据检测结果，pH值、总硬度、砷、氟化物、硝酸盐氮、硫酸盐、氯化物、耗氧量、总大肠菌群、细菌总数超标率分别为7.27%、2.73%、7.27%、12.72%、0.91%、1.82%、3.64%、2.73%、20.00%、11.82%。超标率较高的项目主要集中在pH值、氟化物、砷、细菌总数和总大肠菌群。氟化物和砷超标与山西省特殊的地理环境有关，山西省盆地较多，离子易富集，因此，水中氟、砷含量较高，地方性氟、砷中毒并存现象较为多见。总大肠菌群和细菌总数超标率较高主要是因为农村地区近几年畜牧业发展较快，农民的环境卫生意识较差，人畜粪便、生活污水等的排放，极易造成分散式供水水源的污染，而细菌学指标是评价水质清洁和净化效果的重要指标，其超标易引起肠道传染病的流行。

从饮用水源类型看，山西的广大农村居民主要以饮用地下水为主，也有少部分饮用地表水，2000—2005年期间集中式供水解决了一大批人民群众的生活饮用水问题。但利用地下水作为水源集中供水工程，大部分未经消毒处理，一般采用井→加压站→塔（池）→管网供水方式，由于大部分工程输水管道较短，一般不会产生水质变化及二次污染，水源水质与供水水质相差不大。但以地表水作为水源的集中式供水，多数没有设计和建设净化消毒设施；以地下水作为水源的集中式供水，95%以上没有水处理设施，农民饮水的水质仍然不能得到保障。

从供水方式看，根据调查结果82%是分散式供水，18%是集中式供水，主要以分散

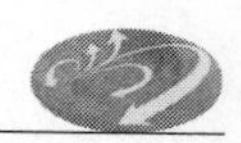

式供水为主。分散式供水与集中式供水相比，分散式供水水质合格率仅为57.65%，低于集中式供水水质合格率80%，这主要在于集中式供水具有便于保护水源，保证水质，用水方便，便于监督管理等优点。

4.1.2 农村饮水水质不达标人数及分布情况

山西省水资源自然条件差，长期以来由于受地形、气候、水文地质和采煤漏水、水质污染、工程老化等方面因素的影响，全省农村饮水困难和饮水安全问题十分严重。2000年山西省在全国率先启动实施了农村饮水解困工程，6年来，全省共完成投资22.4亿元，建成农村饮水工程1.53万处，解决1.96万个自然村、633万人、74.55万头大畜的饮水问题，全省农村人口饮水困难问题得到了基本解决。但是，山西省农村饮水质量仍处于较低水平。根据水利部、卫生部《农村饮水安全卫生评价指标体系》，按水质、水量、方便程度、水源保证率四项指标，通过2005年普查，全省共有农村饮水不安全人口1092.13万人，占总人口的37.2%，占全省农业人口46%。其中水质不达标和非水质不达标情况如下。

4.1.2.1 农村饮水水质不达标情况

根据2005年普查，农村饮水水质不达标人口672.23万人，占饮水不安全人口的61.6%，占全省农业人口28.3%。其中饮用氟含量超标水人口为346.76万人，饮用砷含量超标人口数量为7.01万人，饮用苦咸水人口数量为95.83万人，饮用未经处理的Ⅳ类及劣Ⅳ类地表水人数为28.27万人，细菌总超标严重，饮用未经处理的地下水为31.83万人，饮用污染严重尚未处理的地下水为104.11万人，饮用其他饮水水质超标的为58.42万人，水质不达标的类型及所占比例见表4-1。该类饮水不安全对人体造成的危害比较大，主要表现为地方性氟骨病、砷中毒、肠胃功能紊乱等多种疾病，甚至死亡。

表4-1　　山西省（2005年）农村饮水水质不达标情况

水质不达标类型	氟超标	砷超标	苦咸水	未经处理水	其他超标	合计
人数（万人）	346.76	7.01	95.83	164.21	58.42	672.23
比例（%）	51.58	1.04	14.26	24.43	8.69	100

4.1.2.2 农村饮水不达标水质人数分布情况

山西省农村饮水水质不达标主要分布在运城、临汾、晋中、长治、晋城、吕梁、阳泉、朔州、大同等市，各个地市人口分布情况见文前2005年山西省农村饮水水质不达标县区人口分布图。其中高氟水、砷水、苦咸水主要分布在运城、临汾、上党、晋中、忻定、大同等六大盆地及沿黄县市。

氟超标主要分布在运城、临汾、太原、忻州和大同等盆地的大部分平川县及部分沿黄县市，2005年山西省农村氟超标县市分布情况见彩色插页。

苦咸水主要分布在运城、长治、大同、吕梁等，分别占25.36%、13.23%、12.03%和9.03%，2005年山西省农村饮水苦咸水人口分布情况见彩色插页。

其他水质问题主要分布在污染比较严重的汾河、漳河、涑水河、滹沱河、桑干河等河流沿岸、东西两山工业较为发达的县城及周边地区、煤炭开采区及周边地区。

4.1.2.3　非水质性不达标情况

全省农村供水量不足和供水保证率低造成的不达标人口 419.9 万人，占饮水不安全人口的 38.4%，占全省农业人口 17.7%。其中水量不达标人口 146.62 万人，用水不方便人口 155.09 万人，水源保证率不达标 118.18 万人，主要分布在煤炭开采区和山、老、边、穷地区。该类饮水不安全造成的危害主要表现为农村劳动力受吃水困难束缚，不能外出务工或从事其他工作，冬春干旱季节，当地群众整日为吃水操劳，挑水抬水成了家庭的首要家务活，多种经营不能发展，造成劳动力的浪费，经济收入的降低，严重制约经济发展和生活水平的提高。

综上所述，山西省农村饮水水质不达标人口 672.23 万人，占饮水不安全人口的 61.6%，非水质性不达标人口 419.9 万人，占饮水不安全人口的 38.4%。水质问题是山西农村饮水不安全的主要问题。

4.2　山西省典型市（县）农村饮水水质状况

4.2.1　运城市农村饮水水质状况

4.2.1.1　运城市农村饮用水水质情况

运城市古称河东，是三国蜀汉名将关羽的故乡，位于山西省西南部，地处黄河中游，北依吕梁山与临汾市接壤，东峙中条山和晋城市毗邻，西、南与陕西省渭南市、河南省三门峡市隔黄河相望。全市辖 1 区 2 市 10 县、133 个乡镇（办事处）、3338 个行政村，2010 年全市总人口 507.57 万人，其中农村人口 328.73 万人。

2005 年初调查摸底和水质抽查情况表明，全市农村人口中有 226 万人存在着饮水不安全问题，约占农村人口总数的 55.8%，其中饮水水质不达标人数为 179.24 万人，非水质型饮水不安全人数为 46.77 万人，水质不达标占饮水不安全人数的 79.3%。不达标水质分布情况如下：

（1）氟水区：氟水区人口为 103.45 万人，主要分布在涑水河、汾河流域的闻喜县、临猗县、永济市、盐湖区、夏县、河津市、稷山县、万荣县、新绛县和绛县等 11 县（市、区）。

（2）苦咸水区：饮用苦咸水区人口为 24.3 万人，主要分布在闻喜县、稷山县、万荣县、芮城县、新绛县、永济市、夏县和盐湖区等 8 县（市、区）的部分村庄。

（3）未经处理的Ⅳ类及劣Ⅳ类地表水：饮用未经处理的Ⅳ类及劣Ⅳ类地表水人口为 10.14 万人，主要分布在绛县、永济市、平陆县沿中条山一带。

（4）饮用细菌学指标超标严重、未经处理的地表水：饮用该类水质人口为 2.75 万人，主要分布在靠引用小泉小水的中条山一带垣曲、稷山和芮城 3 县。

（5）污染严重未经处理的地下水：饮用该类水质人数为 21.32 万人，主要分布在运城市一些污染严重企业比较集中的地方。主要有闻喜县、盐湖区、永济市、夏县、绛县、芮城县、垣曲县、新绛县、万荣县等 8 县（市、区）。

（6）其他饮用水质超标：其他饮水水质超标问题人口为 17.28 万人，主要超标指数为六价铬、砷等。

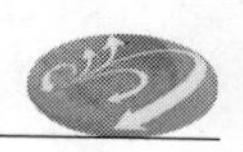

饮用水的不安全，给当地百姓的身体健康和生活、生产构成了严重威胁，在60岁以上的人群当中，因长期饮用氟水而患有各种骨科疾病的患者竟高达70%以上。

4.2.1.2 运城市地下水超标情况

1. 氟化物

氟化物是运城市地下水中富积面广、含量高、危害大的化学物质，它分布于全市13个县（市、区）的所有盆地平原和山区。全市超标区（超Ⅲ类水标准）面积3750.5km²，占全市计算面积（13725km²）的27.3%；主要超标区分布于盆地平原区，分布面积3686.7km²，占全市盆地平原面积（8521km²）的43.3%；山丘区超标面积较小仅63.8km²，占一般山丘面积（4912km²）的1.3%。

从行政分区来看，在平原超标区除平陆外，其余各县（市、区）均有分布，其中在夏县、临猗县、永济市及盐湖区分布面积最广，分别占到其平原区面积的85.1%、70.1%、64.3%、58.6%；在稷山县、新绛县、河津市超标区分布面积也较大，分别占到其平原区面积的55.4%、37.1%、35.9%；大于4.0mg/L的高值区，主要分布于夏县、临猗县、永济市及盐湖区，最大值位于盐湖区北相，为7.0mg/L；在山丘区超标区主要分布于河津市与夏县山区，分别为47.5km²、16.3km²，分别占到其山区面积的57.2%、1.8%。

2. 六价铬

六价铬是富集在运城市地下水的一个显著特征，六价铬超标区分布于盆地平原区，分布面积2291.3km²，占盆地平原区总面积的26.9%。其中0.05～0.1mg/L的分布面积1741.4km²，占盆地平原区总面积的20.4%；大于0.1mg/L的分布面积549.9km²，占盆地平原区总面积的6.5%。

从行政分区来看，在平原超标区除平陆、绛县外，其余各县（市）均有分布，其中在临猗、万荣、盐湖、夏县及闻喜分布面积最广，分别占到其平原区面积的63.5%、42.1%、33.3%、30.2%、27.1%。最大值位于夏县胡张，为0.3mg/L；山丘区地下水六价铬含量均小于0.05mg/L。

3. 挥发酚

挥发酚在全市地下水中超标区面积仅次于六价铬，超标区面积1042.6km²，占全市计算面积的7.6%；超标区主要分布于盆地平原区，分布面积1020.1km²，占盆地平原区面积的12.0%。山丘区超标面积较小仅22.5km²，占一般山丘区面积（4912km²）的0.5%。

从行政分区来看，在平原区：超标区除平陆、芮城外，在其余各县（市、区）均有分布，其中在永济、临猗、绛县及闻喜分布面积最广，分别占到其平原区面积的38.5%、20.7%、14.7%、11.5%；大于0.01mg/L的高值区，主要分布于临猗县；在山丘区：超标区仅分布于绛县安峪下柏一带及垣曲县城附近。

4. 高锰酸盐指数

高锰酸盐指数是指示水体被有机物和可氧化物的无机物污染的惯用指标。全市超标区面积1016.7km²，占计算面积的7.4%；超标区主要分布于盆地平原区，分布面积992.3km²，占盆地平原区面积的11.6%。山丘区超标面积较小仅24.4km²，占一般山丘区面积（4912km²）的0.5%。

从行政分区来看，在平原区：超标区除万荣外，在其余各县（市、区）均有分布，其中在绛县、永济、盐湖及河津分布面积较大，分别占到其平原区面积的24.2%、22.5%、21.5%、16.0%；其次在新绛、临猗、稷山也有分布，分别占到其平原区面积的14.2%、13.4%、12.4%。在山丘区：岩溶山区高锰酸盐指数较低，均小于3mg/L；一般山丘区仅在龙门一潼关的夏县南山底、三门峡—沁河的垣曲古城磨头局部地区出现超标。最大值位于垣曲古城磨头，为3.6mg/L。

5. 氨氮、亚硝酸盐及硝酸盐

氨氮、亚硝酸盐及硝酸盐在本区地下水中有检出，说明本区地下水已经受到不同程度的有机污染。其中以氨氮超标面积最大，全市超标面积1432.1km²，占全市计算面积的10.4%，超标区主要分布在盆地平原区，面积1341.5km²，占全市盆地平原面积的15.7%；亚硝酸盐超标面积905.5km²，占全市计算面积的6.6%，超标区主要分布盆地平原区，面积736.5km²，占全市盆地平原面积的8.6%；硝酸盐在本区超标率较低，仅零星分布于桍栳垣及涑水盆地冲湖积平原。

从行政分区来看，在平原区：氨氮超标区主要分布于永济、河津、闻喜、盐湖、临猗等县（市、区），超标区分别占到各县（市、区）平原区面积的29.9%、26.5%、25.7%、25.6%、22.6%；亚硝酸盐超标区主要分布于永济、盐湖及闻喜，超标区分别占到各县（市、区）平原区面积的25.2%、19.2%、14.1%；硝酸盐仅在临猗、永济有个别监测点超标；在山丘区：氨氮超标区分布于芮城、平陆、永济、垣曲，但超标面积都不大，分别占其山区面积的14.7%、3.8%、3.8%、0.7%；亚硝酸盐超标区分布于绛县、河津和垣曲，分别占其山区面积的27.6%、22.5%、0.9%；硝酸盐仅在垣曲坡地有超标值检出。

6. 砷、汞、氰化物、铁、锰

砷、汞、氰化物、铁、锰在运城地下水中超标率均较低，各化学组分的分布特征简述如下：

砷：在运城地下水尽管检出率较高，达47.8%，但超标率极低仅1.2%。山丘区所有监测点均未超标，最大检出值为0.041mg/L；盆地平原区仅3处超标，分别位于临猗嵋阳、永济郭家庄、盐湖区乔安庄，监测值分别为0.94mg/L、0.42mg/L、0.09mg/L，超标倍数分别为18.8、8.4、1.8。

汞：检出率为21.9%，但超标率极低仅0.8%。山丘区所有监测点均未超标，最大检出值为0.00032mg/L；盆地平原区仅2处超标，分别位于永济卿头、永济平壕，监测值分别为0.0015mg/L、0.0013mg/L，超标倍数分别为1.5、1.3。

氰化物：检出率为15.1%，但在全市地下水中未有超标值检出。最大检出值山丘区为0.005mg/L，盆地平原区为0.01mg/L。

铁：检出率为2.0%，超标率极低仅为0.4%。山丘区所有监测点均未超标，盆地平原区仅1处超标，位于蒲州水源地，监测值为0.939mg/L，超标倍数为3.13。

锰：检出率为2.4%，超标率极低仅1.6%。山丘区所有监测点均未超标，盆地平原区仅3处超标，位于蒲州水源地、稷山荆平及禹门口水源地，监测值分别为0.386mg/L、0.35mg/L、0.421mg/L，超标倍数分别为3.86、3.5、4.21。

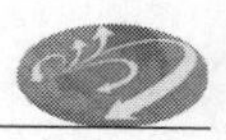

4.2.1.3 运城市解决农村饮水不达标水质办法

从2005年国家开始实施农村饮水安全工程起，运城市在饮水安全工程启动之初，市、县两级全部成立了实施农村饮水安全工程领导组，领导组组长由县政府一把手或分管农业的副县长挂帅，发改、财政、扶贫、水利、物价、卫生、国土、供电等部门协同参与，并层层签订目标责任状。同时在工程实施过程中，始终坚持以科学发展观为指导，坚持资源整合、统筹规划、集中连片的饮水安全工程规划思路；以水源定规模，以规模定设计的原则；以设计科学化、施工规范化、结构标准化、管理数字化为手段；以持续发展，永续利用为目标。全市建成了一大批农村饮水安全精品工程。例如，盐湖城乡一体化集中供水工程解决了15万人的饮水不安全问题；临猗改氟集中供水工程解决了16.36万人的饮水不安全问题；河津龙门集中供水解决了13.6万人的饮水不安全问题。

截至2009年底，全市共建成各类农村饮水安全工程2106处，完成总投资7.58亿元，其中国补及省配套资金4.54亿元，其他融资3.04亿元，解决了3282个自然村178.1万人的饮水不安全问题，占农村饮水不安全人口226万人的78.8%。据测算：农村饮水安全工程改善了农村饮水水质，每年减少因水质问题产生疾病的医疗费用约1.63亿元。

4.2.2 临猗县农村饮水水质状况

4.2.2.1 临猗县高氟水情况

临猗县位于山西省西南部，位居黄河中游秦晋豫金三角地带，地理坐标为东经110°20′～110°54′，北纬34°59′～35°18′之间，西以黄河为界，与陕西省合阳、韩城隔河相望；东临运城，南与永济、北与万荣县接壤。全县有16个乡镇区，375个行政村，550个自然村，总人口56万人，其中农业人口49.76万人，按照临猗县的地形，分为垣上地区和垣下地区，各为8个乡镇。垣上地区井深水缺，素有“水贵如油”之说；垣下地区属涑水盆地，地下水浅，土质盐碱，水质含氟尤高，难以饮用，是山西省乃至全国的高氟区之一。垣下地区农村居民生活饮用水主要为浅层地下水，饮用水含氟量超标严重。

临猗县是全省氟病最严重的县，是山西省最大的高氟水地区，也是全国重点氟区，氟病人数之多，全国少有。全县16个乡（镇）区，各村机井含氟完全不超标的仅有孙吉一个镇，下辖的550个自然村，56万人口中，生活用水含氟超标的就有403个村，40.71万人，其中水井含氟1～2mg/L的244个自然村、20.03万人，2～4mg/L的有86个自然村、15.73万人，含氟大于4mg/L的有73个自然村、4.95万人。特别是坡下地区的东张、七级、临晋、庙上、嵋阳、牛杜6个乡镇的115个自然村属严重氟超标区，一般水井含氟多在3.0mg/L以上，最高达到11.2mg/L，达国家标准的10倍以上。由于长期饮用高氟水，全县有中度氟斑牙患者11.62万人，氟骨病患者9882人，全县群众每年因医治氟病的花费高达180多万元。近百年来，氟病一直威胁着当地老百姓的健康，阻碍着人民的脱贫致富。

4.2.2.2 解决高氟水的办法

由于特殊的地理环境，临猗县的氟病又非常难解决，20世纪70年代以来，全县曾经采取开采深层水的方式，只是将原来的21mg/L的含氟量降低到2005年的10mg/L以下，仍属严重超标；又采用过直接利用黄河水的办法，因露天池塘存在二次污染、泥沙含量大和供水不能直接进户等问题使得该方法逐步淘汰；如果采用氟区机井就地净化处理的办

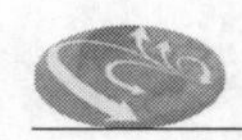

法，存在着既消除有害元素，又滤走有利元素的弊端，加之运行成本较高不宜采用。

临猗县饮水安全工程即改水防氟工程，是通过打井途径改原高氟饮用水源，使高氟区居民饮用水源的含氟量达到国家规定的的饮用水卫生标准。经过省、市水利专家反复论证，2005 年 3 月实施的临猗县防氟供水工程采取异地取水方式，最终选择从角杯乡吴王黄河滩打井取水，由 5 眼深度为 100m 左右，含氟 0.6～0.8mg/L 机井提供水源，经过 10.6km 的引水管道和一级加压泵站，送至东张镇西仪村，设容积为 1000m^3 的调蓄池 2 座。经过 2 次加压后，通过 35.3km 输水干管，送至县城西侧。输水干管沿途设 8 个分水口，经 287km 的支管分 8 个供水区到氟区农村，采用 24 小时不间断供水，项目总投资 7246 万元，日供水能力 6078 m^3，年供水能力 222 万 m^3。解决了临猗县垣下高氟区 8 个乡镇 16.36 万农村居民的饮用水安全问题。临猗县改水防氟水源井见图 4－1，水源管理站见图 4－2，收益区管道施工见图 4－3。

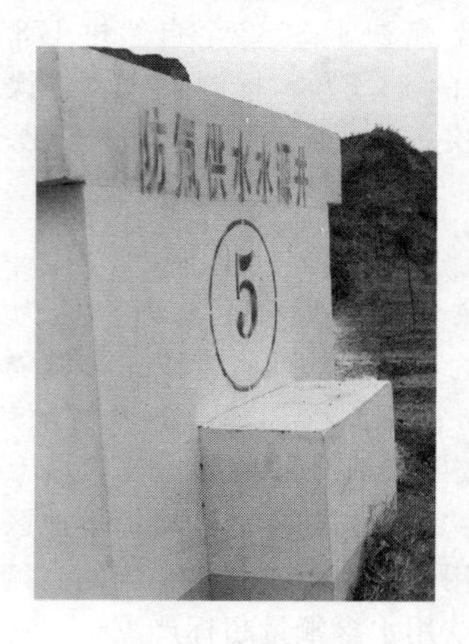

图 4－1　临猗县改水防氟供水水源井

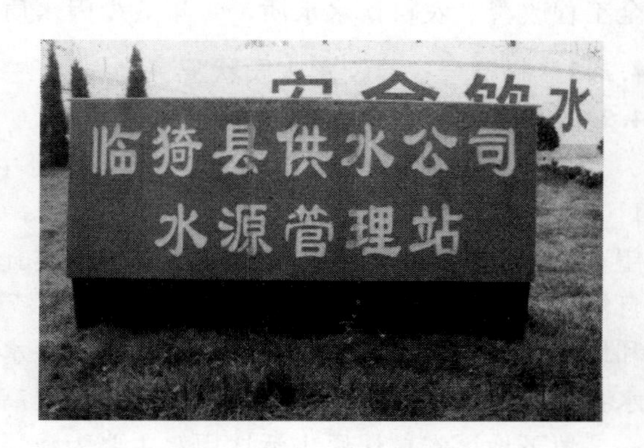

图 4－2　临猗县水源管理站

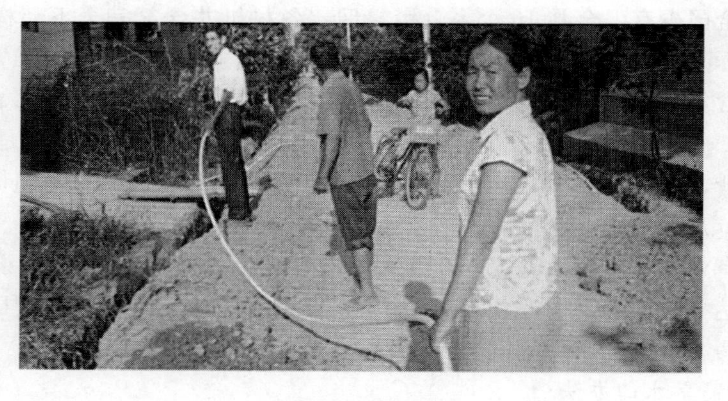

图 4－3　收益区输水管道施工

为了把防氟供水这一利在千秋的德政工程建设好、管理好，临猗县从水利系统抽调 21 位业务骨干和管理能手，组建事业单位性质的“临猗县供水中心”（见图 4－4），供水中心建立和完善了一整套管理制度和章程，以自然村为管理单元，实行以表计征，预交水

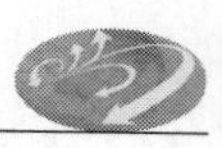

费，群众参与，民主管理办法，走以水养水、良性循环的发展道路。

为降低人力成本，提高工作效率，针对供水工程服务对象点多面广的特点，临猗县在全省率先采用国内最先进的高科技手段，对供水的全过程进行自动化监控，在中心总控制室、西仪输水站设立微机管理系统，建立远程自动化控制系统（见图 4-5）。远程自动化控制网络由供水中心总控室根据各分水区用水情况，远程控制西仪输水站机组自动开、停、增减机组运行台数，自动控制自流供水和加压供水的切换操作；在配水管线上，通过在 8 个供水分区进水口、200 多个受益村组入口设置远程计量仪、压力传感器、先导电动阀等测量控制设备，由县总控室通过网络无线传输对各村组供水流量、管道压力及用水量实施实时监测。为供水量的合理分配提供了科学依据。

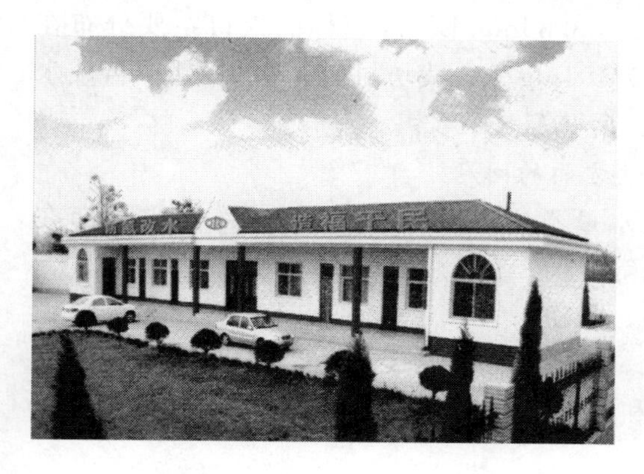

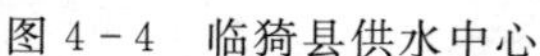

图 4-4　临猗县供水中心

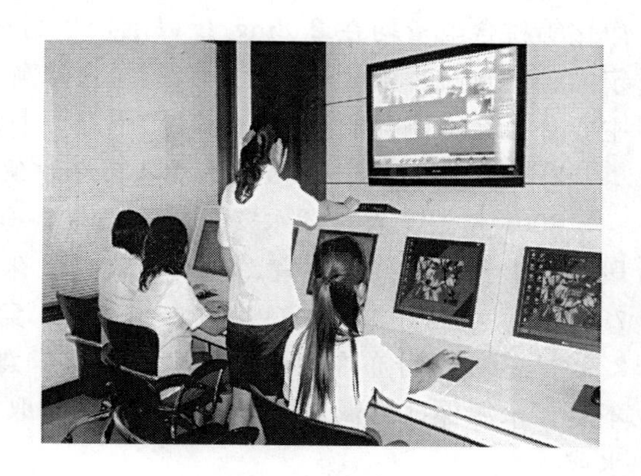

图 4-5　临猗县远程自动化控制中心

该工程于 2008 年 3 月正式投入运营，据统计，每年可节约氟病患者治疗费就可达到 180 余万元。目前项目区供水秩序良好，群众反映积极，工程项目区正逐步体现出巨大的社会效益。

临猗县饮水安全工程是通过打井、引河水、引泉水等途径改原高氟饮用水源，或利用化学、物理等办法对原高氟水水源进行降氟处理，使高氟区居民饮用水源的含氟量达到国家规定的饮用水卫生标准。从 2005 年开始的饮水安全工程建设，到 2010 年底全县饮水安全集中式供水人口达 49.76 万人，供水到户的有 46.08 万人，集中供水点有 3.68 万人，集中式供水普及率达 100%。该县群众饮水水质状况大为好转。

4.2.3　平遥县农村饮水水质状况

平遥县位于太原盆地中部南侧，北纬 37°12′～37°21′之间，东经 112°12′～112°30′之间，东靠祁县，南依沁源、武乡，西与介休、汾阳毗邻，北与文水相望。境内有南同蒲铁路、大运高速公路、大运一级公路、东夏公路、汾屯公路穿过，道路畅通，运输便利。全县有 14 个乡镇，273 个行政村，394 个自然村。人口 48.5163 万人，其中农业人口 41.7941 万人，农村人口中有 15.2744 万人居住在汾河地区，占农村总人口的 37%，长期服用高砷、高氟水，有 26.5197 万人居住在丘陵山区，占农村总人口的 63%，由于水资源短缺，有 192 个自然村，10.8 万人，0.47 万头大畜属于历史性缺水。

根据饮水安全评价指标，截至 2004 年底该县农村饮水安全和基本安全人口为 192794 人，占农村人口的 46%。自来水人口为 404367 人，占农村总人口的 96.7%，其中供水到户人口为 384551 人，入户普及率为 92%，集中供水点人口为 19816 人，占总人口的 4.7%。

4.2.3.1　平遥县农村饮水问题

1. 水源水质不达标问题

根据县防疫站提供的农村饮用水化验资料，2005 年平遥县农村饮水水质不达标人数为 173464 人，其中氟超标的有 126742 人，氟化物大于 2mg/L 的有 36125 人，氟化物在 1.2～2mg/L 的有 90617 人，砷超标的有 9664 人，苦咸水的有 36576 人，水质含铁量高的有 482 人。氟超标人口分布在该县的古陶镇、洪善镇、宁固镇、南政乡、中都乡、岳壁乡、襄垣乡、香乐乡、杜家庄乡。含氟量严重超标的尤以汾河区 6 乡镇为主，特别是宁固镇和香乐乡氟化物大于 2mg/L 的人口占到了 77.6%，宁固镇的河西、东张赵、西乡赵、净化等村含氟量均在 2.8mg/L 以上，岳封村高达 3.35mg/L。砷超标的人口主要分布在宁固、南政、香乐 3 个乡镇，南侯村含砷高达 0.104mg/L，武坊村为 0.08mg/L。苦咸水主要分布在平遥县的洪善、南政、中都、卜宜、岳壁等 8 个乡镇。

2. 水源保证率、生活用水量及用水方便程度方面的问题

2005 年根据农村饮水安全普查结果，全县水量不达标人口为 41510 人，主要分布在段村、洪善、东泉、卜宜、襄垣、孟山、朱坑等 10 乡镇。用水方便程度不达标人口为 7875 人，主要分布在东泉、卜宜、襄垣、孟山、朱坑 5 乡镇。水源保证率不达标人口为 2298 人，主要分布在段村、东泉、卜宜、襄垣、朱疏 5 乡镇。这种情况主要表现为水量不足，水源保证率低、季节性缺水严重，取水和用水不便，干旱季节缺水时仍需远距离拉水或买水。

3. 工程技术方面的问题

在工程技术上，农村饮水不安全问题主要表现为：一是水资源开发利用程度不高。部分农村存在重开发，轻节约的现象，有限的水资源，集约化使用程度不高，供水水源保护区划分尚待完善。二是农村饮水安全监测体系亟须完善。大部分饮水工程没有消毒净化设施，没有建立健全水质检测制度。

平遥县农村饮水水质不达标分布见图 4－6。

4.2.3.2　农村饮水不安全问题分析

按照《农村饮水安全卫生评价指标体系》评价，平遥县农村饮水存在诸多不安全因素和问题，有的因地下水位浅所致，有的因周围有污染造成。首先是农村供水的总体水平不高，大部分农民的供水设施还很简陋，用水方便程度较低，遇干旱年份或在干旱季节部分水源的保证率较低。其次是还有许多农民直接饮用高氟水、高砷水、苦咸水。而且多数农村供水工程缺乏必要的水处理设施、消毒措施，水质监测不到位。

饮用水质不达标的人口居高不下的原因很多：①受经济条件的制约，在过去五年的饮水解困工程项目中，尚有大量早已在册的病区人口从未解决过。②由于干旱、过量开采地下水等原因引起的地下水位下降，加上凿井不封闭高氟、砷含水层，使原有低氟、砷含水层被高氟、砷含水层污染或直接取用高氟、砷含水层的水，出现了新的饮用高氟、砷水人口。③人口增长，使未改水氟、砷病区的人数自然增加。④由于大部分病区农村没有采用除氟、砷技术，未达到除氟、砷改水效果。⑤由于受水文地质条件的影响，群众直接饮用溶解性总固体超标的苦咸水。

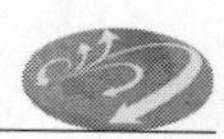

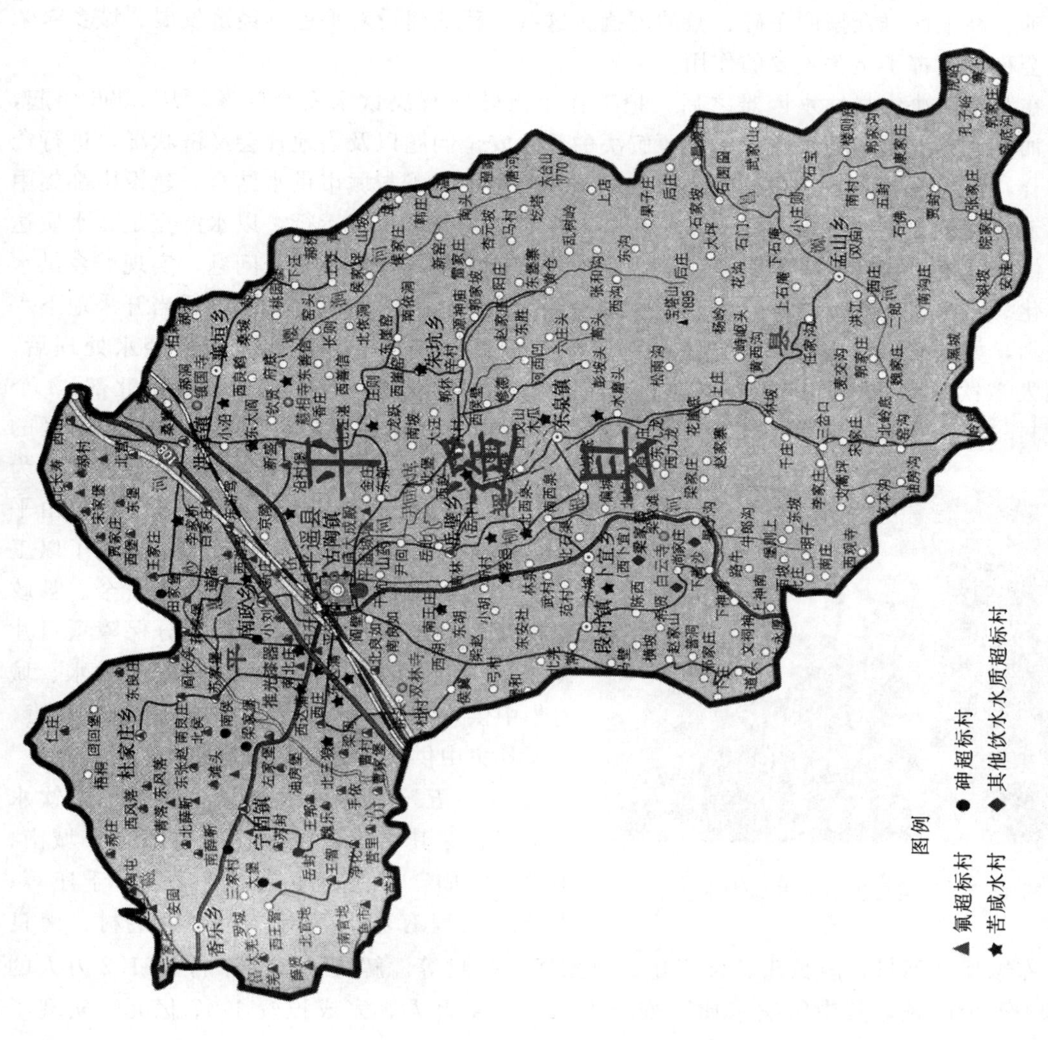

图4-6　平遥县饮水不安全问题分布示意图

4.2.3.3　解决的办法和取得成效

近年来，特别是2000年以来，省政府作出基本解决农村饮水困难的决定，到2004年5年间，在省、市有关部门的全力支持下，在县委、县政府的正确领导下，改革融资机制，加大投入力度，把单位包村扶贫和解困工程建设结合起来，大打饮水解困的总体战，5年投资1884万元，解决了107个村、3.88万人、1597头大畜的饮水困难。特别是2002年省市安排了香乐防病改水工程，为香乐乡10个村13332口人调去了达标的卫生自来水，使高砷、高氟区群众摆脱了砷、氟的困扰。这些工程的建设对平遥县经济发展、城乡繁荣和社会稳定发挥了至关重要的作用。

在基本解决农村饮水困难之后，把工作重点转向解决饮水安全问题，从2006年起，全县加大饮水安全工程投资，根据要解决的饮水安全问题以及当地社会经济状况，进行资源整合，发挥优势互补功能。主要采用以下几种做法：①与城市供水结合。建设中都集中供水工程和城南集中供水工程，由平遥县城乡供水总公司负责运行，以水源充足、水质达标、供水规范、水费合理为优势，解决距县城较近的乡村饮水不安全问题，实现城乡供水一体化。②与工业用水结合，实现资源统一调配。坚持充分利用地表水、适当开采地下水的原则，如城北集中供水工程，水源为县城东南部源神庙水库库水，水质经水处理后，达到人畜饮用标准，通过安装21km主管道，79km支管道，不仅解决县城东北部44个行政村、8.7万人的饮水不安全问题，同时还兼顾平遥县矸石热电厂及工业科技园区的生产生活用水，物价局核定，农民用水水价为1.2元/m³，工业用水水价为2.5元/m³，由平遥县东源供水有限公司负责运行，实现了以工补农，以水养水。③全力争取县级资金。县政府在财政十分吃紧的情况下，充分保障项目建设资金，如城北集中供水、香乐集中供水、城南集中供水三处工程县级资金都是超额配套。平遥县集中供水水处理设备见图4-7。

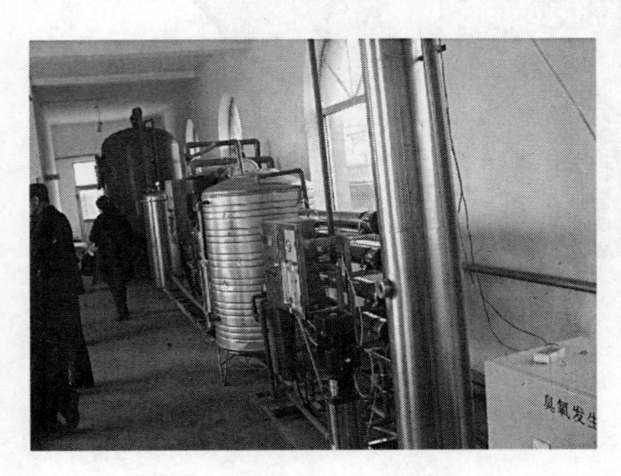

图4-7　平遥县集中供水水处理设备

“十一五”期间，全县共建成194处饮水安全工程，其中集中供水工程有香乐、城南、中都、宁固、南侯、净化、杜家庄、千庄等；水处理工程有城北、南侯、油房堡村、南良庄、左家堡、苏封、闫长头、梁家堡、曹家堡、岳封等。解决了284个村、31.2万人的饮水不安全问题，其中解决水质不安全人口17.34万人。完成投资1.47亿元，实现了“五个全覆盖”之农村饮水安全的全覆盖。

4.3　山西省农村饮水不安全因素及特殊水质对人体的危害

4.3.1　农村饮水不安全因素

据调查，造成山西省农村饮水不安全的因素主要有5个方面。

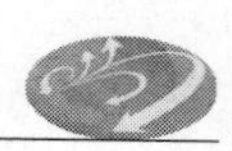

1. 地下水氟、砷及盐含量超标

山西省由于盆地结构比较特殊，水由高向低流动的过程中，大量的离子被带到盆地底部，经过长时间积淀形成了高氟、砷水。尤其是大同、忻州、太原、临汾、运城、上党等盆地处于封闭和半封闭地域，流经当地的河流水流滞缓，加上干旱少雨的气候原因，使浅水中各种离子富集，造成水中氟、砷含量严重超标，中心地区氟化物含量高达 11.9mg / L。加之工业上，含氟矿石开采、金属冶炼、铝加工、焦炭、玻璃、电子、电镀、化肥、农药等行业排放的废水中常含有高浓度的氟化物，大多数生产厂尚无完善的处理设施，所排放的废水中氟含量指标尚未达到国家排放标准，严重污染者人类赖以生存的环境，造成水中氟化物的升高和环境污染。2007 年省卫生厅对全省 15 个县 969 个村的高氟水进行了筛查，筛查水样 4845 份，结果超过国家饮用水卫生标准的有 472 个村，占 48.71%，最高平均水氟含量达到了 8.96mg/L，最高砷含量达到了 0.25mg/L。GB 5749—2006《生活饮用水卫生标准》规定饮用水氟化物含量不得大于 1.0mg/L，农村分散供水砷含量不得大于 0.05mg/L，严重超过了国家规定的生活饮用水卫生标准。

2. 水质污染严重

山西是国家的能源基地，由于煤矿和其他企业的污水排放，使周边地区及一定范围内的水质受到污染。由于矿床的开采，围岩地下水涌入矿坑系统后，携带大量的矿尘，粉尘和底板岩层破碎后形成的大小不等的岩屑颗粒，污染环境；同时随着矿山大规模的开采，深度越采越深，面积也越采越大。为了矿山有效的生产和避免淹井事故，必须把地下水位降到矿体底板以下，所以排水量越来越大，排水量大多不经处理，对区域水环境造成一定的污染。同时由于农村农业面源污染和点源污染严重，通过地表径流和农田渗漏，造成了严重的水体污染。据统计，全省 70% 的河川径流超过国家三级环保标准，有的指标超标 10 倍以上。如襄汾县污染水，在全县地域分布主要有两块。一块在景毛乡堡头、吉村一带，成因是炼焦业焦油类有机物随水下渗入含水层，造成水质变色发黄有异味不能饮用。另一块在大邓乡沟北、沟南一带，成因是有毒的炼金废料大量随地乱倒，造成水污染。

3. 采煤漏水、自然地理等原因造成水源枯竭、水源供水量不足和供水保证率较低

随着煤炭资源的大量开采，导致区域地下水位下降、浅层地下水被疏干、矿坑污水大量排放、地面沉降和裂缝等一系列环境问题，对水资源的破坏（包括水资源量的急剧减少和水质的严重污染）也越来越严重，根据山西省组织完成的《山西省煤炭开采对水资源的破坏影响及评价》，山西每挖 1t 煤损耗 2.48m^3 水资源。1949—2004 年，山西共挖煤约 77 亿 t，损失水资源达 191 亿 m^3。山西每年挖 5 亿 t 煤，使 12 亿 m^3 的水资源遭到破坏，这相当于山西省整个引黄河水入晋工程的总引水量。山西省因采煤已造成石炭，二迭系层间岩溶水和孔隙水的局部疏干。采煤造成矿区漏水，致使井泉水位下降甚至断流。如襄汾县古城镇曹家庄一带，20 世纪 90 年代前是集中连片开发的万亩井灌区，现地下水出现 50m 以上漏斗，吃水井基本报废，灌溉井大部分水井干枯，饮水水源全部靠离村 3km 远的井解决，水量也十分有限。

4. 饮水设备简陋、卫生条件差

一些农村地区饮水设备简陋、卫生条件差、集中供水率低，水质很难保证。目前，全省许多农村地区还存在这样的景象：水井周围 10m 以内，有很多厕所或粪坑、牲畜圈、

污水沟等，而且不少水井只是几米深的浅水井。地表的污水通过渗透或直接流入井中，使地下水质遭到污染。

农村生活污水和生活垃圾的排放量也在逐年增加。因农村基础设施比较落后，普遍缺乏基本的排水和垃圾清运处理系统，污水大多不经任何处理，直接排放或沉积在村边沟渠和村庄地面，降雨时最终被冲刷进入水体。农村地区集中供水率低下，个别缺水地区甚至需要靠人、畜四处背水来解决饮水问题，水质就更难保证。

5. 少数地方靠旱井、旱窖饮水

据统计，目前山西省有少数人靠旱井、旱窖解决吃水问题。其中，晋中地区尚有靠旱井、旱窖解决饮水困难的人口约 6.7 万人，壶关县旱井、水窖集雨供水的 265 个村庄 6.6 万人。泽洲市的晋庙铺镇东部的伏堂街、王汉掌、大池头和大箕镇南部的庄科、坂头等 8 个行政村，20 个自然村散落在太行南山的峻岭深壑之中，这里石厚土薄，水源奇缺，自古以来，人畜饮用的都是山上、路边水塘积水，这些水质极不卫生，主要是因农村卫生条件差，牲畜粪便等杂质随降雨产流集入旱井、旱池中，含微量元素超标，又由于当地的经济情况和技术问题，水质未经过处理直接饮用，导致当地农民牙齿发黄、头发稀少等地方病频繁发生，对广大农民群众身体健康和生产生活构成严重威胁。

4.3.2　特殊水质对人体的危害

4.3.2.1　特殊水质对人体的危害

农民饮用含氟、含砷等有毒水的后果十分严重。砷会导致慢性中毒，轻度症状是疲乏和失去活化，较重的中毒是对人体及其他生物体致癌，如皮肤癌、肺癌、膀胱癌、非癌症性组织损害、胃肠疾病等。长期饮用砷化物含量较高的水会引起砷中毒。氟对人体的损害具有慢性且长期的特点，受害较轻者会出现牙齿发黄、断裂，俗称氟斑牙，也就是常说的黄牙病；重者会引起氟骨症，表现为驼背、行动不便，甚至导致智力出现问题，发生功能障碍，乃至瘫痪，丧失劳动能力，生活不能自理。地方性氟中毒是因为人们生活在这种高氟环境中，长期过量摄入氟引起机体慢性中毒的改变，主要影响人体的硬组织，包括牙齿、骨骼，对其他一些软组织也有损伤，当然临床表现最明显的还是氟斑牙和氟骨症。氟对于牙齿的损伤不仅仅是影响美观，而且会影响到咀嚼和消化功能。氟骨症一般多发于成年人，儿童也有发生氟骨症的。氟骨症最早的改变从临床检查上来看包括骨骼弯曲比如胳膊伸不开等，影响生活和劳动。

据卫生部门调查，饮用含氟、含砷等有毒水，临床表现为 8 个字：痛、麻、抽、紧、硬、弯、缩、瘫。灾区老百姓对重症氟骨症病人生活惨状的真实写照用顺口溜说：“抬头不见蓝天，低头不见脚尖，生时不能平睡，死时不能伸直。”

苦咸水：长期饮用苦咸水导致胃肠功能紊乱、免疫力低下，诱发和加重心脑血管疾病。

污染水：饮用水源污染，造成致病微生物及其他有害物质含量严重超标，易导致疾病流行，由于大多数污染物具有很强的毒性及致畸、致痛作用，对水质污染区人民的健康形成严重威胁。

4.3.2.2　山西省饮用高氟水的典型实例

实例一：在饮用水高氟地区，如晋中市平遥县宁固镇云家庄村，当地饮用水氟含量达

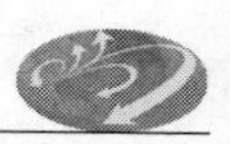

3.11mg/L，由于长期饮用这样的高氟水，80%以上的村民患有氟中毒，年轻人多表现为氟斑牙，中年以上的人严重的身体变形、关节疼痛外，两腿不能站直，有的甚至不能走路。

实例二：临汾市襄汾县赵康镇东汾阳村，多年来一直采用家家户户打井分散式供水方式，2002年前曾发现数例氟骨病患者，县疾病防控中心对该村氟病情况调查结果显示：该村18眼水井水样中氟含量在1.9～5.6mg /L之间，均值为2.5mg /L。对该村8～12岁在校学生54人进行了氟斑牙检查，患病40人，患病率74.1%，缺损型16人，缺损型率29.6%。对部分病人进行检查：赵瑞堂，男，46岁，X光片前臂及小腿骨之间膜可见明显骨化，生活不能自理，临床诊断重度。赵事龙，男，48岁，双肘关节屈伸困难，活动受限，腰部僵硬，临床诊断中度。像这样病例全县还有好多个。

高氟水不仅严重危害着当地人民的身体健康，也限制着当地的经济发展。在这些高氟地区，尽管水中氟的含量比国家标准高出几倍甚至10倍以上。由于肉眼无法识别，再加上高氟水引发的关节变形多在三四十岁以后才有明显表现，所以这一严重的地方病长期以来并没有引起当地百姓高度重视。

4.4 山西省政府解决农村饮水安全的目标和措施

4.4.1 省政府解决农村饮水安全的目标

农村饮水安全问题严重影响着人民群众的身体健康和正常的生活生产秩序。因此加快解决农村饮水安全问题，为农民群众提供必要的生产生活条件，已成为当前人民群众最关心、最迫切需要解决的问题。

农村饮水安全问题，特别是对解决群众饮用氟、砷及盐含量超标等水质问题，山西省委、省政府非常重视，2006年山西省第十届人民代表大会第四次会议上，明确提出“十一五”期间解决1000万农村人口的饮水安全问题，2006—2009年连续四年都把每年解决200万人口饮水安全问题列为省委、省政府为群众办的实事之一。

2009年年初，山西省第十一届人民代表大会第二次会议上通过的《政府工作报告》中提出：用两年时间，实现农村饮水安全全覆盖。农村饮水安全全覆盖就是要本着因地制宜、分类指导、科学规划的原则，合理选择工程规模和形式，确保今后两年全面解决山西省农村饮水安全问题，使农民群众能够饮用上合格卫生的水。总体目标两年内使所辖区域内的所有农村人口饮水安全必须全覆盖，重点是解决1995年以来未安排过的存在饮水安全问题的村庄。具体分类为：一是在人口居住集中、经济条件较好的地区，利用深层地下水或水库水，建设集中供水工程。二是在人口相对分散、地下水源较丰富、水质达标的地区，利用浅层地下水，以村为单位建设供水工程。三是在人口相对分散的山丘区，利用小泉小水，建设供水工程。四是在人口居住分散、水源贫乏的山庄窝铺，利用旱井加集雨场形式建设单户供水工程，使每人每天可获得20L以上的合格水。到2010年底要实现全省农村饮水安全全覆盖目标。

4.4.2 山西省采取的主要措施

4.4.2.1 多方筹集，加大资金投入

山西省积极采取措施，多方筹集饮水工程建设资金。一是加大省、市、县三级财政的

投资力度。出台了《山西省农村饮水安全工程专项资金使用管理暂行办法》，要求市县两级分别按省以上补助资金的10%、20%进行配套。2007年，山西省省级配套农村饮水安全资金3亿元，其中6080万元用于中央项目省级配套。二是动员社会各界捐资捐款，并出台优惠政策，鼓励社会各界投资办水，积极筹措社会资金。如柳林县近3年来共有14家企业投资3450万元建设饮水安全工程28处，解决了43个村3.1万人的饮水安全问题。三是充分利用政府有关部门的职能。长治市利用国家开发银行贷款近亿元，用于解决当地的饮水问题；忻州市明确近几年由电力部门每年安排1200万元用于农村饮水安全工程的电力设施建设；保德、河曲两县政府积极协调有关部门和煤炭企业出资，2007年保德县筹资870万元、河曲县筹资560万元，用于解决采煤造成的饮水困难和饮水不安全问题。

4.4.2.2　因地制宜，分类实施

严格按照“在平川区，突出抓好集中联片供水工程；在城乡结合区，突出抓好供水一体化工程；在山丘区，以财政资源的公平、合理配置为基础，因地制宜建设供水工程，确保村村户户有水吃的解决思路，合理选择工程形式，科学编制农村饮水安全工程实施计划”。对于经济基础较好、水源有保证的地方，工程形式和规模立足长远，建设高标准的精品工程，全部实行自来水入户，一步到位；对于条件不成熟的地方，量力而行，确保群众有水吃、吃好水；对水源匮乏、居住分散、人口少的村庄，实行以户为单位建设旱井加集雨场、以村建设蓄水池、以片建设稳定水源的三道防线，保证群众干旱年不出村，特大干旱年有水拉。在具体计划安排上做到“四个优先”，即优先解决山庄窝铺村庄，优先解决水库移民安置村，优先解决1995年以来从未安排过投资的存在饮水问题的村庄，优先解决全省规划内的新农村建设试点村和扶贫开发推进村的饮水安全问题。

4.4.2.3　狠抓前期，严格审批

（1）突出抓好前期工作。所有工程都进行前期实地勘测，所有工程都经过水资源论证和水质化验程序，保证了工程水量充足、水质达标。集中供水工程的管理房、加压泵站和管道布置都进行详细规划和反复论证，全部供水工程无论大小都有工程设计，较大规模集中供水工程设计必须达到工程施工要求的深度。日供水量超过1000m^3或供水人口达到1万人的工程，由具有一定资质的设计单位进行设计，并组织专家进行评审。

（2）严格项目审查审批程序。根据分级管理的原则，总投资50万元以下的工程由县级水行政主管部门审批，总投资50万～100万元的工程由市级水行政主管部门审批，总投资100万元以上的工程由省水利厅审批。规模较大的集中式供水工程，在工程设计审批前，就明晰工程产权、落实管理机构，制定合理的水价和收费办法，建立技术服务体系，确保供水工程发挥最佳效益。

4.4.2.4　规范程序，加强监督

（1）按照中央和省的有关规定和建设标准，严格项目建设程序，在工程建设中，所有工程都成立了项目建设机构，明确项目建设责任人，较大规模供水工程全部明确项目法人，实行目标责任管理。

（2）实施“阳光操作”，强化民主监督。采取调查走访群众、公开问卷调查、召开座谈会和动员会等方式，充分听取群众在工程建设方案、资金筹措、管理机制、水价等方面的意见。通过民主选举，在项目受益村建立“用水协会”，让“用水协会”全程参与工程

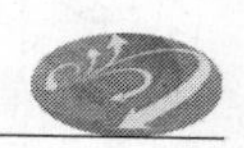

建设和管理。

（3）进一步加大项目督促检查力度。市县两级制定了详细的督促检查工作方案，市级采取分片、分县负责的工作机制，县级采取分片包工程的工作机制，把责任真正分解到具体人员头上。省水利厅实行厅级领导包片，处室包市的督促检查工作机制，深入实地检查指导工程建设和管理。在加大水利部门监督检查力度的同时，推广了吕梁、河曲等市（县）组织人大、政协等有关部门检查督促的办法，同时，与审计部门配合，对农村饮水工程建设情况进行全程审计。2007年省水利厅邀请省审计厅对2006年度建设的饮水安全工程进行了专项审计，并对审计结果在全省进行通报。

4.4.2.5　建章立制，规范程序，从源头上把好工程建设质量关口

为保证农村饮水工程建设质量，山西省制定出台了《山西省农村饮水安全工程建设管理办法》，对工程建设的各个方面做了明确规定。同时在工程建设过程中，一方面参照基建程序管理，严格实行项目法人制、招投标制、监理制。另一方面，不断总结推广各地在农村饮水工程建设中的好经验、好做法，确保了工程建设质量。

在施工组织上，要求所有工程都明确项目建设机构，较大规模集中供水工程组建项目法人。并推行了工程建设领导、技术施工负责制，将工程建设任务层层分解到县、乡、村行政一把手头上，并签订责任状；水利部门选派技术人员包点、包片，监督施工质量，并签订技术质量责任状。

在施工队伍选择上，结合农村饮水工程建设的实际，较大规模集中供水工程的土建工程通过招投标确定，对单村提引水工程，重点推广了运城市按照工程量的大小和技术要求，选择不同资质的施工队伍的办法，土方工程由群众投劳完成，石方工程和设备安装工程由专业队伍施工。

在材料设备采购上，对较大规模集中供水工程的主要材料，以工程为单位进行招标采购；对小型工程的材料设备采购，推广晋中等市组织的供货厂商和工程建设单位双方参加的订货会的办法，明码标价，透明操作，并对工程材料设备实行签验制，严把进货采购关，杜绝不合格产品。

在工程监理上，组织相关单位成立了农村水利工程建设监理公司，统一对全省的集中供水工程进行监理。同时，以市为单位成立巡回监理小组，定期不定期对单村工程进行监理。

在工程验收方面，根据中央《农村人饮项目管理办法》的有关要求，制定了《山西省农村饮水工程验收办法》。工程建设任务完成后，填写工程竣工登记表和竣工卡片，整理工程档案，编写竣工报告，进行财务决算和审计。并实行县级自验、市级初验、省级抽验的办法，对当年建设的工程进行严格验收。

4.4.2.6　政策保障，饮水工程进入依法管理轨道

山西省水利厅依据《中华人民共和国水法》、《水利产业政策》、《山西省水利工程管理条例》和《山西省水利工程水费标准和管理办法》等法律法规制定了《山西省农村饮水工程管理办法》，详细规定了工程管理，水源、水质管理，供水管理，水价核定、水费计收及财务管理等方面的内容。各级政府和水利部门在注重工程建设的同时，更加重视工程管理。全省各级各部门也相继出台了《农村饮水工程管理细则》、《饮水工程水价核定和管理

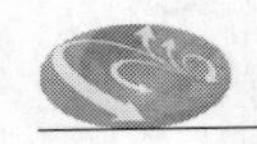

使用办法》、《水费计收管理办法》、《大修折旧基金收取使用管理办法》和《水源地及工程保护办法》等文件。吕梁、太原、晋中、长治等市地专题召开饮水工程管理现场会、动员会，党委、政府主要领导亲自安排部署管理工作。晋城市多次组织物价、卫生、环保、公安等相关部门，专题研究饮水工程的管理问题，把各部门的管理内容纳入经常性工作范畴。临汾市把农村饮水安全工作作为各级政府政绩考核的主要指标，专门聘请了一些老领导担任“政府督察员”，长年对饮水安全工作进行督察，从而有效地加强了工程管理工作。

县级是工程建设的主体实施单位，也是工程管理的主要责任单位。各县市按照省水利厅《农村饮水工程管理办法》的有关要求，普遍制定出台了适合本地区的农村饮水工程管理办法，从运行机制、档案管理、水源保护、水价核定、水费计收、财务制度等方面规范了工程管理。

4.5　山西省解决农村饮水水质不达标的办法

山西省解决农村饮水水质不达标主要采取三种办法解决：一是改水源工程：采取异地取水、远距离调水，或者就地开采深井水，并通过集中供水工程，用达标水源替代高氟、高砷、苦咸水等不达标水源；二是水质处理工程：采用净化设施，使现有水源经净化处理后达到饮用水标准，并通过集中供水工程供水；三是实行农村分散式供水：以户为单位建设旱井加集雨场、以村为单位建设蓄水池，利用集雨或引用泉水等形式解决农村饮水安全问题。

4.5.1　改水源工程

解决饮用氟、砷水、苦咸水等特殊水问题是解决好农村饮水安全问题的关键，对此山西省本着因地制宜、分类指导、科学规划的原则，合理选择工程规模和形式，开展改水降氟砷工程，提出了在人口多、村庄集中、地形条件较好地区，选择优质水源，采用远距离调水或开采深层地下水，建设集中供水工程解决。集中供水是指在一个饮水工程供水范围内，由水源集中取水，经净化处理后，用输水管网统一输送到各家各户（亦称自来水）供水形式。

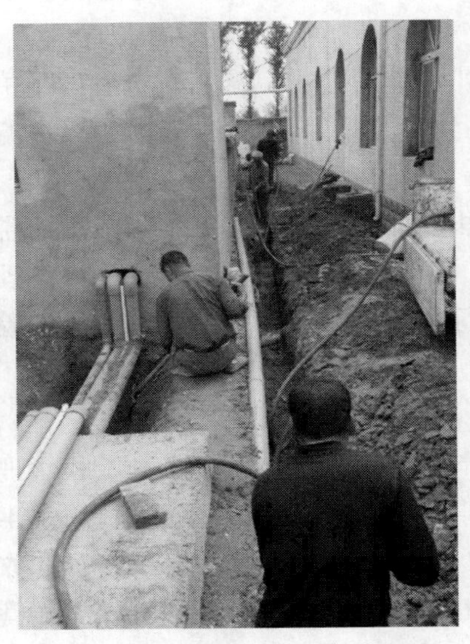

图 4－8　改水源工程铺设管道

1. 主要途径

主要通过以下三种途径：第一，对于人口居住集中、经济条件较好的地区进行异地取水、远距离调水，并通过集中供水工程，用达标水源替代高氟水源；第二，对于人口相对分散、地下水源较丰富，深层水水质达到饮用水标准的地方，采取就地取深井水；第三，对于人口相对分散的山丘区，利用小泉小水，建设供水工程。通过以上三种途径更换水源使其达到饮用水标准，解决了山西省绝大多数地区的饮水水质不安全的问题。

山西省大部分饮用氟水、砷水、苦咸水的地区相

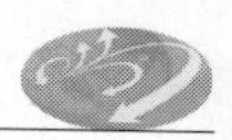

对集中，主要通过远距离调水或就地开采深层地下水建设集中供水工程解决，工程水源水质符合国家饮水标准，只需进行消毒处理就行。改水源工程的管道施工见图4-8和图4-9，自来水分户水表施工见图4-10。

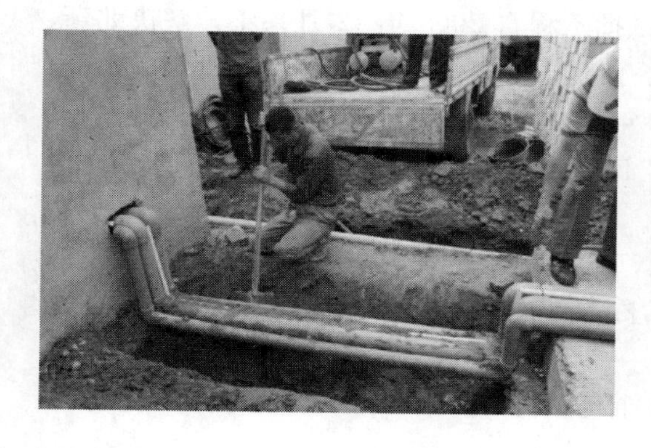

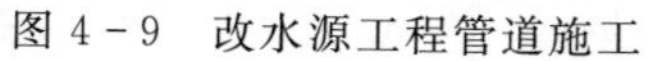

图4-9 改水源工程管道施工

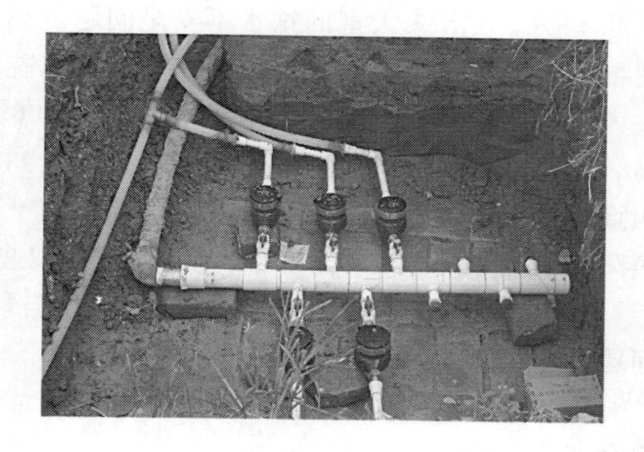

图4-10 自来水分户水表

2. 改水源工程实例

改水源工程实例一：晋襄集中供水工程。

襄汾县晋襄集中供水工程是一处跨乡镇集中供水工程，供水范围100km²，涉及南辛店乡和襄陵镇2个乡镇48个自然村，项目区依其所处位置在汾河西岸的水质不达标，存在高氟水和污染水，临夏线两侧水量和用水方便程度不达标。为了改善水质，保证饮水安全，当地政府采用改水源工程，新打水源井5眼，出水量60m³/h，含氟量为0.8mg/L，水质优良，各项指标符合国家生活饮用水卫生标准。水源地无企业无污染，将水提到新建的500m³的3座蓄水池，再自流到各供水区。晋襄集中供水工程供水站见图4-11。

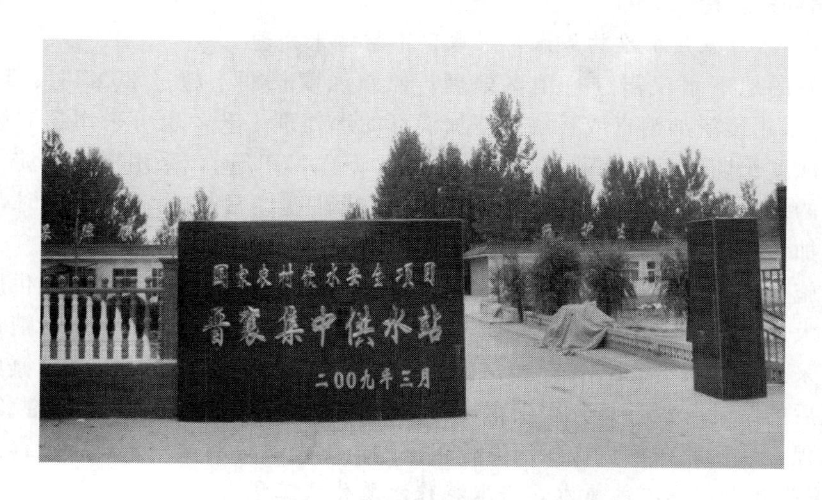

图4-11 晋襄集中供水工程供水站

工程建设内容为：新打水源井并配套5眼，配200QJ63-108/9和200QJ50-104/8型水泵2套，总配套功率55kW；安装50kVA变压器2台；新建钢筋砼蓄水池500m³的3座，300m³的3座；建中心管理站1处，在襄陵镇井头村和典崖村各建水源站1处；铺设

U-PVC输水主、支管道108.43km，建村级分水控制房43座，工程总投资2875.6万元。整个工程按省、市批复分4批实施。

第一批工程自2008年5月始建，解决了北吝、南吝、北贾、东徐、小陈5个自然村4793口人，148头大畜的饮水不安全问题。第二批工程自2008年12月兴工，解决北靳、贾罕、大陈、东王、中陈、西靳、南靳、东院、西院、巩固10个自然村14199口人，391头大畜的饮水不安全问题，第三批工程自2009年5月开始建设，解决了新民、北陈、司马、无一、崔村、梁段、胡村7个自然村8937口人，402头大畜的饮水不安全问题。第四批工程2010年3月动工，解决屯南、河北、屯大、李村、许留、南太、南柴、北太、西阳、景村、薛村、浪泉、齐村、四柱、双凫、中和庄、庄头、南街、中兴、北街、东街、井头、西街、刘庄、北关、北许26个自然村40973口人，2374头大畜的饮水不安全问题。

该工程2010年10月全部竣工，解决了48个自然村68902口人、3315头大畜饮水不安全安全问题。

改水源工程实例二：临猗县改水防氟工程。

临猗县改水防氟工程是通过打井改原高氟饮用水源，在临猗县角杯乡吴王黄河滩打5眼井作为供水水源，采用异地取水、分区输送方式，日供水能力6078m^3，解决了临猗县垣下高氟8个乡镇16.36万农村居民的饮用水安全问题。

通过对山西省部分改水降氟工程调研，在调查的10个县348个村290个降氟改水源工程中，73.5%正常运行，总体较好，工程出厂水氟含量达到国家规定的饮水卫生标准。改水源降氟砷工程一次投资到位，能从根本上解决农村饮用水的水质问题，群众十分满意。

4.5.2　水质处理工程

4.5.2.1　符合水源水质标准的原水，采取以下常规水处理

水质良好的地下水仅需进行消毒处理；原水浊度长期不超过20NTU、瞬间不超过60NTU时，采用慢滤加消毒或接触过滤加消毒的水处理工艺，也可采用超滤膜技术进行处理；原水浊度长期低于500NTU、瞬间不超过1000NTU时，采用混凝沉淀（或澄清）、过滤加消毒的水处理工艺；原水含沙量变化较大或浊度经常超过500NTU时，在常规净水工艺前增加预沉淀、粗滤或渗滤设施。

消毒措施根据供水方式、供水水质、供水规模等工程具体情况和消毒剂供应等情况确定。规模较大的水厂，采用液氯、次氯酸钠或二氧化氯等对处理后的水进行消毒；规模较小的水厂，采用次氯酸纳、二氧化氯、臭氧发生器现场制备消毒剂或三氯异氰尿酸、紫外线等对处理后的水进行消毒；分质供水站，采用臭氧或紫外线等对处理后的水进行消毒；分散供水工程，采用漂白粉、含氯消毒片或家用消毒设备等对饮用水进行消毒。

4.5.2.2　不符合水质标准的原水，采取特殊水质处理工程

山西省高氟水、高砷水、苦咸水等特殊水质所占比例较大，分布范围广，不可能完全靠找好水源解决全部问题，确无好水源时，同时调水距离特远，采用适宜的水处理工艺去除水中有害物质，确保饮水安全。

对于人口少、地形高低不平、村庄不集中的边远地区，地下水条件较差，又不能更改

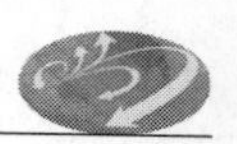

水源，若通过集中供水工程解决，铺设管路任务艰巨，投资太大，只能通过水质处理措施，采取建设水处理工程的办法解决，使现有水源经净化处理后达到饮用水标准。

在这些地区山西省主要采用反渗透水质处理设备、活性氧化铝除氟设备，少数几处采用智能型饮用水除氟装置。其中以反渗透水质处理设备为主，因反渗透水质处理设备适用于当地水质超标项目多，专项水质处理设备不能全部处理，同时反渗透设备处理后的水口感好，受益户比较容易接受。2008 年，全省采取反渗透水质处理设备的工程 74 处，受益人口 18 万人。

据 2008 年统计，全省 101 处特殊水处理设备工程中，受益人口 23.4 万人，正常运行的有 82 处，受益人口 20 万人，分别占工程总数和受益人口的 81%和 85%。

特殊水质处理工程实例如下。

1. 反渗透处理工程实例

南侯集中供水工程地处平遥古城西部，距县城 15km，收益村为宁固镇的南侯 、北侯、任家堡 3 村，受益人口 3521 人，大畜 1060 头。

由于该处近邻汾河，地形低洼，排水不畅，地下水中砷、氟、溶解性总固体等多处盐分聚积，其中砷含量达 1.04mg/L，氟化物含量达 2.58mg/L，溶解性总固体 7062mg/L，水质严重超标。当地氟斑牙患者高达 90%以上，皮肤病、氟骨病等地方病患者高达 10%，其中重度患者高达 2%。

为了改善饮水水质，保证群众身体健康，经多方案比较，采用山东碧海机械有限公司生产的单级反渗透净水设备，通过物理方法，除去水中多种盐分，其原理是通过原水泵提水进入石英砂过滤器，去除颗粒比较大的杂质，进入活性炭过滤器去除水中的异味，再进入精密过滤器去除颗粒比较细的杂质，然后高压泵加压把水挤过反渗透膜，过滤掉水中对人体有害的离子，从而达到符合国家卫生标准的适合于人体使用的饮用水，其工艺流程见图 4-12。

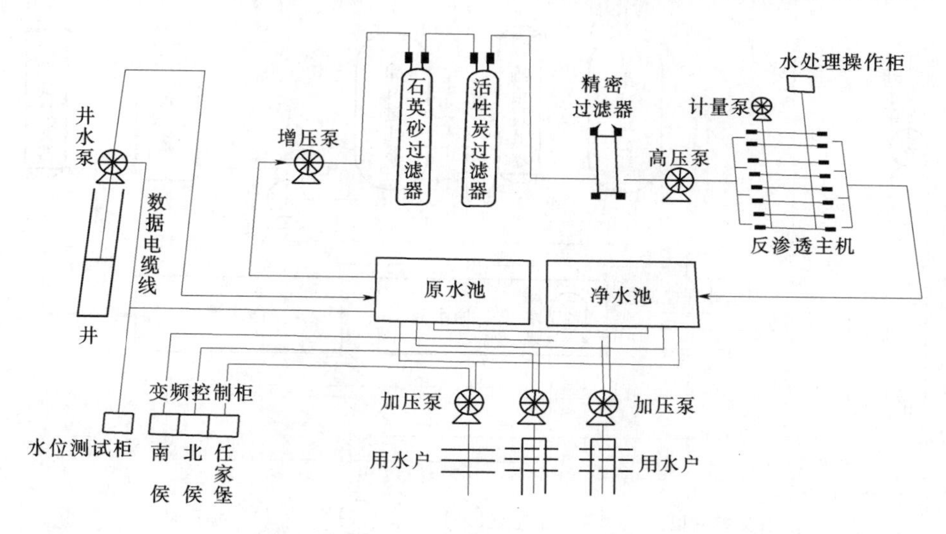

图 4-12 南侯集中供水反渗透水处理工艺流程图

2006 年 5 月动工，2007 年 3 月竣工，建成供水站一处，60m³ 原水蓄水池 1 座，150m³ 净水蓄水池 1 座，安装 RO-8 水处理设备 1 套，加压泵 3 台，变频柜 3 面，水位自动测试控制柜2面，铺设输水管道41.5km，入户实现了标准化。工程总投资98.3万元。工程建成后，经取水样检测，各项指标均符合国家生活饮用水卫生标准，当地群众十分满意。

2. 除氟工程实例

平遥县宁固镇位于县境西北部，距县城12km，面积31.5km²，人口1.6万人。辖宁固、南堡、左家堡、梁家堡、任家堡、南侯、北侯、河西、东张赵、西张赵、滩头11个村委会。该区地处汾河地区，由于受水文地质条件的影响，浅层地下水中氟化物等有害元素严重超标，20世纪80—90年代卫生部门曾在当地打深井，封闭上层水等措施降氟改水，但时间不长，深、浅层水贯通，深层水受到污染，导致旧病重发，旧剧重演。平遥县宁固镇集中供水站见图4-13。

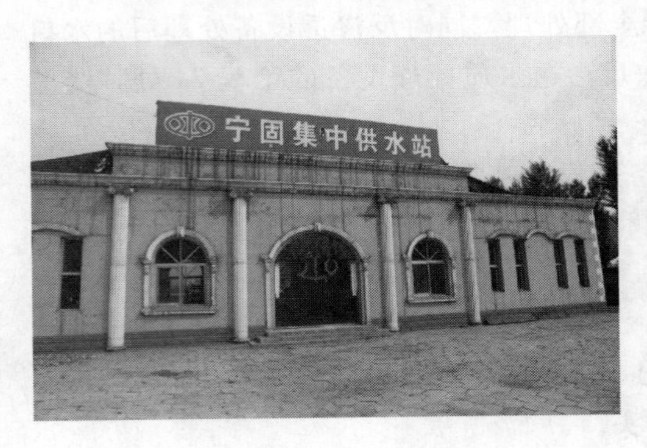

图4-13　平遥县宁固镇集中供水站

饮用水氟化物含量达2.01mg/L，为了改善饮水水质，保证群众身体健康。2009年安装智能型饮用水TY-DF-5型集中供水除氟装置1套，处理水量40m³/h，采用集中供水方式供水，解决饮水中氟含量超标问题。宁固镇集中供水工程受益村为宁固、南堡、滩头、东张赵、西张赵、河西6村，受益人口7484人，大畜1467头。

成套设备由预处理（初滤）系统、除氟系统、后置过滤系统、再生系统、电控系统和一些泵、阀、仪表、管路等组成。水处理流程为原水池→潜水泵→纤维球过滤器→初滤系统（纤维束过滤器）→除氟系统→后滤系统（活性炭过滤器）→净水池，见图4-14。

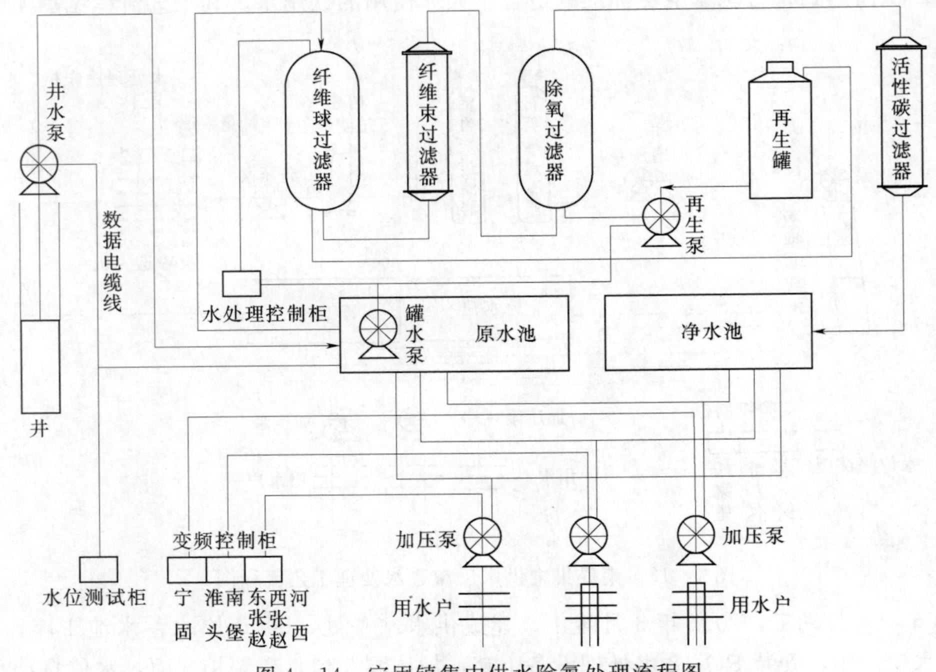

图4-14　宁固镇集中供水除氟处理流程图

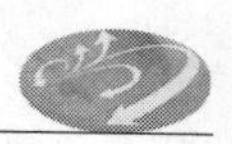

因原水含沙量大浊度高，影响设备的再生周期，在初滤系统前加纤维球过滤器（带反冲洗）主要用于原水的除浊。

工程建成后，经取水样化验，出水水质达到了国家规定的饮用水水质标准，口感甘甜，用户对此十分满意。

4.5.2.3　特殊水质处理设备优缺点分析

对高氟砷水进行水质处理是解决水资源贫乏的高氟、砷水地区持续保障饮水水质达标的唯一途径。但特殊水质处理设备存在以下不便：

第一，运行成本较高，对于采用反渗透水质处理设备的饮水工程需经潜水泵、水处理原水泵、水处理高压泵、加压泵共计四个环节才能送到用水户，增加了电费开支，而且定期得进行反冲洗，排放废水达到总用水量的30%左右，再加上水处理药剂费、水处理膜更新费等，造成供水水价偏高，收益群众难以接受。由于山西省农村经济欠发达，农民购买力低，部分受益群众对水质性危害认识不足，为了减少日常开支，仍饮用未处理的原水或不交水费，使得工程运行管理入不敷出。

第二，操作维护比较吃力，水处理设备技术含量高，要有一定文化素质的人员来维护操作，但由于管理人员待遇低，留不住高素质人员，均选用当地群众，因农民受教育程度不高，有的不能按照要求及时完成日常维护管理工作，影响了工程的正常运行，对于操作维护难度高的复杂设备，只能“望机兴叹”，影响了工程效益正常发挥。

第三，维修不方便，水处理设备厂家来自全国各地知名企业，技术力量较强，但售后服务稍显薄弱，在出现故障维修时，仍需要一定的时间和过程，维修期间不得不饮用未处理的原水。

4.5.3　实行农村分散式供水

山西省境内地形复杂，山脉延绵起伏，丘陵起伏，沟壑纵横，高低相差悬殊，山丘区面积占到全省面积70%以上。同时山丘区人口居住分散，水源奇缺，个别缺水地区甚至需要靠人、畜四处背水来解决吃水问题，解决这部分地区饮水安全问题工程量多，难度大。对于这些地区山西省主要采取分散供水的方式解决。分散供水指用户直接从水源地取水的供水形式，水源地包括一些小型的供水设施（如浅井、集雨水窖、引泉等）或未经任何设施直接取用河水、溪水、泉水等。山西省本着因地制宜、分类指导、科学规划的原则，合理选择工程规模和形式，提出以下几种途径：第一，在人口相对分散、地下水源较丰富、水质达标的地区，利用浅层地下水，以村为单位建设供水工程；第二，在人口相对分散的山丘区，利用小泉小水建设供水工程；第三，在人口分散、水源贫乏的山庄窝铺，利用旱井加集雨场形式建设单户供水工程，使每人每天可获得20L以上的合格水。除此以外，少数经济较好的地区利用小型水处理设备，解决水质超标问题。同时以村建设较大蓄水池作为应急水源，保证干旱之年不出村、特大干旱年有水拉。

在解决饮水安全的基础上，山西省还制定群众生活用水应急供水措施。对主要依靠小泉小水和天雨为饮用水水源的村庄，拿出专款，集中购买一批拉水车配备到县，保障遇到干旱年份时山庄窝铺群众的生活用水安全。

4.5.3.1　以村为单位建设供水工程

工程实例一：朔州市朔城区八里堡村400多人家家户户有浅井，浅层水含氟超标，村里的老人都是驼背、罗圈腿、黄牙，但是通过 2010 年农村饮水安全工程的实施，打了一眼深井，水质优良，24h 不间断供水，老百姓非常高兴。

工程实例二：灵石县南关镇常家山村过去由于历史、自然、经济等原因，饮水问题一直未能得到解决，全村 87 口人只能到村外的小泉小水处担水吃，加之村民有多半是老人，饮水问题很是困难。2010 年 7 月该村的饮水安全工程建设正式动工。经县水务局技术人员勘测，水源定在山下，要进行提水到村再入户，但该村交通不便，要进料进村更是难上加难，决定组织村里会做土石工的老人自己动手干。10 月底，全部工程顺利竣工。修建 $10m^3$ 蓄水池一座，铺设提水管道 300m，输水管道 1200m，至此全村 15 户农民全部吃上了甘甜的自来水。当甘甜的自来水流进灵石县南关镇常家山村农家小院时，饱经风霜的老百姓脸上露出幸福的笑容。

工程实例三：仓村位于山西省晋城市陵川县城东 18km 处太行山腹地，全村仅有 210 多口人，长期以来，农民饮水靠天下雨，村外岭上有好几个大小不等的蓄水池，是村民专门用来收集雨水的。遇到干旱少雨，村民还得赶往十几里远的地方去挑水或用畜力车拉水。通过农村饮水安全工程的实施，2008 年 12 月，仓村接通了自来水，看着哗哗的自来水流进自家的水缸里，村民们喜不自禁。

4.5.3.2　利用小泉小水建设供水工程

平陆县地形地貌复杂，山、塬、峁、沟、滩皆有。当地政府针对地形地貌特点、农村人口饮水及水源丰枯情况，提出在人口相对分散的山丘区，利用小泉小水，建设小型供水工程；在人口居住分散、水源贫乏的山庄窝铺，利用旱井加集雨场形式建设单户供水工程。

方式一：利用农户附近干净的小溪沟、泉水，经过建小型蓄水过滤池进行过滤后用 PE 管直接引水到住户的蓄水缸。

方式二：对住户附近无法找到水源的住户，通过修建蓄水池解决。在下雨时节通过拦截地表干净水，然后通过沉淀和过滤处理，或者通过引接屋面方式集水。通过这两种方法确保山庄窝铺群众饮水安全。

4.5.3.3　利用旱井（窖）加集雨场形式建设单户供水工程

工程实例：柳林县农村利用天雨已有较长的历史，但由于集雨场大都为土质庭院和道路，质地疏软，雨小时形不成径流，影响积蓄，而且旱井淤积严重，清淤十分困难，加之集雨场杂物多、水质差，达不到饮水安全标准。柳林县总结多年来天雨利用的经验，突破了传统的旱井建设模式，建立了“双层硬化、立体集蓄、高水高用、低水低用、人畜分用、自流节用”的利用天雨解决农村饮水问题的新模式。“双层硬化、立体集蓄”，即利用屋顶和庭院上、下两层硬化集雨面的不同高度，根据房屋依山而建的地形，在低于屋顶高于庭院的有利位置兴建水窖，集蓄屋顶雨水，称为高层集蓄；在院内建旱井，集蓄庭院雨水，称为低层集蓄。“高水高用、低水低用、人畜分用、自流节用”，即高层水窖采用管道形式直接自流供水入屋，实现无能耗自来水，水质符合卫生标准，用于人的饮水；院内旱井，用于牲畜饮用和洗涮。在达到饮水安全要求的同时，还节约了能耗，深受当地老百姓的欢迎。

旱窖是在适当高度的土体内挖长方形或圆形的蓄水结构，采用土工布和三七土防渗，

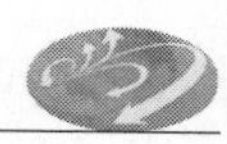

砌砖护壁，水泥砂浆抹面，合顶用盖板或现浇混凝土，每孔净蓄水容积 20～30m³。旱井是在庭院内开挖圆筒形蓄水结构，采用与旱窑相似的防渗护壁技术，每眼净蓄水容积 40～50m³。

2009 年，全县共有 69 村 34200 人利用此模式彻底解决了人畜饮水安全问题，共建旱窑 8000 余孔，旱井 20000 眼，硬化集雨场面积 300 多万 m²，其中机红砖集雨面积 82 万 m²。经水质化验，水质完全符合人饮标准。

4.5.3.4 利用小型水处理设备解决饮水水质不达标

实例一：平遥县云家庄村位于县境西北部和汾阳交接处，距县城 25km，离县城相对较远，属香乐乡管辖，全村现有人口 1191 人，总共 400 户，大畜 83 头。全村人畜吃水靠一眼水井，出水量 50m³/h，采用定时供水方式，一天供水 3 次，根据水质化验结果，目前饮用水氟化物含量达 3.11mg/L，该村供水管网经多年使用，设备老化，水泵出水量小，管道老化跑水，水量不能满足当地村民日益增长需水量要求，放水时有的地方有水，有的地方无水，满足不了人民群众正常生活需要。通过更换水泵、更新改造输水管网，并在该村采用智能饮用水家用型除氟装置，2009 年每户安装 1 台，总共安装 400 台，并全部投入运行，成功解决了该村饮用水中氟含量超标问题，群众对此十分满意。平遥县云家庄村及居民饮用安全水见图 4-15 和图 4-16。

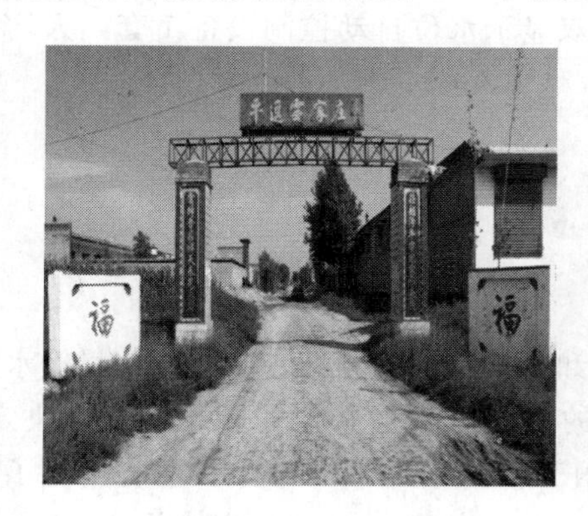

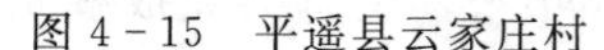

图 4-15 平遥县云家庄村

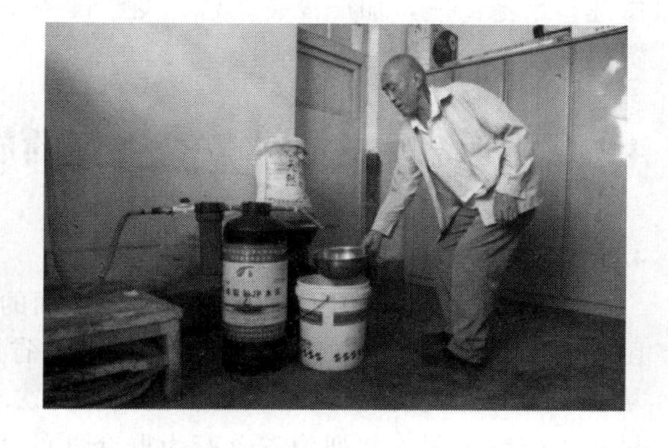

图 4-16 群众饮用处氟设备处理的安全水

实例二：翼城县唐兴镇冶南村，全村 1120 人，258 户，由于地质问题，全村饮用水氟含量 1.96mg/L，属于氟超标，采用分质供水及单户水处理设备，每户安装 1 台水处理设备，通过水处理设备，处理后氟含量由 1.96mg/L 降低到 0.5～0.7mg/L。除氟效果明显，处理后的水质达到了国家规定的饮用水水质标准，口感甘甜，用户对此十分满意。

家用小型水处理设备，解决了山区农村饮水中氟含量超标难以解决的关键技术问题，开辟了边远高氟水地区降氟处理技术的新途径，这为解决边远山区、山庄窝铺的水处理指明了一个方向。

4.5.4 农村饮水安全工程投资分析

山西省解决农村饮水水质问题大部分是采用较大规模的改水源集中供水工程，少部分是采用水质处理集中工程。山西省优质水源不足，对于水质性不达标的工程，只能采取安装水质处理设备或进行远距离调水的方式解决，但这两种方式的投资都很大。

1. 改水源集中供水工程投资分析

寿阳县解愁乡双凤岭村，人口112人，但因当地无好的水源，只能利用解愁集中供水工程水源解决，铺设管道4200m，扬程达200m，工程总投资12万元，人均投资达到了1071元。

平遥县城北集中供水工程，解决8.7万人的饮水安全问题，从神庙水库引水，仅主管道长度就达21km，工程总投资9678万元，人均投资达到了1112元。

灵石县新庄村，人口98人，经勘测，只能从2km以外的坛镇乡供水站引水，修建$30m^3$蓄水池1个，铺设管道4800m，工程总投资8万元，人均达816元。

2. 水质处理集中工程投资分析

晋中市灵石县桑平峪村，人口1204人，饮水不安全类型属于氟超标，2006年立项建设，工程总投资75.5万元，安装了水质净化设备，人均投资达到了627元。

平遥县东良庄饮水安全工程，东良庄村人口1760人，饮水不安全类型属于氟超标，2008年立项建设，2009年5月开工，工程总投资95万元，安装了反渗透净化设备，并修建蓄水池2座，人均投资达到了540元。

平遥县王智饮水安全工程，王智村人口1200人，饮水不安全类型属于氟超标，2008年立项建设，2009年9月开工，工程总投资64万元，安装了$5m^3/h$反渗透净化设备，并修建蓄水池2座，加压设备2台，变频设备1台，双显示水位自动控制设备1套，人均投资达到了533元。

4.6　山西省农村饮水安全取得的成效

4.6.1　实现了农村饮水安全全覆盖目标

由于受地形、气候、水文地质等多方面的影响和经济结构的制约，山西省农村饮水解困和饮水问题十分严重。2000年，针对全省严峻的农村饮水形势，省委、省政府决定，从2000年开始就在全国率先启动实施农村饮水解困工程。2000—2005年在全省实施了农村饮水解困工程，并列为省政府为群众办的实事之一。6年来，全省共完成投资22.4亿元，建成各类饮水工程15295处，解决和改善了633万人的饮水困难问题。从2006年开始，省委、省政府对农村饮水问题更加重视，每年都把解决200万农村人口的饮水安全问题作为为人民群众办的实事之一。2009年初，又进一步提出用两年时间实现全省农村饮水安全全覆盖的目标。五年来，紧紧围绕省委、省政府提出的这一任务，全力以赴开展工作，组织了“千名干部下基层”普查活动，对全省农村饮水安全现状进行了全面、详细的摸底调查，确保了全覆盖不留死角，不漏一村；为确保工程建设顺利进行，各级水利部门多方筹集资金，精心组织实施，全力推进各项工程建设。农村饮用安全蓄水池见图4-17，入户工程见图4-18。

2006—2008年，在省委、省政府的高度重视下，全省共建成各类农村饮水工程8339处，完成投资25.18亿元，解决和改善了12698个自然村，600万人的饮水安全问题。通过2006—2008年3年实施的农村饮水安全工程，有效解决了平川区水中氟、砷、盐含量严重超标和污染严重地区的饮水安全问题，农村群众饮水安全状况得到了极大改善。

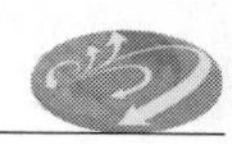

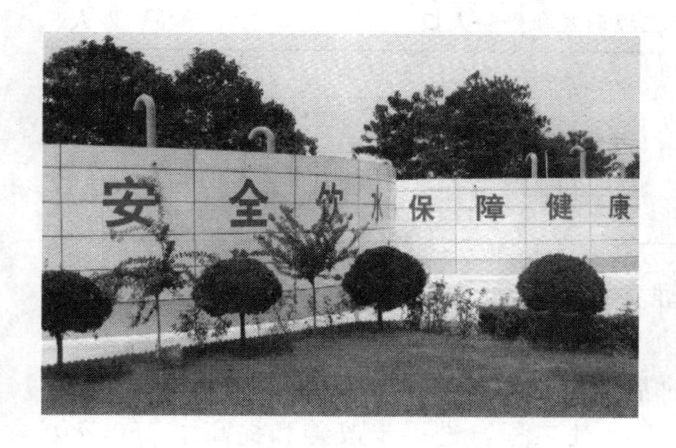

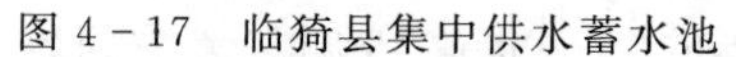
图 4-17 临猗县集中供水蓄水池

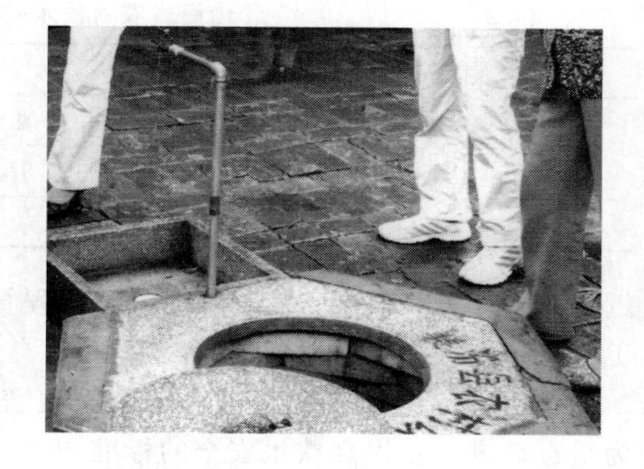

图 4-18 襄汾县农村饮水安全入户工程

2009—2010 年全力攻坚，全省共建成各类饮水安全工程 12301 处，完成投资 30 亿元（其中中央投资 12 亿元、省级投资 7.8 亿元、市县配套及群众投资 10.2 亿元)，解决了 15585 个村、588 万农村人口的饮水安全问题，所有饮水工程均已达到水质、水量、方便程度、水源保证率等四项农村饮水安全评价标准。其中：2009 年，建成饮水安全工程 5000 处，解决了 272 万农村人口的饮水不安全问题，央视《新闻联播》和《人民日报》头版头条曾予以报道；2010 年，建成饮水安全工程 7301 处，解决了 9009 个村、316 万农村人口的饮水安全问题。此外，在水利部的支持下，山西省还安排解决了 677 所学校、20 万农村学生的饮水安全问题。

山西省本着因地制宜、分类指导、科学规划的原则，合理选择工程规模和形式，“十一五”期间，全省新建和改建农村饮水工程 20640 处，解决了 28283 个村、1188 万农村人口和 20 万农村学生的饮水安全问题。有效解决了平川区水中氟、砷、盐含量严重超标和污染严重地区的饮水安全问题，从无水到有水，从苦水到甜水，从挑水到自来水，全省农村群众饮水安全状况得到了根本性改善，并在全国率先实现全覆盖。农家有了自来水见图 4-19。

目前，全省农村饮水安全工程形式大体有两类：一类是集中式供水，是自水源中取水，通过输配水管网送到用户或者公共取水点的供水方式；另一类是分散式供水，由群众直接从水源取水，无任何设施或仅有简易设施的供水方式，如旱井、旱窖。全省农村集中式供水人口 2223.86 万人，占全省农业人口的 89.74%。其中供水到户人口为 1820 万人，自来水入户率达到 75.05%；通过在村内设置集中供水点的方式受益人口 403.86 万人。农村分散式供水人口 201.26 万人，其中利用地下水人口 97.49 万人，利用集雨人口 66.24 万人（其中旱井自来水人口 33 万人)，通过引用泉水等其他方式受益的人口有 37.53 万人，详见表 4-2。

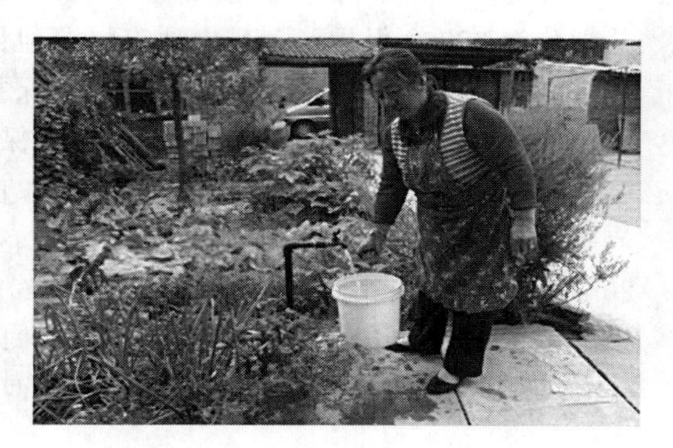

图 4-19 农家有了自来水

山西省立足工程的长期永续运行和农民长期稳定受益，对饮水工程的运行管理工作进行了大胆的实践和探索，并提出了“改制从产权入手，管理从建设开始”的原则。特别是

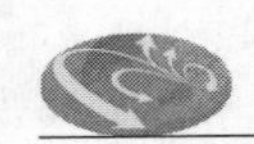

表 4-2　　山西省农村饮水安全工程形式和受益人口　　单位：万人

工程形式	集中供水		农村分散式供水		
利用水源	地下水	地表水	地下水	利用集雨	引用泉水等其他方式
受益人口	1892.72	331.14	97.49	66.24（其中旱井 33）	37.53
合计	2223.86		201.26		

近年来，通过开展全省农村饮水安全工程管理竞赛年活动，各地结合实际，积极探索，在工程管理上取得了很大的成绩。

2011 年，在实现农村饮水安全全覆盖的基础上，山西省以“巩固提高、强化管理”为重点，进一步提高饮水安全的标准。建成 2843 处工程，进一步改善和提高了 150.8 万人农村人口的饮水安全标准，自来水入户率由 2010 年的 75%提高到 81%。农村饮水水价补贴政策全面落实，2011 年省级拿出 5000 万元专项补贴资金，对全省井深 400m 和扬程 200m 以上的农村饮水工程，按照 $1m^3$ 水补贴 1 元的标准实施水价补贴。依托县级抗旱服务队组建的 111 个县级饮水工程管理服务中心全部挂牌成立。

4.6.2　建立了多个饮水水源地保护区

在解决农村饮水安全的同时，加强了饮用水水源地保护。2007 年 7 月 5 日，山西省政府下发《关于开展饮用水水源地污染集中整治行动的通知》，开始对全省饮用水水源地进行全面排查和治理，彻底清理饮用水水源地一级保护区内的排污口、排污企业及新建、扩建与供水设施和保护水源无关的建设项目，关闭保护区内未依法执行环境影响评价、“三同时”制度，影响饮用水水源水质安全的建设项目，限期治理饮用水水源地二级保护区内排污不达标污染源，二级保护区内所有污染源废水处理要达到一级排放标准，实现零排放。同时要求要依法对饮用水水源保护区进行调整和划定，设立饮用水水源地醒目标志界碑。

到 2009 年，山西省共划定集中式生活饮用水源地 207 个，其中地表水源地 13 个，地下水源地 194 个。22 个县级以上共有集中式生活饮用水源地 51 个。这 207 个饮用水源地共划分为 300 个保护区，其中地表水源地保护区 26 个，面积约 $5785km^2$；地下水源地保护区 274 个，面积约 $1706km^2$。300 个保护区中，一级保护区 207 个，面积约 $203km^2$；二级保护区 81 个，面积约 $1651km^2$；准保护区 12 个，面积约 $5637km^2$。

同时加强了水源涵养区林地面积，省直林区是山西省最重要的水源涵养区，汾河、沁河等 12 条主要河流，都发源于省直林区。据估算，每亩森林可截流降水和减少净流 $20m^3$，省直林区森林每年可涵养水源 23600 万 m^3，相当于 236 个 100 万 m^3 水库的蓄水量。据统计，仅山西省省直林区范围有林地面积已经从 1949 年的 34 万 hm^2 增加到 2009 年 86 万 hm^2，增长 2.5 倍，已经成为山西省饮水水源安全的重要基础。

4.7　山西省农村饮水“十二五”工作重点

4.7.1　农村饮水面对的新问题

4.7.1.1　少数集中供水工程水质不达标

山西省实施的农村饮水安全工程建设，集中式供水解决了一大批人民群众的生活饮用

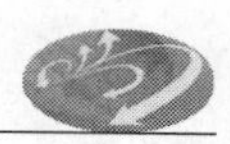

水问题，深受广大群众欢迎，但集中式供水工程中，少数供水设施简陋，只有水源和管网，缺少水处理设施和水质检测措施，存在水质不达标问题。2010年下半年，山西省水利厅对全省所有集中供水工程进行了全面的水质检测，检测结果表明，在全省仍有615处工程水质超标，有72处存在较为严重的氟砷等毒理性指标超标。面对全省部分水质不达标情况，如不及时处理势必会影响到其作为饮用水源的农村群众的身体健康。为此，今后全省农村饮水安全的首要任务是解决好水质问题，增加净水处理设备和消毒措施改善水质，保证农村饮水安全。

4.7.1.2 农村饮水安全全覆盖还不平衡

“农民吃上了安全水，实现了几代人的梦想”，但如何让这些工程长久发挥效益，一直是各级政府和水利部门时刻关注的难题，也是下一步要重点攻克的目标。省水利厅有关负责人表示，目前的农村饮水安全全覆盖还不平衡，有的村是自来水入户，有的村是定点供水；有的村是全天候供水，有的村是定时供水；有的村提水设施和输水管网都非常完善，有的村早年建设投资不足，提水设施和管网不配套，存在跑、冒、滴、漏现象，只是达到了低水平的安全。在未来的3～5年内，农村饮水工作还要继续抓，使全省农村的饮水设施普遍达到较高水平，使全省农村饮水管理跨上一个新的台阶，走在全国前列。

4.7.1.3 农村饮水安全状况容易出现反复

受自然条件、采煤漏水、环境污染等因素影响，山西省农村饮水安全状况容易出现反复。近年来，全省各地许多原来饮水安全的地方又出现了饮水不安全问题。因为地下水位下降，一些原来解决过的村庄又出现饮水困难，如运城的临猗县、万荣县一些原出水$30m^3/h$的水井，现在出水不到$10m^3/h$。因为污水排放不达标，一些农村饮用水源地受到破坏，平原区使原有低氟、砷含水层被高氟、砷含水层污染，出现了新的饮用高氟、砷水人口。如平遥县近年来持续干旱和人为的采煤漏水，使地下水位下降，河道断流，小泉小水干涸，水质污染，加之人口的增加，致使部分村庄重新出现了新的人畜饮水困难和饮水不安全问题，又有146个村、5.4万人返困。因为当初投资少，工程建设标准低，缺乏必要的维修养护资金，一些饮水解困期间解决过的村庄工程老化失修，水质和用水不达标，出现新的饮水不安全情况等。因此，农村饮水安全工作是一项长期、复杂、艰巨的工作。“十二五”期间，山西省仍要在解决农村反复出现的饮水安全问题和提高饮水安全标准上下工夫。

4.7.2 农村饮水安全“十二五”工作重点

2011年，中共中央国务院做出了《关于加快水利改革发展的决定》(中央一号文件)，山西省在“十二五”期间，要紧紧抓住中央持续加大农村饮水安全投资的有利机遇，着力做好全省农村饮水水质达标、提高标准、扫除死角、普及自来水和强化运行管理等工作。

一是着力解决部分村庄水质不达标的问题。在各县要逐步设立水质监测中心，依托集中供水工程建成一批水质监测分中心，将水质监测工作常态化。

二是提高边远山区及小自然村供水工程的保障率，特别是部分山区县用小泉小水、旱井等简易工程取水的，有条件的仍要提高标准。

三是全力推进饮水工程的维护和管理，落实管护主体，健全相关体制机制。各县要以抗旱服务队为基础，组建县级饮水安全服务中心，与抗旱服务队一套人马、两块牌子，要争取县级财政给予支持。以乡镇为中心设立分站，对各村供水工程进行管理，具体负责工程维修、养护、更新改造以及特殊旱年的拉运水。在有大中型水库和灌区管理单位的地区，要推广临猗县回龙灌区的做法，成立水利管服区，由水管单位分片负责其灌溉范围内各村饮水工程的管理。

四是启动备用水源工程建设。对有较大规模集中供水工程的区域，以工程为单位建设备用水源，或通过建设联网工程，实现集中供水工程之间水源互相备用。其他地方要以乡镇或地理区域为单位建设备用水源，确保特大干旱年有水可用。

五是大力普及农村自来水，全面推进自来水入户，力争改善和提高 120 万农村人口的饮水安全标准，将进一步提高农村饮水安全自来水普及率。“十一五”末，农村自来水普及率达到 75%，2011 年末达到 81%，力争“十二五”末，将自来水普及率由现在的 81%提高到 95%。

第5章　饮用水处理技术

饮用水的处理技术与工程设施是保障人们饮水卫生和安全的重要措施，它是人类在与水源污染及由此引起的疾病所作的长期斗争中产生的，并随着水源污染及由此引起的疾病的变化而不断发展和完善。从1804年在英国派斯利建成世界上第一座城市慢砂滤池水厂至今的200多年来，饮用水净化技术有了很大发展。从19世纪初到20世纪60年代，欧美国家的一些城市由于排出的污水、粪便和垃圾等使地表水和地下水水源受到污染，造成霍乱、痢疾、伤寒等水传染疾病的多次大规模暴发和蔓延，夺去成千上万人的生命。这些惨痛事件促进了饮用水去除和灭菌技术的发展，其中有代表性的工艺流程是混凝→沉淀→砂滤→投氯消毒。这便成为日后逐渐形成并得到广泛应用的饮用水常规处理工艺技术体系。从20世纪70年代开始，随着工业化和城市化的迅猛发展，饮用水源不仅受到越来越多的城市污水和工业废水等点污染源的污染，而且还受到更难控制的非点污染源的污染，给水中带来了难以或不能生物降解的有机物。面对越来越多的有机物，传统水处理工艺相形见绌。饮用水安全面临着空前的新挑战，而这些新的挑战导致了饮用水处理的第二次革命，新的饮用水处理技术相继出现，并正在向深度和广度发展。美国、西欧、日本等国家和地区重点组织开展了饮用水除污染新技术试验研究，并相继取得了活性炭吸附、臭氧氧化与生物活性炭、膜处理等深度水处理技术的突破，使饮水安全技术保障体系得到了延续和发展。本章将结合不同性质的水污染特征，重点介绍相应的常规处理技术、深度处理技术和预处理技术，以供应用时选择和参考。

5.1　饮用水常规处理技术

饮用水处理工艺所使用的处理技术有混凝、沉淀、澄清、过滤、消毒等。由这些技术所组成的饮用水常规处理工艺目前仍为世界上大多数水厂所采用，在我国目前95%以上的自来水厂都是采用常规处理工艺，因此常规处理工艺是饮用水处理系统的主要工艺。

5.1.1　常规处理的主要技术

5.1.1.1　混凝

天然水中除含有泥沙以外，通常还含有颗粒很细的黏土（50nm～4μm）、细菌（0.2～80μm）、病毒（10～300nm）、蛋白质（1～50nm）、腐殖酸、藻类等悬浮物和微生物。这些杂质与水形成溶胶状态的胶体微粒，由于布朗运动和静电排斥力而呈现沉降稳定性、聚合稳定性，一般不能利用重力自然沉降的方法除去，因此必须添加化学药剂（混凝剂）以破坏溶胶的稳定性，使细小的胶体微粒凝聚再絮凝成较大的颗粒而沉淀，这个过程就称之为混凝。由此可见，混凝是指从加药开始直至最后形成絮凝体（俗称矾花）的整体过程。一般可将混凝过程划分为混合、凝聚和絮凝三个阶段。混合指投加混凝剂向水中扩散

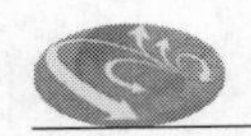

并与全部水混合均匀的过程；凝聚指加药后胶体失去聚集稳定性（简称脱稳），并通过胶粒本身的布朗运动进行碰撞聚集而形成尺寸较小的“微絮凝体”的过程；絮凝指“微絮凝体”再通过机械或人力搅拌而进一步聚集成肉眼可见的“絮凝体”的过程。凝聚和絮凝两个阶段是在反应池中几乎同步发生的。

1. 混凝作用

混凝的作用主要有：①有效去除原水中的悬浮物和胶体物质，降低出水浊度。混凝一般适用于粒度在 1nm～100μm 的分散体系；②有效去除水中微生物、病原菌和病毒；③去除受污染水中的浮化油、色度、重金属离子及其他一些污染物；④混凝沉淀可去除污水中 90%～95%的磷，是经济而高效的除磷方法；⑤投加混凝剂可改善水质，有利于后续处理。

2. 基本原理

混凝作用机理是以其水解形态与水体颗粒物进行电中和脱稳、吸附架桥或黏附网捕卷扫而生成粗大絮体再加以分离去除。目前较为经典的表述是：

(1) 吸附电中和。水中的悬浮物或固体微粒（包括黏土、不溶性无机盐晶体、藻类、细菌、病毒、腐殖质、淀粉、纤维素等）通常呈现胶体状态分布，并具有巨大的比表面积且在固液两相界面上分布有双电层。投加一些电解质而使固体微粒表面形成的双电层有效厚度减少，从而使范德华力（分子引力）占优势而使颗粒间彼此相吸，最后达到凝聚。如常用的铝盐混凝剂、铁盐混凝剂产生的带正电荷的氢氧化铝、氢氧化铁胶体以及带正电荷的单核或多核的羟基配合物或聚合物等都能与负电胶体很好地吸附而相互凝聚，最后形成空间网架结构的大的絮状聚合体。

(2) 吸附架桥。不仅正负电胶体间可以相互吸附架桥，一些不带电荷甚至是带有与胶粒同性电荷的高分子物质，通过氢键、范德华力等与胶粒也有吸附作用，一个高分子聚合物的分子可以吸附多个胶粒从而起到桥联作用。

(3) 沉淀物的卷扫或网捕。铝盐、铁盐产生的大量的氢氧化铝、氢氧化铁沉淀物能够直接网捕卷扫水中的胶体颗粒，即水中胶体颗粒直接吸附在已形成的大絮体上，而不是由胶体小颗粒相互凝聚而长大，当然具有这种作用的絮凝剂多为高分子型化合物。

这三种机理是可能同时存在的，只是所起作用的程度与处理条件、工艺设备、混凝剂种类及投药量、原水浊度、水的 pH 值等有关系。

3. 一般流程设计要点

混凝工艺流程可用图 5-1 简示。

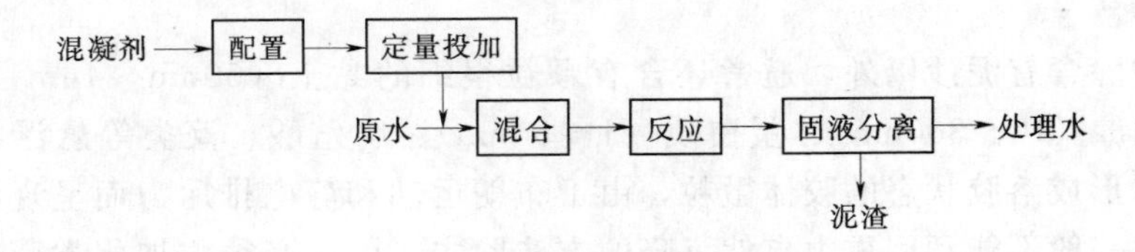

图 5-1 混凝工艺流程

在设计混凝工艺时，应注意把握以下四点：①根据混凝处理目的，通过试验选择混凝剂品种、用量和 pH 值；②选择合适的混凝剂投加位置和方式，调制投加浓度和设备；

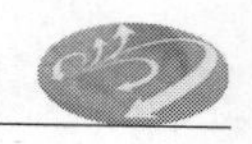

③选择合适的混合、反应方法和设备；④考虑与上下构筑物的衔接。

4. 混凝剂

混凝剂的主要作用是使悬浮液中的颗粒脱稳并提高絮凝体的生成速率。混凝剂的种类很多，有200～300种。按其所起作用的不同可分为凝聚剂、絮凝剂、助凝剂；按其化学组成可分为无机混凝剂和有机混凝剂；按其分子量大小可分为低分子混凝剂和高分子混凝剂；按其来源可分为天然混凝剂和合成混凝剂，还可以按基团性质进行分类。不同的混凝剂有其适应的范围，实际应用时根据原水的pH值、浊度、硬度等选择相应的混凝剂及其投加方式和浓度。

5.1.1.2　沉淀

沉淀是指悬浮颗粒依靠重力作用而从水中分离出去的过程。

1. 基本原理

根据水中悬浮物的性质、密度、浓度及凝聚性，沉淀过程可分为4种类型：

(1) 自由沉淀。当水中颗粒物粒径在20μm以上，尤其是达到100μm以上且呈离散状态分布时，可通过与水的密度差而在重力作用下实现自由沉淀。在这种沉淀过程中，悬浮物浓度往往较低且没有絮凝性，颗粒之间互不干扰，其形状、大小、密度等均不改变，沉淀速度恒定。

(2) 絮凝沉淀。当水中悬浮物浓度不高但有絮凝性时，在沉淀过程中颗粒就会互相碰撞而使其粒径和质量增大，从而加速沉降。有数据表明，当絮体达到0.6～1.0mm时就会转化为重力（自由）沉淀，沉淀时间需25～30min，这种现象最为常见，如活性污泥的沉淀。

(3) 成层沉淀，也称拥挤沉淀或受阻沉淀。当悬浮物浓度较高（矾花浓度大于2～3g/L、活性污泥含量大于1g/L或泥沙含量大于5g/L）、颗粒下沉受到周围其他颗粒的干扰而导致沉降速度放慢时，就往往会在水中形成清水与浊水的分界面，这时的沉淀速度实际上就是界面下沉的速度。

(4) 压缩沉淀。当悬浮物浓度很高（如污泥浓缩池底部附近）时，颗粒之间就会在互相接触、互相支撑的同时承受上层颗粒的重力及水压力，从而导致下层颗粒间的水分被挤出，使得颗粒团被压缩。

在以上4种沉淀类型中，自由沉淀是沉淀法的基础，许多沉淀池的理论分析与设计都是基于自由沉淀进行的。絮凝沉淀的沉速与去除率通常需要由试验获得，由于絮凝沉淀的颗粒沉速在加快，故其去除率往往略高于自由沉淀。在实际设计中，对于絮凝沉淀（如饮用水处理中混凝后的沉淀），一般仍按自由沉淀理论对沉淀池进行分析与设计。成层沉淀理论在给水处理中主要用于高浊度原水（如黄河水）的预沉淀。

2. 沉淀池

沉淀池是分离水中悬浮颗粒物的一种常见处理构筑物，其作用是完成水中各类杂质的沉淀过程。其工作过程是，原水经投药、混合与絮凝后，水中悬浮的杂质已经形成粗大絮凝体，需要在沉淀池中沉淀而使水得以澄清。沉淀池的出水浊度一般都在10度以下。

给水处理和废水处理所采用的沉淀池的池型与构造基本相同，只是因为在给水处理中，沉淀紧接在混凝之后，为了防止已经形成的矾花破碎，一般是将沉淀池紧靠在反应池处共建，使反应池中的水通过两池之间的穿孔花墙而直接进入沉淀池。

沉淀池多为钢筋混凝土结构，其内部通常按水的流态及功能划分为进水区、沉淀区、出水区和污泥区。

(1) 进水区。进水区的作用是使水流由絮凝池而通过与沉淀池之间的隔墙穿孔进入其内。为防止絮凝体破碎，穿墙孔宜沿水流方向逐渐放大（喇叭状），以控制洞口流速不大于0.15m/s。

(2) 沉淀区。沉淀区是液固分离的主体部分。

(3) 出水区。出水区的功能是将水从沉淀区整个过水断面汇集起来，而后通过出水堰、出水渠排出池外。沉淀池的出水堰多采用三角溢流堰（由一系列齿深5cm左右的直角三角堰构成的锯齿形堰口组成）或穿孔集水渠（即一系列的淹没式孔口出水）两种形式，其目的是控制堰口溢流速度小于500m^3/（m·d），若不能满足此要求，则就增加水堰的长度。当采用淹没式孔口出流时，可将孔口平置于水面以下12～15cm处（孔径多为20～30mm），孔口流速需控制为0.6～0.7m/s，以便孔口出流能够自由地跌落至出水渠中。

(4) 污泥区。排泥装置常用的有3种方法：一是平底＋刮泥，用刮泥车的刮泥板将沉泥刮到一侧（平流式）或中间（辐流式）的泥斗中，再定期排出池外；二是在沉淀池起端设置45°～60°的排泥斗，使沉泥依靠重力滑入其中，然后定期由排泥管排出池外；三是使用吸泥机将沉泥直接吸出池外。村镇水厂一般采用多斗重力排泥或穿孔管排泥。

3. 各类沉淀池的特点

沉淀池的池型有4种：①平流式沉淀池：平面呈矩形，水流自一端进入，按流向从另一端溢出；②斜板（管）式沉淀池：在平流沉淀池的沉淀区内加设与水平面成一定角度（一般为60°）的斜板或斜管而成；③辐流式沉淀池：池表面呈圆形或方形，水流由中心管自底部进入，然后均匀地沿池半径向四周变速辐射，流动中絮状物被逐渐分离下沉、清水则从四周环形水槽排出；④竖流式沉淀池：表面多为圆形，水流从池中央下部进入，由下向上流动，沉淀后再从池边溢出。

给水处理中常用的是平流式沉淀池和斜板（管）式沉淀池，辐流式沉淀池主要适用于高浊度水（如黄河水）的预沉淀，竖流式沉淀池则主要用于废水处理。

5.1.1.3　澄清

混凝和沉淀是当作两个单元过程对待的：即水中脱稳杂质通过碰撞结合成相当大的絮凝体，然后在沉淀池下沉。澄清池则是将这两大过程中的3个环节（即混合、絮凝、沉淀）综合于一个构筑物中而主要依靠活性泥渣层达到澄清目的。研究证明，新形成的沉淀泥渣具有较大的表面积和吸附活性（称为活性泥渣），它对水中微小悬浮物和尚未脱稳的胶体仍有良好的吸附作用，因此当经过混凝处理后（即脱稳杂质）的水流与其接触时，便会令活性泥渣层阻留下来而加速沉淀，使水澄清。澄清池主要适用于给水处理，也可应用于废水处理，以去除原水中的胶体（尤其是无机性胶体颗粒）。

1. 基本原理

在澄清池中通过机械或水力作用让已经生成的絮凝体悬浮起来形成矾花颗粒（悬浮泥渣层），其中悬浮物浓度一般为3～10g/L，当投加混凝剂的原水通过它时，水中新生成的

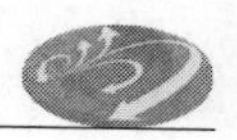

微絮粒便会被迅速的吸附在矾花上，从而达到应有的去除效果。

2. 澄清池

澄清池的构造形式很多，一般依工作原理的差异可分为两大类：一类称泥渣悬浮型，包括悬浮澄清池、脉冲澄清池；另一类称泥渣循环型，包括机械搅拌澄清池和水力循环加速澄清池。

5.1.1.4 过滤

水在经过混凝、沉淀、澄清处理以后，大部分的悬浮物已被除去，但这样的水质一般还不能满足饮用水标准和进一步深处理的工艺要求，故通常需要在沉淀池或澄清池之后、消毒和深处理工艺之前进行水质过滤。过滤是利用过滤介质对流体中的悬浮颗粒进行截留从而完成固液分离使水得以净化的过程。这种过滤用的设施称为过滤器或过滤池。过滤用的粒料或非粒状材料介质叫滤料，堆在一起的滤料层称为滤层。一般情况下，经过前处理的来水浊度都低于 10NTU，在实际处理时，如果原水浊度不超过 25NTU 或不超过 100NTU 且水质较好时，可不经澄清而直接过滤。即在生活饮用水的净化工艺中，有时沉淀池或澄清池是可以省略的，但过滤却是必不可缺的单元，这个环节是保证生活饮用水卫生安全的关键工序。过滤可以去除粒径在 2～5μm 的细小颗粒物，经过过滤的出水浊度通常可低于 1NTU。

过滤可以分为慢速过滤和快速过滤两种，其过滤机理分为慢速过滤机理和快速过滤机理，二者过滤机理明显不同。

1. 慢速过滤机理

慢速过滤的主要机理是滤层表面的机械筛除作用，即由大小不同的滤料颗粒组成的滤层像一个“筛子”（滤膜），当来水通过时，可以使比孔隙大的悬浮颗粒首先被截留在孔隙处，从而使滤料颗粒间的孔隙越来越小，由此也使以后到达的较小悬浮颗粒亦相继被截留下来，最后使水质得到净化。当然，随着悬浮颗粒在滤膜内的积累，“筛子”的过滤效率会逐渐降低，因此每隔一段时间（一般 2～3 个月）必须停止滤水，将滤层表面的 2～3cm 泥沙刮掉（称刮沙）。刮砂破坏了原有的滤膜，在重新开始过滤时还需要经历一个成熟期（1～2 周）。慢速过滤的致命缺点就是水流速度太慢、设备占地面积太大，所以目前已基本淘汰，取而代之的就是快速过滤。

2. 快速过滤机理

快速过滤的主要机理是滤层内部（即深层过滤）的迁移、附着作用，尽管滤层的表面对大颗粒也有机械筛除作用。迁移包括 5 种情况：一是由于孔隙不规则而导致颗粒在流线的会聚处直接碰到滤料表面被拦截；二是粒径和密度较大的颗粒在重力作用下会偏离流线方向而沉淀到滤料表面上；三是具有较大动量和密度的颗粒在绕过滤料表面时会因惯性作用而脱离流线碰到邻近的滤料表面上；四是微小的颗粒会因布朗运动而扩散到滤料表面上；五是黏性颗粒受剪应力作用产生径向运动或转动而脱离流线与滤料表面接触。附着主要是指通过迁移而到达滤料表面的颗粒在物理化学力（包括范德华引力、静电力、化学键和化学吸附等）的作用下使之黏附于滤料表面上不再脱离而从水中除去。快速过滤的过程为：当来水进入滤层时，较大的悬浮颗粒首先被截留下来（机械筛除）。而较微细的悬浮颗粒则进入滤料层内，然后经过迁移、附着而大部被截留下来。一些附着不牢或者由于吸附量过大、造成孔隙度小、导致过水流速增大而使被截留颗粒又被冲刷脱附，随水流带到下一层滤料之中。这样，就在净化水质的同时也使滤层深处的被截留物质逐渐多了起来，最后形成阻力不断增大。一般当滤池的水头损失达到最大允许值时，就需要停止过滤而进行反冲洗处理。早期快滤池的滤速要求达到 5m/h 以上，现代的快滤池滤速可达 40m/h 以上。

5.1.1.5 消毒

饮用水消毒目的是杀灭水中对人体健康有害的绝大多数致病微生物，包括病菌、病毒、原生动物的孢囊等，以防止通过饮用水传播疾病。消毒处理是在达到饮用水卫生标准的前提下，将饮水导致的水性疾病风险降至最低，达到完全可接受的范围。事实上，在给水厂中，原水经过混凝、沉淀（澄清）和过滤，能去除大量悬浮物和黏附的细菌，但过滤出水还远远不能达到饮用水的细菌学指标。在一般情况下，水质较好的河水约含大肠杆菌数 1 万个/L，经过混凝沉淀后可以去除其 50%～90%，再经过过滤又可进一步去除进水中的 90%，从而使出水中的大肠杆菌数减少到 100 个/L 左右。而我国现行的生活饮用水标准规定饮用水中该项指标不得检出，所以最后还必须进行消毒，可以说消毒是保证饮用水卫生安全的最后屏障。另外，为了防止离子交换树脂和分离膜受到细菌的侵蚀和污染，同样也要求对原水进行消毒杀菌。在废水生物处理中，为了控制污泥膨胀（如活性污泥法）和滤料堵塞，也可采用杀菌的方法进行预处理。生活污水、医院污水和某些工业废水中不但存在大量细菌，而且含有较多病毒、阿米巴孢囊等，它们通过一般的废水处理都不能被灭绝（活性污泥法只能去除 90%～95%，生物膜法去除 80%～90%，自然沉淀去除 25%～75%）。为了防止疾病的传播，这类废水都必须进行消毒处理。

消毒方法：按照原理的不同一般分为物理法和化学法。物理法是采用加热、冷冻、机械过滤、紫外线照射、超声波高频辐射等方法使细菌内蛋白质在物理能的作用下发生凝聚或使遗传因子发生突变而改变细菌的遗传特征，从而达到消毒的目的；化学法则是利用无机或有机化学药剂灭活微生物特殊的酶，或通过剧烈的氧化反应使细菌的细胞质发生破坏性的降解而达到杀菌的作用。

5.1.2 不同水源的常规净水工艺流程

5.1.2.1 地表水常规净水工艺流程

在以地表水为水源时，饮用水常规处理的主要去除对象是水中的悬浮物质、胶体物质和病原微生物，所需采用的技术包括混凝、沉淀、过滤、消毒，各地根据原水水质，结合当地操作管理条件，通过技术经济比较，综合研究，确定常规净水工艺流程和主要构筑物的组成。以地表水为水源，根据水质特点的常规净水处理工艺流程如下。

（1）地表水原水浊度长期低于 500NTU、瞬间不超过 1000NTU 时，采用混凝沉淀（或澄清）、过滤加消毒的水处理工艺，其净水工艺流程有两种，如图 5-2 所示。其中图 5-2（a）所示工艺为一般地表水水厂广泛采用的常规净水流程，一般进水悬浮物含量应小于 2000～3000mg/L；图 5-2（b）所示工艺为对水质要求不高或原水水质较好时采用的净水流程。

（2）低浊度地表水常规处理工艺流程：原水浊度长期不超过 20NTU、瞬间不超过 60NTU 时，采用快滤池或慢滤加消毒或接触过滤加消毒的水处理工艺，也可采用超滤膜

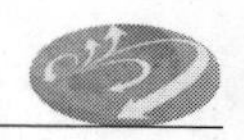

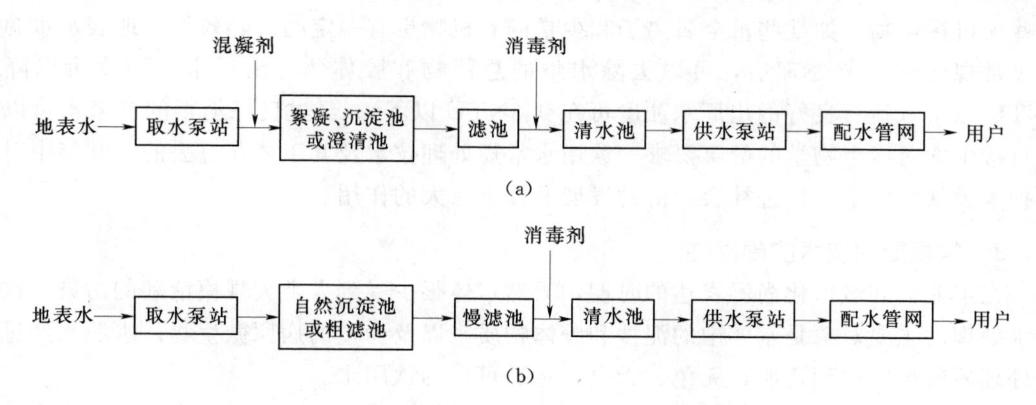

图 5-2 地表水常规净水工艺流程

技术进行处理；采用快滤池克服了传统慢滤池的缺点，是目前比较常用的处理方式，其工艺流程如图 5-3 所示。

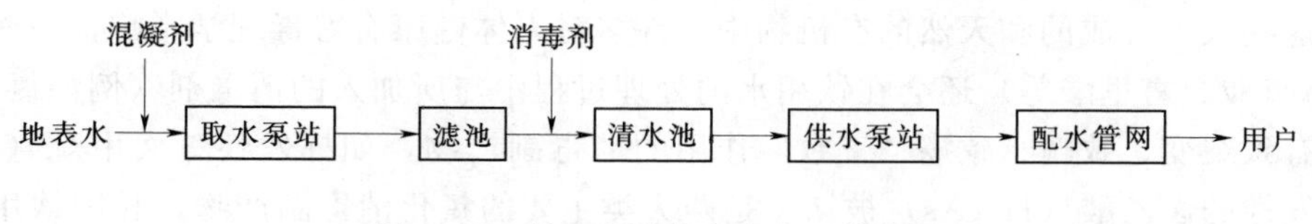

图 5-3 低浊度地表水净水工艺流程

(3) 高浊度地表水净水工艺流程：原水含沙量变化较大或浊度经常超过 500NTU 的地表水，其典型工艺是在常规净水工艺前采取预沉淀、粗滤或渗滤设施，经预沉后原水含沙量可降到 1000mg/L，其净水工艺流程如图 5-4 所示。

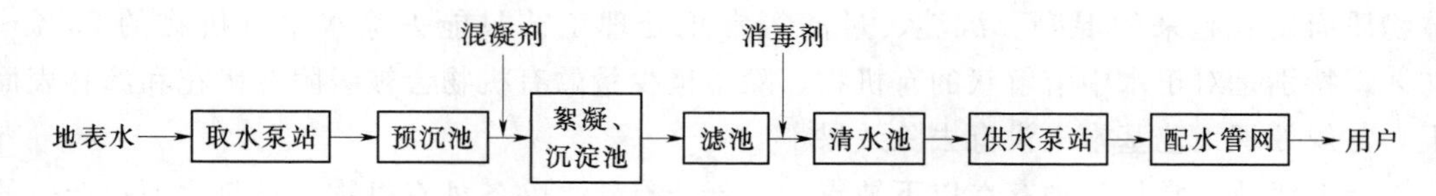

图 5-4 高浊度地表水净水工艺流程

5.1.2.2 地下水常规净水工艺流程

在以地下水为水源时，饮用水常规处理的主要去除对象是水中可能存在的病原微生物。对于不含有特殊有害物质（如过量铁、锰等）的地下水，饮用水常规处理只需进行消毒处理就可以达到饮用水水质要求。处理工艺流程见图 5-5。

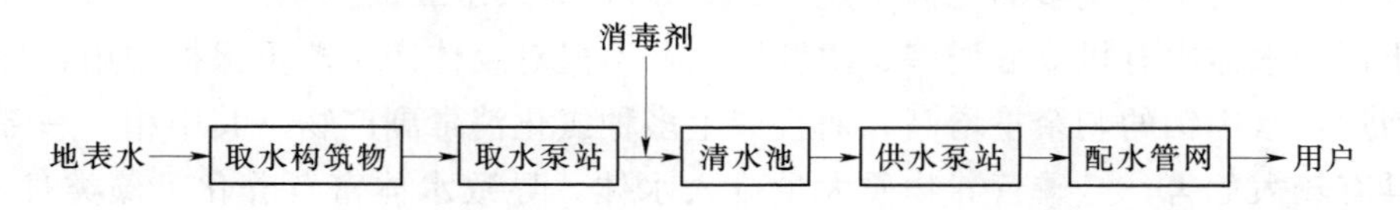

图 5-5 以地下水为水源的典型净水工艺流程

饮用水常规处理对水中的悬浮物、胶体物和病原微生物有很好的去除效果，对水中的

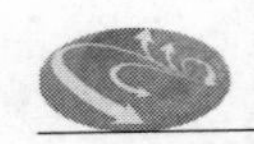

一些无机污染物，如某些重金属离子和少量的有机物也有一定的去除效果。地表水水源水经过常规处理工艺处理后，可以去除水中的悬浮物和胶体物，出厂水的浊度可以降到1NTU以下（运行良好的出厂水浊度可在0.3NTU以下）。经过良好消毒的自来水可以满足直接生饮对微生物学的健康要求。饮用水常规处理技术及其工艺在过去的100年中对于保护人类饮水安全、促进社会经济的发展发挥了巨大的作用。

5.1.3 常规处理技术的局限性

在工业化和城市化尚不发达的时期，天然水体很少受到人类大规模活动的污染，饮用水水处理的主要对象是水体中的泥沙和胶体物质，以及少量的病原微生物。水源水经过常规处理后就可以得到透明、无色、无臭、味道可口的饮用水。

随着工业和城市的发展，越来越多的污染物随着工业废水、生活污水、城市废水、农田径流、大气降尘和降水、垃圾渗滤液等进入了水体，对水体形成了不同程度的污染，有机污染是受污染水源水处理面临的首要问题。人类合成的有机物中的相当大的一部分会通过工业废水和生活污水进入水体；未经处理的生活污水中也含有大量的人体排泄的有机污染物。这些人工合成的和天然的有机物中有许多对人体健康有着毒理学影响，一些有机物（例如腐殖酸、富里酸等）还会在饮用水的处理过程中与所加入的消毒剂（例如氯）反应，生成具有致突变、致畸、致癌“三致”作用的消毒副产物，如挥发性三卤甲烷（THMs）和难挥发性的卤乙酸（HAAs）被认为是两大类主要的氯化消毒副产物，我国饮用水标准中仅对三卤甲烷中的氯仿进行了规定（最高允许浓度60μg/L），近年来人们又发现溴代三卤甲烷对人体的潜在危害更大，难挥发性的卤乙酸对人体的潜在危害也远大于氯仿，因此消除与控制氯化消毒副产物应当引起人们的重视。对于有机污染物，常规水处理技术及其工艺的去除作用十分有限，国内外的研究结果和实际生产结果表明，以去除水中泥沙和胶体物质而发展起来的混凝、沉淀、过滤等常规处理工艺只能去除水中有机物的20%～30%，特别是对于水中溶解状的有机物，除了极少量的有机物会被吸附在矾花和滤料表面上，常规处理工艺基本上没有去除效果。

综上所述，常规处理存在以下缺点：①不能有效去除各种有机物，且氯化消毒产生的多种有机氯化物，其中大部分对人体健康有害，氯化消毒副产物比原先有机物致毒性更大；②水厂沉淀池、滤池滤料层的含泥量中有机物的溶出与迁移会带来有机物；③为改进絮凝，提高滤池效率，保证杀菌效果的多点投氯，为氯与水中的有机物（如腐殖酸、富里酸）反应生成三卤甲烷（THMs）等消毒副产物创造了条件；④自来水在冗长的输水管道及水塔、水箱等设施中，余氯与水中的有机物有时间进一步反应，又因为管网腐蚀、泄漏、接触污染，会生成更多的三卤甲烷（THMs），导致了二次污染。

由于污染水体中有机成分增多、浓度增大，不但对胶体产生严重保护作用，导致混凝剂药耗增加，水中铝的剩余量增高，而且产生多种氯化消毒副产物，其中相当一部分对人体健康具有较大危害；氮磷营养物质大量排入水体，导致水体富营养化、藻类过量繁殖，产生难闻的臭味和有害的藻毒素；加之致病微生物的存在、管网的二次污染、稳定性铁锰以及重金属问题等都使得给水处理难度增大，现行的常规给水处理工艺，很难解决这些问题。

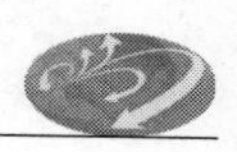

5.2 饮用水常规处理工艺的改进技术

饮用水常规处理技术及其工艺在20世纪初期就已形成雏形，并在饮用水处理的实践中不断得以完善。20世纪70年代，水环境的污染日益严重，水源水的水质明显变差，污染物的种类和浓度也不断增加，人们对水质的要求逐渐提高。第一代饮用水净化工艺常规处理效果已不能满足水质标准。新的挑战，导致了饮用水处理的第二次革命：不仅要除去浊度和病原菌，而且还要除去多种多样的有机和无机微量污染物。为此以去除微量有机污染物和氯化消毒副产物等的第二代饮用水净化工艺（改进技术）形成了。饮用水处理工艺改进技术包括强化混凝技术、强化沉淀与气浮技术、强化过滤技术和改进消毒技术等。

5.2.1 强化混凝技术

混凝工艺主要去除水中的悬浮颗粒、浊度和消毒副产物（DBPs）的前驱物质——天然有机物（NOM）。其效果与混凝药剂品种、投加量、pH值、搅拌程度、混凝剂和助凝剂投加顺序、原水特性等因素有关。快速剧烈的混合利于混凝药剂扩散和水中胶体的脱稳。进入20世纪80年代，加强混合才成为给水界的共识，现常用的混合设备有水力隔板混合、水泵混合、机械混合、静态混合器、混合池、槽等。在絮凝药剂投加控制和使用方面：我国的絮凝剂品种少、质量低，而在国外，用于原水调质的助凝剂较为普遍；在药剂的自动控制工艺方面：我国大部分水厂才处于起步阶段。当水中有污染或污染较轻的情况下，可采用强化混凝或二次混凝达到预期效果。

强化混凝技术就是通过采取一定措施，确定混凝的最佳条件，发挥混凝的最佳效果，尽可能去除能被混凝阶段去除的成分，特别是有机成分。

强化混凝技术首先要根据水质情况筛选优化确定混凝剂的种类和投量。目前水厂使用的混凝剂大致有三种：铝盐、铁盐以及人工合成的有机阳离子聚合混凝剂。一般从单纯混凝角度铝盐和铁盐的混凝效果要优于人工合成的混凝剂，原因是这两种混凝剂可以按上述的混凝机理与天然有机物（NOM）作用，而人工合成的有机阳离子聚合混凝剂只能通过电性中和与NOM反应，对于铁盐和铝盐而言，前者的混凝效果优于后者。尽管各种混凝剂的混凝效果不同，但对于确定的水质，在原水pH值一定的条件下都会存在一个最佳投量，首先应根据具体水质情况优选混凝剂，并利用混凝剂投加量与利用效率之间存在的关系确定最佳投量。其次，原水pH值也是影响混凝效果的一个重要因素，通常较低的pH值有利于强化混凝对天然有机物（NOM）的去除，Robert等人的研究证明，随着pH值的下降，强化混凝对总有机碳（TOC）的去除率明显升高，Gil等人的研究表明调节水源水的pH值，达到相同的混凝效果可以使混凝剂投量减少50%以上。但并不是pH值越低越好，通常最佳的pH值范围为5.5～6.5。此外，制备化学复合药剂强化混凝处理也是一个新的研究方向，利用高锰酸盐复合药剂与强化混凝处理相结合，明显地去除了地表水中的天然有机物（NOM）和藻类物质，并降低了处理水的浊度。

5.2.2 强化沉淀与气浮技术

沉淀和气浮作为两种传统的水处理工艺，在给水和污水处理领域一直备受关注。从最早使用的自然沉淀，到混凝沉淀，以致今天的平流沉淀池、斜板沉淀池，沉淀作为一种水处理形式不断发展完善。由于近年来水源水质的严重恶化，传统的沉淀处理很难达到理想的出水水质要求，因此各种强化沉淀的措施相继出现：优化斜板间距、优化沉淀区流态、优化排泥，采用斜管代替斜板的斜管沉淀、拦截式沉淀等，即便这样对于某些特殊原水，如低温低浊、高藻水，强化沉淀也难以获得良好的处理效果。

气浮与沉淀是两个相反过程，因此气浮工艺对低温低浊、高藻类水质原水具有良好的处理效果。目前对于气浮也存在许多强化措施，如优化气浮的接触区和分离区、优化进水和出水、优化个区流态等，此外发展气浮与预氧化结合技术、实现高速气浮与多功能气浮，能够更好地强化气浮处理。但气浮工艺对于高浊度水或水质变化较大的水效果不理想。

沉淀—气浮固液分离工艺就是针对沉淀和气浮两种处理工艺各自存在的弊端，而提出的一种新工艺，以沉淀为主、气浮为辅，发挥了沉淀和气浮各自的优点，工艺的适应性较强，已在国内许多水厂中得以应用，但目前对其机理和设计思想的探讨研究尚没有深入的研究报道。由于沉淀和气浮各自的运行机理截然不同，实践表明，这种工艺也存在很多问题，如运行过程中的“跑矾花”现象、配水不均、排泥效果差以及工艺构造不合理等，因此必须对其机理进行深入的分析研究，以达到最佳的处理效果。

5.2.3 强化过滤技术

混凝和过滤是常规给水处理工艺去除原水中有机污染物的两个主要工序。通常混凝沉淀后水的水质与未经处理的原水水质大不相同，混凝沉淀过程去除了大部分的水中天然有机物，与此同时提高了水中溶解性有机物的含量，并使水中残留有少量的混凝剂，出现剩余铝浓度超标问题，可以说过滤是常规净水系统中控制出水水质的关键工序。因此为了改善滤池处理效果，确保供水水质，必须对滤池系统进行强化改进。

对于过滤工艺采取强化措施是多方面的，可以对滤速进行控制、使用新型滤池、用多层滤料代替单层滤料以及投加助滤剂等等。常用的改性剂多为铝盐、铁盐、锰盐以及这几种金属的氧化物等。

有关实验表明，改性滤料能充分地发挥在滤料表面增加巨大的比表面积和强化的吸附能力，以及与水中各类有机物、细菌、藻类接触过程中由表面涂料所产生的强化吸附和氧化净化功能，其不但能净化大分子和胶体有机物，同时还可以大量吸附和氧化水中各种离子（包括重金属离子）和小分子可溶性有机物。实验研究也表明，采用改性滤料强化过滤，出水水中剩余铝的浓度要远低于国家水质标准 0.2mg/L，故可达到全面改善水质的目的。

5.2.4 改进消毒技术

（1）氯气消毒法：除了不能除尽水中有机物，易生成“三致”氯代物外，消毒后水的味觉与嗅觉不佳；由于长期使用，细菌产生了抗药性，使氯气的用量逐年增加。

（2）二氧化氯消毒技术：相对于臭氧和氯消毒，杀菌能力更强，剩余量更稳定，作用更持久，消毒后不产生有毒的三氯甲烷等氯化有机物，并能有效地控制出水的色度、嗅、味，还可沉淀水中的铁、锰等，因此用量少、作用快、杀菌率高。但成本较氯高，不易压

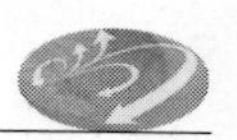

缩储存，只能在使用现场制造。常用于代替预氯处理或混凝沉淀前加氯，即作为第一次消毒及氧化。

（3）臭氧氧化消毒技术：通过臭氧与其他消毒剂比较研究后得出以下结论：从消毒效果看，臭氧＞二氧化氯＞氯＞氯胺。而从消毒后水的致突变性看则氯＞氯胺＞二氧化氯＞臭氧。由此可显示出臭氧消毒的优点。国际上已普遍应用，特别是法国普及率很高。但由于臭氧对细菌有显著的后增长效果，因此近年来人们注意将臭氧与其他净水技术结合使用，如臭氧与氯、臭氧与紫外线消毒、臭氧与生物活性炭等，能获得满意的杀菌效果。

5.3 饮用水深度处理技术

当饮用水的水源受到一定程度的污染，又无适当的替代水源时，为了达到生活饮用水的水质标准，在常规处理的基础上，需要增设深度处理工艺。

饮用水深度处理技术是相对于其常规处理技术的局限性而发展起来的一种新的水处理技术。自20世纪70年代初美国环境保护局在饮用水中检测出致突变物三卤甲烷以来，水中有机物对健康的危害已引起了人们对水处理技术越来越多的关注。面对水源水质的变化和水质标准的日益严格化，饮用水常规处理（即混凝—沉淀—过滤—消毒）已显得力不从心。国内外的试验研究和实际生产结果表明，受污染水源水经常规的处理工艺只能去除水中有机污染物的20%～30%，且由于溶解性有机物的存在不利于破坏胶体的稳定性而使常规处理对原水浊度去除效果明显下降（仅为50%～60%）。用增加混凝剂投量的方式来改善处理效果，不仅使水处理成本上升，而且可能使水中金属离子浓度增加，反而不利于饮用者的身体健康。另一方面，传统常规处理工艺还可能使出水氯化后的致突变活性有所增加，导致水质毒理学安全性下降，从而对人体健康造成新的危害。因此应尽快采用先进的技术对饮用水进行较为全面的处理。目前，随着水源污染的加剧和各国饮用水标准的提高，可去除各种有机物和有害化学物质的饮用水深度处理技术日益受到人们的重视。

由于常规处理净水工艺的局限性，其处理后的生活饮用水水质安全性难以得到保证，故对微污染水体进行预处理和深度处理就显得十分必要。从20世纪末开始，国内外水处理工作者研究开发处理水的深度处理工艺。

深度处理通常是指在常规处理工艺以后，采用适当的处理方法，将常规处理工艺不能有效去除的污染物或消毒副产物的前体物加以去除，提高和保证饮用水质。较之传统工艺，深度处理成本大，代价高。深度处理国外应用较为普遍，我国尚处于起步阶段，大部分老水厂均未采用深度处理，只是部分新水厂采用了活性炭吸附处理。常见深度处理技术有活性炭吸附法、臭氧氧化法、膜分离技术、离子交换法、臭氧生物活性炭技术等。

5.3.1 活性炭吸附法

活性炭吸附是在常规处理的基础上去除水中有机污染物最有效最成熟的深度处理技术。早在20世纪50年代初期，西欧和美国的一些以地表水为水源的水厂就开始使用活性炭消除水中的色、臭。直到目前，西欧以地表水为水源的水厂绝大多数仍采用活性炭吸附，以去除水中的微量有机污染物、色、嗅等，对于需要长年吸附运行的水厂，一般均采用粒状炭过滤，粉状炭主要用于季节性投加的场所。我国从20世纪70年代末80年代初

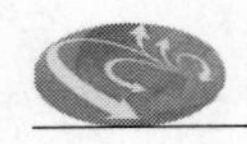

开始，也有少数水厂采用了粒状活性炭吸附深度处理技术。

活性炭吸附剂对水中多种污染物有广泛的去除作用。活性炭可以有效去除引起水中臭味的物质，如土臭素（geosmin）、2-甲基异莰醇（MIB）等。对芳香族化合物、多种农药等有很好的吸附能力。对许多重金属离子，如汞、六价铬、镉、铅等也有较好的吸附效果。活性炭对水中致突变性物质有较好的去除效果，多项研究表明，致突变活性检测为阳性的水经过活性炭吸附后致突变活性转为阴性。美国环保局推荐活性炭吸附技术作为提高地表水水源水厂处理水质的最佳实用技术。

5.3.1.1 活性炭吸附剂

活性炭是用一种含炭成分为主的物质经高温炭化和活化制得的疏水性吸附剂，常用原料有动植物（杏核、椰子核、核桃壳、锯木屑、木炭、木材、脱脂牛骨）、煤（无烟煤、沥青煤、褐煤、泥煤）、石油（石油焦、石油残渣）、纸浆废液、合成树脂及其他有机残物等，制造工艺流程是原料→成型、破碎→炭化→活化→产品，成品的外观为暗黑色，内在成分主要是碳，同时还含有少量的氧、氢、硫元素及水分、灰分等，可以耐强酸、强碱，能够经受水浸、高温、高压作用，不易破碎，在水处理中常用做吸附剂以去除水中的有机物、色、嗅、味和部分重金属离子。

5.3.1.2 活性炭的性能

活性炭孔隙丰富，孔隙率可达 $0.6\sim0.9cm^3/g$，这些数目繁多的微小孔隙构成了巨大的比表面积，其通常为 $700\sim1200m^2/g$。活性炭的孔隙大小可分为微孔、中孔（过滤孔）和大孔，其孔径依次为微孔不大于 2nm、中孔 2～100nm、大孔 100～1 万 nm，大孔主要作用是溶质到达炭体内部的通道，中孔可同时起吸附与通道双重作用，微孔则是吸附的主要作用点。一般活性炭的微孔越丰富，其比表面积也就越大，潜在的吸附容量也相应越大。

5.3.1.3 活性炭吸附原理

活性炭是一种具有弱极性的多孔吸附剂，可以对水中的非极性、弱极性有机物质产生很强的吸附能力。这种吸附能力可以表现为 3 种不同的作用力——分子间力（范德华力）、化学键力和静电引力，并由此也相应地产生了 3 种不同类型的吸附现象——物理吸附、化学吸附和交换吸附。物理吸附是由吸附剂与吸附质之间的范德华力引起的吸附，一般低温条件下产生的吸附主要是物理吸附，这种吸附基本没有选择性，可以多层地吸附，且脱附比较容易，有利于吸附饱和后再生；化学吸附是由吸附剂与吸附质之间的化学键力引起的吸附，一般在较高的温度下进行，这种吸附往往具有较高的选择性，且只能单层吸附，饱和后脱附比较困难；交换吸附是一种物质的离子由于静电引力的作用而聚集在吸附剂表面的带电点上的吸附，在吸附过程中同时伴随着等量离子的交换（离子的电荷是交换吸附的决定因素），被吸附的物质往往发生了化学变化，这种吸附也是不可逆的，因此仍属于化学吸附。当然，在实际的吸附过程中，上述几种吸附现象往往是同时存在并难以明确区分的。例如有时在低温时发生物理吸附，而后随着温度的升高又转变为化学吸附；有时吸附剂对被吸附物（吸附质）先进行物理吸附，吸附后有进一步产生化学作用而转化为化学吸附；另外，在吸附表面上凸出部分及边缘处、棱角处易于产生化学键力的吸附作用，而在平面平坦处或凹下处的范德华力作用则更强些。总体而言，在多数情况下，物理吸附是主

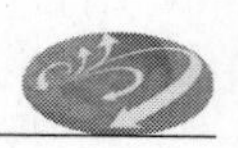

要的，化学吸附是次要的。

5.3.1.4 活性炭吸附优缺点

由上述可知，活性炭的吸附效果除与自身（吸附剂）性能有关以外，还与被吸附物（吸附质）的特性密不可分。一般情况下，活性炭对相对分子质量在500～3000的有机物具有良好的去除效果，而对相对分子质量小于500或大于3000的效果极差。同时，对同样大小的有机物，其溶解度越小、亲水性越差、极性越弱的，活性炭吸附效果则越好，反之就越差。有研究认为，活性炭吸附对水中臭味、腐殖质、溶解性有机物、微污染物、总有机碳（TOC）、总有机卤化物（TOX）和总三卤甲烷（THMs）有明显去除作用，而对水中的微生物和溶解性金属离子的去除效果则不明显。

活性炭去除饮用水致突物质（如三卤甲烷）的过程中，研究人员发现活性炭对三卤甲烷有一定的吸附能力，但使用周期较短。Anderson等人的研究结果表明，活性炭对氯化产生三卤甲烷的去除率为20%～30%，水中三卤甲烷的浓度和投加活性炭的多少也影响最后的去除效果。并且饮用水中的三卤甲烷主要是由氯和有机物作用产生的，这就使得如何去除三卤甲烷的前驱物成为控制的关键。清华大学在研究中发现活性炭虽然对水中氯化产生的致突物质有去除作用，但活性炭并不能有效去除氯化致突物质的前驱物（THMFP）。大量试验也证实了活性炭吸附作用对去除水中THMFP的效果还不稳定，因而对此还有待进一步的研究。

5.3.2 臭氧氧化法

臭氧是一种强氧化剂，它可以通过氧化作用分解有机污染物。臭氧在水处理中的应用最早是用于消毒，如20世纪初法国Nice城就开始使用臭氧。到20世纪中期，使用臭氧的目的转为去除水中的色、臭。20世纪70年代以后，随着水体有机污染的日趋严重，臭氧用于水处理的主要目的是去除水中的有机污染物。目前欧洲已有上千家水厂使用臭氧氧化作为深度处理的一个组成部分。我国从20世纪80年代开始，也有少数水厂使用了臭氧氧化技术。

5.3.2.1 臭氧氧化机理

在溶液中，臭氧与污染物的反应方式有两种，一种是直接氧化，另一种是间接氧化（自由基链式反应）。一般情况下，O_3溶解于水中后经自分解产生的反应性自由基·OH的浓度非常低，对污染物的作用通常以直接氧化为主，可直接氧化不饱和芳香族、不饱和脂肪族（直链化合物）和某些特殊官能基团（如双键）的有机污染物及无机污染物。臭氧与无机物的反应主要表现为氧转移反应，即从臭氧向无机物转移一个氧原子，如NO_2^-、卤化物（Br^-）、硫化物的臭氧化是通过氧原子的转移而最终分别形成为NO_3^-、BrO_3^-和SO_4^{2-}；水中的低价过渡金属与臭氧反应也是一个氧原子转移过程，如天然水pH值范围内Fe^{2+}与Mn^{2+}分别会被臭氧氧化成$Fe(OH)_3$与MnO_2，从而在混凝、过滤单元中被去除；水中氨氮也可被臭氧缓慢地氧化成硝酸盐离子，然后从砂滤池或粒状活性炭池中经生物硝化和代谢同化而得以去除；此外，控制一定的pH值，臭氧还可以去除氰化物与硫氰化物；臭氧也能将水中硫化氢氧化成硫酸根，从而去除其臭味。

5.3.2.2 臭氧氧化法的优缺点

臭氧可以分解多种有机物、除色、除臭。但是因为水处理中臭氧的投加量有限，不能把有机物完全分解成二氧化碳和水，其中间产物仍存在水中。经过臭氧氧化处理，水中有机物上增加了羧基、羟基等，其生物降解性得到大大提高，如不加以进一步处理，容易引起微生物的繁殖。另外，臭氧处理出水再进行加氯消毒时，某些臭氧化中间产物更易于与氯反应，往往产生更多的三卤甲烷类物质，使水的致突变活性增加。某些有机物被臭氧氧化的中间产物也具有一定的致突变活性。

臭氧能氧化有机物，去除水中的色、味，溶解性的铁、锰及酚等。但其在水中不稳定，容易失效，在管网中杀菌效力不能持久；而且设备复杂，投资大，能耗也大，目前在我国应用较少。另外，臭氧氧化后的水因新生了小分子有机化合物，使水的生物稳定性变差。因此，在饮用水处理中，臭氧氧化一般并不单独使用，把臭氧氧化与其他处理技术相结合，组成臭氧氧化组合工艺，如在活性炭床前设置臭氧氧化与活性炭联合使用，其效果较佳。

5.3.3 膜分离技术

膜分离技术是一门新兴的高效分离、浓缩、提纯、净化技术，主要作用原理是以压力梯度为驱动力，利用特定膜的透过性能分离水中离子、分子和杂质而进行的滤膜机械筛分作用，膜技术是从化工领域向水处理领域发展的结果。该技术可以有效地去除水中的臭味、色度、消毒副产物前体及其他有机物和微生物。其主要优点是节能（因为膜分离过程不发生相变化）、分离对象广（有机物和无机物、病毒、细菌、微粒）、装置简单、易操作、易于自控、易维修（因为只是用压力作为膜分离的推动力），特别适用于对热敏感物质的分离、分级、浓缩与富集（因为分离过程只需在常温下进行）。目前，在世界范围内已开发研制出的有机膜主要有微滤膜（MFM）、超滤膜（UFM）、纳滤膜（NFM）和反渗透膜（ROM）。其中的微滤和超滤，因不能脱除各种低分子物质，故单独使用时不能称之为深度处理。纳滤、超滤、微滤能有效地去除水中悬浮物、胶体、大分子有机物、细菌与病毒，但不能去除水中的小分子有机物。

目前，世界上已有100多家应用膜技术生产饮用水的大型水厂，在美国有42家，欧洲有33家，日本全国的膜滤制水能力达400万m^3，我国应用膜分离技术（反渗透除外）生产饮用水主要限于瓶装和桶装水行业。

反渗透和纳滤作为水及其他液体分离膜之一，在分离膜应用领域占有重要的地位。

1. 反渗透技术与应用

能够让溶液中一种或几种组分通过，而其他组分不能通过的这种选择性膜叫“半透膜”。利用半透膜隔开纯溶剂和溶液（或不同浓度的溶液）的时候，纯溶剂向溶液相（或从低浓度溶液向高浓度溶液）有一个自发的流动，这一现象称为“渗透”。反渗透是相对于渗透而言的，渗透是一种溶剂（通常指水）通过一种半渗透膜进入一种溶液或者是从一种稀溶液向一种比较浓的溶液的自然渗透。而反渗透则是在溶液一边加上比自然渗透压更高的压力，扭转自然渗透方向，把浓溶液中的溶剂（水）压到半透膜的另一边稀溶液中，这是和自然界正常渗透过程相反的，因而称为反渗透。

反渗透（RO）技术于20世纪80年代初在我国获得应用，首先用于电子工业超纯水及饮料业用水的制备，然后用于电厂用水处理。90年代起在饮用水处理方面取得进展。它借助于比渗透压更高的压力，改变自然渗透方向以把浓缩液中的溶剂（水）压向半透膜稀溶液一边的处理过程。反渗透膜的孔径最小在2～3nm以下。除了水分子外，其他所有杂质颗粒

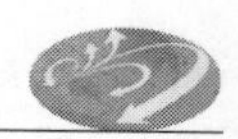

(包括离子)都不能通过反渗透膜,因此反渗透膜分离得到的水为纯水。反渗透技术已经广泛用于海水淡化、苦咸水脱盐、工业给水高纯水的制备(电子工业用水、锅炉给水等),近年来迅速发展起来的饮用纯净水、优质直饮水的核心技术就是反渗透。反渗透技术的操作压力较高,必须超过所处理水的渗透压。对于海水淡化,操作压力一般在3MPa以上。对于用自来水制备饮用纯净水,操作压力一般在1MPa以下(根据原水含盐量、纯水收率、膜特性而确定)。反渗透系统能够有效地去除水中的重金属离子、有机污染物、细菌与病毒,也能将对人体有益的微量元素、矿物质(如钙、磷、镁、铁、碘等)一并去除干净。

当今世界上,反渗透水处理装置的能力已达到每天数百万立方米。比较大的反渗透苦咸水淡化装置为位于美国亚利桑拿州的产水量28万m^3/d的运河水处理厂,最大的反渗透海水淡化装置位于沙特阿拉伯,产水量为12.8万m^3/d。在国内比较少,1997年在浙江省舟山市嵊山岛建成第一个500m^3/d反渗透示范工程。随后反渗透逐步在饮用水处理方面开始应用。

山西反渗透工程实例:

介休市义安镇中堡村,全村人口1730人,全村饮用水靠3眼深井,生活饮用水经检验,大肠菌群、细菌总数、砷、氟化物、浑浊度、氯化物、溶解性总固体和氨氮共8项指标超出国家GB 5749—2006《生活饮用水卫生标准》卫生标准要求,见表5-1。

表5-1　　反渗透处理设备安装前后水质变化

项目	色度	浑浊度(NTU)	大肠菌群(MPN/100mL)	细菌总数(CFU/mL)	砷(mg/L)	氟化物(mg/L)	氯化物(mg/L)	溶解性总固体(mg/L)	氨氮(mg/L)	pH值
安装前	10	10	33	110	0.04	2.68	344	1036	1.68	7.24
安装后	5	1	未检出	11	未检出	0.6	9.3	69	未检出	7.12
标准	15	1	不得检出	100	0.01	1.0	250	1000	0.5	6.5~8.5

为改善当地饮水水质,以集中供水工程方式供水,采用山东碧海机械公司生产的反渗透处理设备,见图5-6。其工艺流程为:

原水→增压泵→石英砂过滤器→活性炭过滤器→钠离子软化器→精密过滤器→高压泵→反渗透主机→清水池

处理后水质见表5-1,全部符合国家GB 5749—2006《生活饮用水卫生标准》水质标准,口感良好,群众十分满意。

2. 纳滤技术与应用

纳滤是介于超滤与反渗透之间的一种膜分离技术,纳滤过程的关键是纳滤膜,纳滤膜是20世纪80年代中期发展起来的新型分离膜。其特征为:①介于反渗透与超滤之间;②孔径在1nm以上,一般为1~10nm;③截留分子量在200~1000;④膜材料可采用多种材质,如醋酸纤维素、

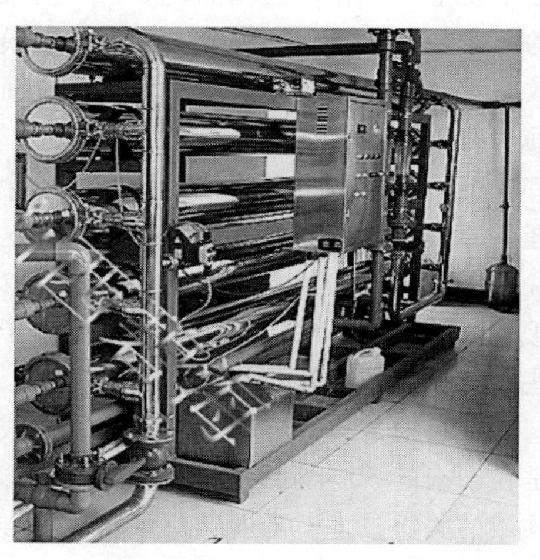

图5-6　介休市中堡村反渗透水处理设备

醋酸—三醋酸纤维素、磺化聚砜、磺化聚醚砜、芳香聚酞胺复合材料和无机材料等；⑤一般膜表面带负电；⑥对氯化钠的截留率小于90%。

纳滤技术工程实例：

目前在法国巴黎市郊的一座产水量达14万m^3/d的纳滤膜生产饮用水的水厂已成功运转2年多，其出水完全能满足欧共体新近颁布的有关消毒副产物的指标要求，纳滤工艺对有机物有着很好的去除效果，溶解性有机碳（DOC）平均去除率为60%，农药如莠去津（Atrasine）和西玛津（Simazine）的去除率达90%以上，出水中残余的微污染物绝大部分低于分析检测限度。当进水可生物降解的溶解性有机碳（BDOC）浓度为0.9mg/L时，纳滤出水BDOC浓度可降至0.1mg/L，远低于公认的预防管网细菌滋生的0.3mg/L的BDOC值，说明其出水生物稳定性高。

微污染水源水的纳滤膜处理将是未来的发展方向。与传统软化纳滤膜相比，新型纳滤膜对无机离子的截留率要低，因此特别适用于处理硬度、碱度低而TOC浓度高的微污染原水。这种纳滤膜的水回收率较高（可达85%左右），产品水不需再矿化或稳定，就能满足优质饮用水的要求。

纳滤技术使饮用水在水质方面达到并向更高水平发展。同时，纳滤膜的出现标志着一个膜分离法的新概念：可以按原水中的各种成分的去除程度要求，定做特定分离性质的膜。实际上在饮用水处理中最需要研发的纳滤膜应该是：①能够高效地截留水中的消毒副产物前体、天然有机物（NOM）以及农药等有机污染物，以尽量减轻预处理的负担，同时对水中溶解盐分的截留率要小；②抗污染或低污染的纳滤膜，特别是能够抵抗有机物与微生物污染的高通量纳滤膜；③此外，应研制与开发大型膜组件与膜装置，这将会推动纳滤膜技术在饮用水处理中的广泛应用。

3. 膜分离技术特点

膜分离技术与传统分离手段如过滤、沉淀、蒸馏、吸收、萃取等相比具有以下外在的特点：①膜分离对混合物中各组分的选择性高，是高效分离过程；②多级膜分离过程中组分不发生相变化，能耗低；③膜分离过程在常温下进行，对食品及生物药品等热敏性物质的分离特别适合；④膜分离应用的规模和处理能力可在较大范围内变化，而不会影响分离效率及运行费用等；⑤所用设备装置简单，设备本身没有运行部件，运行操作方便易控，维护费用低。

美国自来水协会膜技术研究委员会指出了将来膜技术的重点研究领域：①膜的污染机理，即膜与污染物的界面相互作用，这涉及到膜材料与有机物的特性研究；②有效的膜清洗机理研究；③建立详细的溶质或污染物的截留率数据库，以便为工程应用提供信息；④膜浓缩液的毒性研究，包括常见离子的毒性、高浓度病菌或致突物质可能的危害以及一些污染物如镭、氟化物的商业价值。

从目前的研究方向和大量的研究成果来看，采用膜分离技术对饮用水进行深度处理将是在未来的50年内大力发展的一项行之有效的技术。甚至有人说膜技术是21世纪水处理领域的关键技术。随着饮用水水质标准的提高，特别是对水中日益增多的致病微生物与有毒有害有机物等限值要求的日趋提高，及膜技术的不断发展和膜材料价格的逐年降低，膜分离技术在饮用水处理中必将具有更加广泛的应用前景。

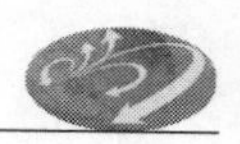

5.3.4 离子交换法

离子交换法是一种借助于离子交换剂上的离子和受污染水体中的离子进行交换反应而除去受污染水体中有害离子的方法。离子交换过程是一种特殊的吸附过程，所以从现象上看在许多方面似乎与吸附过程类同，但其实质却大不一样。离子交换是将交换剂上的相应组分转移（交换）至水相中，进行等当量的离子交换；而吸附则只是将水相中的组分通过物理的或化学的作用吸附在吸附剂的表面上（吸附过程只有分子吸附，单独吸附离子是不可能的），不存在等当量的物质关系。离子交换法是饮用水净化处理中常用的软化除盐方法。

5.3.4.1 离子交换剂

离子交换剂分为无机和有机两大类。无机的离子交换剂有天然沸石和人工合成沸石。沸石既可作阳离子交换剂，也能用做吸附剂。有机的离子交换剂有磺化煤和各种离子交换树脂。水处理中应用较多的是离子交换树脂。

离子交换树脂是一类具有离子交换特性的有机高分子聚合电解质，它是一种疏松的具有多孔结构的固体球形颗粒，粒径一般为 0.3～1.2mm，不溶于水也不溶于电解质溶液，其结构可分为不溶性的树脂本体和具有活性的交换基团（也叫活性基团）两部分。树脂本体为有机化合物和交联剂组成的高分子共聚物，交联剂的作用为使树脂本体形成立体的网状结构，交换基团由起交换作用的离子和与树脂本体联结的离子组成，如：

磺酸型阳离子交换树脂

$$R-SO_3^- H^+$$

（树脂本体）（交换基团）

H^+ 是可交换离子。

季胺型阴离子交换树脂

$$R\equiv N^+ OH^-$$

（树脂本体）（交换基团）

OH^- 是可交换离子。

离子交换树脂按离子交换的选择性分为阳离子交换树脂和阴离子交换树脂。

阳离子交换树脂内的活性基团是酸性的，它能够与溶液中的阳离子进行交换。如 $R-SO_3H$，酸性基团上的 H^+ 可以电离，能与其他阳离子进行等当量的离子交换。

阴离子交换树脂内的活性基团是碱性的，它能够与溶液中的阴离子进行离子交换。

离子交换树脂按活性基团中酸碱的强弱分为以下几种：

（1）强酸性阳离子交换树脂，活性基团一般为 $-SO_3H$，故又称磺酸型阳离子交换树脂。

（2）弱酸性阳离子交换树脂，活性基团一般为 $-COOH$，故又称为羧酸型阳离子交换树脂。

（3）强碱性阴离子交换树脂，活性基团一般为 $\equiv NOH$，故又称为季胺型阴离子交换树脂。

（4）弱碱性阴离子交换树脂，活性基团一般有 $-NH_3OH$、$=NH_2OH$、$\equiv NHOH$ 之分，故分别又称伯胺型、仲胺型和叔胺型离子交换树脂。

阳离子交换树脂中的氢离子 H^+ 可用 Na^+ 代替，阴离子交换树脂中的氢氧根离子 OH^- 可以用 Cl^- 代替。因此，阳离子交换树脂又有氢型、钠型之分，阴离子交换树脂又有氢氧型和氯型之分。

根据离子交换树脂颗粒内部结构特点，又分为凝胶型和大孔型两类。目前，使用的树脂多数为凝胶型离子交换树脂。

5.3.4.2 离子交换过程

离子交换过程可以看做是固相的离子交换树脂与液相（原水）中电解质之间的化学置换反应，其反应一般都是可逆的。

阳离子交换过程可用下式表示：$R^-A^+ + B^+ \rightleftharpoons R^-B^+ + A^+$

阴离子交换过程可用下式表示：$R^+C^- + D^- \rightleftharpoons R^+D^- + C^-$

式中：R 表示树脂本体；A、C 表示树脂上可被交换的离子；B、D 表示溶液中的交换离子。

离子交换过程通常分为 5 个步骤：第一步，交换离子从溶液中扩散到树脂颗粒表面；第二步，交换离子在树脂颗粒内部扩散；第三步，交换离子与结合在树脂活性基团上的可交换离子发生交换反应；第四步，被交换下来的离子在树脂颗粒内部扩散；第五步，被交换下来的离子在溶液中扩散。

实际上，离子交换反应的速度是很快的，离子交换的总速度取决于扩散速度。

当离子交换树脂的吸附达到饱和时，通入某种高浓度电解质溶液，将被吸附的离子交换下来，可使树脂得到再生。

5.3.4.3 离子交换树脂的选择性

由于离子交换树脂对于水中各种离子吸附的能力并不相同，对于其中一些离子很容易被吸附而对另一些离子却很难吸附，被树脂吸附的离子在再生的时候，有的离子很容易被置换下来，而有的却很难被置换。离子交换树脂所具有的这种性能称为选择性能。

5.3.5 臭氧—生物活性炭技术

臭氧—生物活性炭技术是在欧洲饮用水处理的实践中产生的。在 20 世纪 70 年代德国慕尼黑市的 Dohne 水厂，在以预臭氧代替了原来的预氯化后，在活性炭滤床中出现了明显的生物活性，从而发展成为臭氧—生物活性炭深度处理技术。这项技术特点是先进行臭氧氧化，后进行活性炭吸附，其间还伴随有生物降解作用。

在原有水厂普遍采用的预氯化处理的条件下，水中所含有的氯使微生物无法在活性炭床中大量生长。改为预臭氧后，臭氧氧化出水中有机物的可生物降解性大为提高，水中剩余臭氧可以被活性炭迅速分解，加之臭氧氧化出水中的溶解氧浓度较高（因臭氧化气体的曝气作用），使得臭氧后设置的活性炭床中生长了大量的细菌，生物分解水中可生物降解的有机物，由原有单纯进行吸附的活性炭床演变成为同时具有明显生物活性的活性炭床，因此这种活性炭技术被称之为生物活性炭。

关于生物活性炭的具体意义，目前较为流行的观点有 3 种：一是臭氧与粒状活性炭的组合工艺，即为生物活性炭法；二是微生物群落附着在粒状活性炭表面上的水处理法，即为生物活性炭法；三是在给水、废水处理中，活性炭上生长好氧微生物的水处理法，即为生物活性炭法。综合这些观点，可将生物活性炭定义为：在厌氧、缺氧和好氧条件下，粉

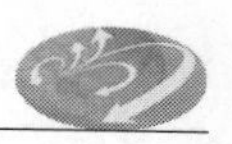

状或粒状活性炭表面所生长和繁殖的微生物利用水中一些基质为养料，通过活性炭吸附和微生物分解的协同作用，达到去除水中污染物的目的，这一工艺过程称为生物活性炭处理法。此法是在充分发挥活性炭吸附作用的同时，充分利用活性炭床中微生物对有机物的生物降解作用，由此延长活性炭使用寿命，降低水处理成本，提高水处理效果。

5.3.5.1 臭氧—生物活性炭基本原理

臭氧—生物活性炭工艺是将活性炭物理化学吸附、臭氧化学氧化、生物氧化降解及臭氧灭菌消毒四种技术合为一体的工艺。臭氧—生物活性炭技术基本原理有两点：一是臭氧氧化；二是生物活性炭吸附和生物降解。下面主要介绍生物活性炭吸附和生物降解机理。

生物活性炭吸附和生物降解机理在于活性炭吸附与微生物降解的协同作用。生物活性炭主要依靠颗粒活性炭上微生物的新陈代谢作用对有机物进行同化分解和对氨氮进行氧化。其具体作用包括3个方面：一是破坏水中残余臭氧；二是吸附去除有机化合物和臭氧氧化副产物；三是通过活性炭表面细菌的生物降解去除有机污染物。

研究表明，固定化细菌（大小为1μm）主要集中于颗粒活性炭的外表面及邻近大孔中，而不能进入微孔，这些存在于表面及大孔中的细菌能够将活性炭表面和大孔中吸附的有机物降解。另外，细胞分泌的细胞外酶和因细胞解体而释放出的酶类（大小为1nm）能直接进入颗粒活性炭中孔和微孔中，与孔隙内吸附的有机物作用，使其从吸附位上解脱下来，并被微生物利用，这就构成了活性炭吸附和微生物降解的协同作用，这种协同作用可以大大延长活性炭的使用寿命。当然，仅仅依靠长期运行自然形成的生物活性炭菌种往往降解速率不是很高，如果能够通过投加高活性工程菌而进行人工固化所形成的生物活性炭则就可以达到高效、长久、运行稳定和出水无病原微生物等目的。

5.3.5.2 生物活性炭法的特点

生物活性炭法的特点是：可以促使生物硝化作用，将 NH_4^+ 转化为 NO_3^-；将溶解性有机物进行生物氧化，可去除mg/L级浓度的溶解有机碳（DOC）和三卤甲烷形成潜力（THMFP），以及ng/L～μg/L级的有机物。有研究表明，生物活性炭对可同化有机碳（AOC）去除效果稳定，大多数情况下去除率可达50%以上。此外，还可使活性炭部分再生，明显延长其再生周期，如果用臭氧加在滤池之前还可以防止藻类和浮游植物在滤池中生长繁殖。在目前水源受到污染，水中氨氮、酚、农药以及其他有毒有害有机物经常超标时，而水厂常规水处理工艺又不能将其去除的情况下，选用生物活性炭法就不失为饮用水深度处理的有效方法之一。

在生物活性炭床中，活性炭起着双重作用。首先，它是一种高效吸附剂，吸附水中的污染物质；其次是作为生物载体，为微生物的附着生长创造条件，通过这些微生物对水中可生物降解的有机物进行生物分解。由于生物分解过程比吸附过程的速度慢，因此要求炭床中的水力停留时间比单纯活性炭吸附的时间长。

与单纯采用活性炭吸附相比，生物活性炭具有以下优点：

(1) 提高了出水水质，通过物理吸附（主要对非极性分子物质）和生物分解（主要对小分子极性物质）的共同作用，增加了对水中有机物的去除效果。

(2) 降低了活性炭的吸附负荷，延长了活性炭的再生周期，从而降低了处理的运行费用。

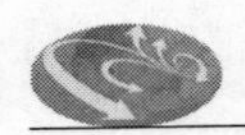

(3) 氨氮可以被生物转化为硝酸盐，从而减少后续氯化的投氯量，由此降低了消毒副产物三卤甲烷的生成量。

5.3.5.3 臭氧—生物活性炭典型工艺流程

图 5-7 所示为采用了臭氧生物活性炭技术的德国 Dohne 水厂处理工艺流程。

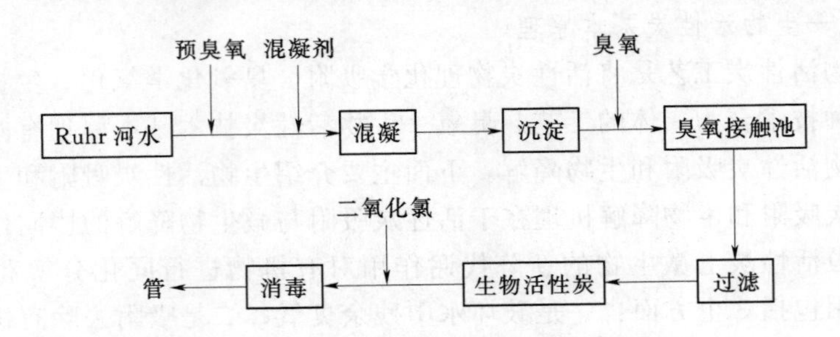

图 5-7 德国 Dohne 水厂处理工艺流程图

工艺流程中臭氧氧化的主要目的是用最少量的臭氧尽可能多的使水中不可生物降解的有机物变成可生物降解的有机物，增加被处理水的可生物降解性，为生物活性炭中微生物的降解创造条件，并降低活性炭的物理吸附负荷。

研究资料表明：臭氧—生物活性炭工艺与普通生物活性炭工艺相比较，其对原水中高锰酸盐指数（COD_{Mn}）的去除率可由 34%提高到 68%。

5.3.5.4 臭氧—生物活性炭技术的局限性

臭氧—生物活性炭处理工艺是微污染水的有效处理方法，但也存在一些值得注意的问题，比如，如果原处理工艺中有预加氯工艺，生成的三氯甲烷等有机卤化物，即使采用臭氧—生物活性炭处理工艺对其进行深度处理，效果也不明显。臭氧能改变有机物的相对分子质量结构，它的投量会影响生物活性炭对有机物的吸附性能。适当提高臭氧量可提高生物活性炭对有机物的去除性能，但过高用量会导致出水水质下降，对于受污染程度较大的水源水来说，若臭氧投加量不足（≤2mg/L），则该工艺对污染物去除作用不大。目前还不能用解析的方法计算出系统中最佳臭氧投量问题。

5.4 饮用水预处理技术

对于已经受到污染的水源，或泥沙含量变化较大的水源，可以在常规处理之前采用预处理的方法，对水中的污染物进行初步去除，以减轻常规处理和深度处理工艺的负担，发挥水处理工艺整体作用，最大限度地提高对污染物的去除能力，提高对污染物的去除效果，改善和提高饮用水水质。

预处理工艺包括从去除大颗粒物质或漂浮物到改变原水中有机物的分子结构，使大分子有机物断链为小分子物质，去除部分溶解性有机物，并有效去除原水中的三卤甲烷母体物，以减少氯化消毒时可能产生的三卤甲烷生成量。

预处理方法按对污染物的去除途径可分为氧化法和吸附法，氧化法可分为化学氧化预处理和生物氧化预处理。

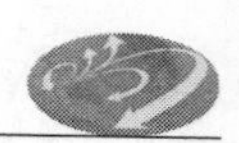

5.4.1 化学氧化预处理

当原水中藻类或有机物含量较高时，容易干扰常规处理工艺的絮凝过程，影响沉淀效果，可使滤料生长黏泥，冲洗困难，影响过滤正常运行。如果在进入絮凝沉淀以前，向水中投加化学氧化剂，可杀死或抑制微生物生长，保障常规处理系统正常运行。

化学氧化预处理技术是依靠氧化剂的氧化能力，分解破坏水中污染物的结构，达到转化或分解污染物的目的。化学氧化在给水处理中的主要作用：可以有效降低水中的有机物的含量，尤其是溶解性有机碳（DOC）；提高微污染水源水中有机物的可生化降解性，有利于后续处理；杀灭影响给水处理工艺的藻类，改善混凝效果，降低混凝剂的用量；去除水中三卤甲烷前驱物。

常用的化学氧化剂有氯气、臭氧和高锰酸钾等。

预氯化氧化是应用最早也是目前应用最广的方法，该方法可以控制因水源污染生成的微生物和藻类在管道内或构筑物上的生长，也可氧化一些有机物和提高混凝效果并减少混凝剂的使用量。采用氯气预氧化的副作用是导致有机卤化物的增加，需要增加深度处理设施，保障饮用水的安全性。

臭氧氧化在水处理中有着悠久的历史，自从1886年法国的DeMeritens发现了臭氧就有较强的杀菌作用以来，臭氧作为限度集合控制水的色度或嗅味有着明显的优势，随着对臭氧氧化的深入研究，臭氧在水处理中的用途也越来越多，目前已经转变为去除水中的有机污染物质。臭氧对水中的“三致”物质的影响没有一定的规律，有时能够提高致突活性，有时能够降低致突活性，其效果视具体水质而定。目前对臭氧氧化的研究都和乙醛、可生化降解物质（BOM）、消毒副产物（DBP_S）及其前体联系在一起，研究结果表明：臭氧化后的水的生物可降解的溶解性有机碳（BDOC）上升20%～30%，生物可同化的有机碳（AOC）上升达3倍左右，而且AOC中，NOX螺旋菌部分臭氧化后上升的幅度远远超过P17（荧光假单细胞）部分，所以臭氧必须和其他的处理手段结合在一起才能够得到比较满意的效果。Shukcairy的研究表明在低剂量下，臭氧对消毒副产物前体氧化降低了总的有机卤化物，并能够有效的防止溴化物转化为溴酸盐，后者是消毒副产物中具有较强的致癌特性的物质，在处理工艺中较难去除。

臭氧的氧化能力强，预氧化效果好，副作用小，但是其设备昂贵，工艺复杂，成本高；另外，臭氧在水中稳定时间很短，一般不超过30min，不能提供长时间的氧化和消毒效果，目前应用不多。高锰酸钾氧化法工艺简单投资少，在中性pH值条件下处理效果较好，同时可降低混凝剂用量，但其投加量不易控制，过量会增加水的色度。

5.4.2 生物氧化预处理

在不得不使用轻度污染的水作为饮用水水源时，生物氧化的预处理就显得十分必要。轻度污染的水主要特征是含有一定数量的有机物和氨氮，常规处理无法有效去除。如果只采用深度处理，例如活性炭吸附，活性炭会很快因吸附饱和而失效。另外，没有预处理，水中的有机物会使砂滤池中的滤料黏结，干扰常规处理效果。生物氧化预处理可以有效而经济的去除有机物和氨氮，保障常规处理和后续深度处理的正常运行，是水质保障措施的重要环节。

生物氧化预处理是指在常规净水工艺之前，增设生物处理工艺，借助于微生物群体的新陈代谢活动，去除水中的污染物。生物氧化一般采用接触氧化方法，其工艺是利用填料作为生物载体，微生物在曝气充氧的条件下生长繁殖，富集在填料表面形成生物膜，溶解性的有机污染物与生物膜接触过程中被吸附、分解和氧化，氨氮被氧化或转化成高价态的硝氮。

生物接触氧化方法是从污水处理工艺中借鉴而来的。在接触氧化池中设置填料，并进行鼓风供氧，填料表面长有一层生物膜，原水中的有机物、氨氮在与生物膜接触的过程中被微生物氧化分解。填料的要求是生物稳定性好、易挂膜、比表面积大的材料，可以采用塑料丝制成的弹性填料、生物陶粒、沸石等。如果填料采用活性炭，也可称为生物活性炭工艺。与污水处理接触氧化工艺不同的是，给水预处理的接触氧化其填料的有机物负荷非常低，填料上的生物膜生长十分缓慢，生物膜很薄，全部处于好氧状态。好氧状态的生物膜除了降解有机物、氨氮以外，还可以吸附原水中的藻类、悬浮物、胶体等，使出水的浊度明显降低。

工程实例：浙江省宁波市梅林水厂日产水量4万m^3，生物接触氧化预处理姚江污染水的生产实践表明：常温条件下，氨氮去除率70%～75%，有机物去除率达20%～30%，藻类去除率78%。

生物氧化对水温十分敏感，水温高，生物活性高，处理效果好，所以生物氧化预处理在南方城市应用较多。但是，根据我国学者研究，当水温在0～3℃时，适当降低生物氧化的负荷，加大曝气量，也可以取得较好的处理效果，这证明生物氧化预处理也可以在北方城市应用。

综上所述，污染水源水的生物预处理是一种经济有效且无副作用的方法。对于饮用水源污染日益严重，传统净水工艺难以满足要求的今天有着特别重要的意义，对减轻后续处理工艺的负担，减少水中“三致”毒物有明显作用，并且其运行费用低，具有明显的经济效益。所以生物预处理法与后续工艺相结合的处理工艺将在饮用水净化领域展现乐观的应用前景。

5.4.3 吸附预处理

吸附预处理技术主要是指粉末活性炭吸附技术。

对微污染原水，也可以采用粉末活性炭吸附的方法。即向原水中投加粉末状的活性炭，以吸附原水中的有机污染物。由于单位体积的粉末活性炭具有比颗粒活性炭大的多的外表面积，所以，在水中由液膜扩散过程控制的外表面吸附速度，在相同品种、相同体积下，粉末活性炭要比颗粒活性炭快得多。粉末活性炭比颗粒活性炭具有更大的吸附能力，价格更便宜，无需专门的处理构筑物，不产生二次污染，处理效果好。粉末活性炭投加在絮凝沉淀之前，大部分杂质可在沉淀中被去除，不影响后续处理。另外，黏土特别是改性黏土，也是较好的吸附材料。

粉末活性炭外观为暗黑色，具有良好的吸附性能，化学稳定性好，可耐强酸强碱，能经受水浸、高温。填充密度一般为0.32～0.50g/m^3，比表面积高达1000～1500m^2/g，是多孔性的疏水性吸附剂。

粉末活性炭对水中溶解的有机污染物，如三卤甲烷及前体物质、四氯化碳、苯类、酚

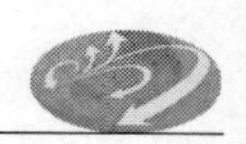

类化合物等具有较强的吸附能力。对色度、异臭、异味、除草剂、杀虫剂、农药、合成洗涤剂、合成染料、胺类化合物及许多人工合成的有机化合物等都有较好的去除效果。对某些重金属化合物，如汞、铅、铁、镍、铬、锌、钴等也有较强的吸附力。但是，对氨氮的吸附去除率较低。

粉末活性炭投加量的多少与浊度大小和产生臭味物质浓度有关，投加量应根据水质特点试验确定。粉末活性炭对水质、水温及水量变化有较强的适应能力。适用于常规给水处理工艺的预处理和应付突发性原水污染的技术措施。

综上所述，从预处理角度来说，主要为了去除有机物和控制氨氮还有藻类的生长，从技术手段上主要有3类：第一，生物处理主要针对有机物浓度比较高的水源，甚至是超过Ⅲ类水不可以作为饮用水水源，但是又没有其他替代水源，这时应用生物预处理；第二，物理预处理，就是加粉末活性炭，对有机物吸附的效果比较明显；第三，化学氧化，主要目的是去除溴类和杀灭微生物。

第6章 饮用水处理技术研究进展与发展趋势

6.1 饮用水处理技术研究进展

针对饮用水水源水中出现的新污染问题及人民群众对饮用水卫生要求越来越高的现状，相关部门及科研人员在饮用水水质处理技术及处理工艺方面做了大量的研究工作。经过水处理工作者的不懈努力，饮用水处理技术有了较大发展，主要表现在以下几个方面。

6.1.1 强化常规处理研究进展

强化常规处理技术主要是指在原有的常规处理技术基础上，开发出的新型处理材料、技术或工艺，包括新药剂、新材料的研制和新型工艺条件的研究。

6.1.1.1 新药剂、新材料的研制

1. 新型絮凝剂

新型混凝、絮凝剂和助凝、助滤剂的研制趋向于聚合物和复合物（如聚合氯化铝、聚合硫酸铝、聚合硫酸铁、聚合氯化铁），有无机—有机的复合、聚合，也有铁盐—铝盐以及含有多种成分添加剂的聚合、复合物。

2. 改性滤料技术

传统滤料石英砂表面带负电荷，对于一些呈负离子状态的污染物因为电性相斥而没有去除能力。新型滤料的研制主要集中在对滤料的表面改性，即在滤料表面覆盖一层与其原始表面特性不同、与被去除物质相吸的物质，这层物质一般为金属氧化物、金属氢氧化物和正离子有机基团。这些物质可以强化滤料表面的吸附作用，其作用机理是表面静电作用和微孔的吸附作用。

针对不同的水质，新研究的改性滤料很多，William R. Knocke 采用 MnO_2 涂层滤料，在有自由氯的情况下，通过非生物吸附和氧化过程去除水中的溶解 Mn^{2+}，被称为具有“天然锰砂”效果；高乃云研究的氧化铁涂层砂改性滤料除砷效果显著，去除率可达95%以上；Chen Jienan 等利用氢氧化铝涂层砂去除废水中的细菌，除菌有效使用期限可达3～4个月。

6.1.1.2 新型消毒剂

新型消毒剂有二氧化氯、臭氧和紫外线等，尤其是二氧化氯，是世界卫生组织推荐的广谱高效安全消毒剂。可快速氧化杀灭所有病原微生物，无毒、无污染，广泛用于饮用水消毒，是一种新型高效消毒剂。

6.1.1.3 新型工艺条件的研究

新型工艺条件的研究主要包括改造和发明新型处理构筑物（如高密度澄清池、活性滤

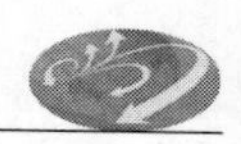

池、V形滤池等)、研究新的投药点和投药方式(如混凝变频加药系统)及寻找更合理的滤料级配(如混合滤料、均质滤料等)。

6.1.2 预处理技术研究进展

目前饮用水预处理技术正逐渐推广使用臭氧氧化技术和生物预处理技术。

6.1.2.1 预臭氧化

预臭氧化不会产生有害卤代化合物，也不会残留在水中，由于臭氧具有很强的氧化能力，它可以通过破坏有机污染物的分子结构以达到改变污染物性质的目的。高乃云进行了饮用水处理中预臭氧化与预氯化对比试验，研究发现预臭氧化工艺对有机物的去除效果明显优于预氯化工艺，其对化学需氧量(COD)的总去除率达53.4%，比预氯化工艺提高10.2%；预臭氧化能有效去除原水中大量的三卤甲烷前体；预臭氧化工艺滤后出水Ames试验为阴性，而预氯化工艺滤后出水Ames试验为阳性，说明在致突变活性方面，预臭氧化工艺滤后水更加安全可靠。正因如此，预臭氧化工艺在饮用水预处理方面将得到逐步推广和应用。

6.1.2.2 生物预处理

在原水氨氮含量最高的情况下，生物预处理是一个很好的选择。常见的生物预处理包括生物流化床、生物接触氧化、生物陶粒滤池、塔式生物滤池和淹没式生物滤池等。其中生物接触氧化方法是生物预处理工艺中具有代表性、研究较深入和应用较多一种方法。

20世纪80年代以来，生物预处理工艺因其在处理有机污染物、氨氮、色、嗅、味等方面的特点及其经济上的优势，越来越受到重视并得到较快的发展。这一领域的研究和应用，总体上都处于以去除氨氮、五日生化需氧量(BOD_5)、用重铬酸钾作为氧化剂测定出的化学需氧量(COD_{Cr})等有机物污染综合指标为代表的阶段。

饮用水的生物预处理在欧洲应用较普遍，我国目前正处于推广阶段，国内外的生物预处理工艺采用的反应器全是生物膜型的，区别在于生物池内的填料，填料是生物预处理工艺的关键要素之一，目前国内应用较广泛的填料有蜂窝状填料、软性填料、半软性填料和弹性立体填料等。

6.1.3 深度处理技术研究进展

6.1.3.1 深度处理研究倾向于几种技术的组合

深度处理最新的研究倾向于几种技术的组合：如臭氧活性炭—膜技术的组合工艺、超声—紫外联用技术(US—UV)、超声—过氧化氢联用技术(US—H_2O_2)、臭氧和过氧化氢混合物、紫外光和臭氧的联合工艺等。

近年来，我国越来越重视对活性炭的研究和应用，同济大学等已取得实用性成果。为了进一步提高出水水质，目前，活性炭吸附技术与其他水处理工艺的组合工艺已在净水中得到广泛应用，并获进一步发展，这些联用工艺主要有高锰酸钾—活性炭、臭氧—活性炭、活性炭—超滤水处理工艺等，活性炭水处理技术是完善常规处理工艺、去除水中有机污染物最为成熟有效的方法之一。

6.1.3.2 深度处理研究新技术

1. 光催化氧化

光催化氧化是以纳米二氧化钛(TiO_2)钛白粉作催化剂，利用光源的能量氧化水中有机物（包括细菌）等。对水中多种微量有机物、自来水中常见的多种氯化有机物均有良好的去除效果，受光催化氧化处理后，有机氯化物大量脱氯，毒性大大降低。光催化氧化的突出特点是氧化能力极强，至今已发现3000多种难降解有机化合物可以在紫外线照射下通过TiO_2迅速降解，美国、日本、加拿大等国已尝试将光催化氧化技术应用于水处理，我国也把此列为国家"863"研究专项。

2. 超声技术

超声技术是利用声空化能量加速和控制化学反应，提高应用效率的一种新技术。超声波能加快反应进程，主要作用机理有空化效应、机械剪切效应、超声絮凝效应、自由基效应。超声能够破坏颗粒的双电层的球形对称，使颗粒易于凝聚；其高频振动在溶液中形成的空穴附近形成热点，使进入空化泡中的水蒸气发生了分裂及链式反应，形成H、—OH自由基，强大的剪切力可使大分子中链的碳键断裂，从而起到降解高分子的作用，自由基进入溶液促使物质氧化分解，因此，超声技术与其他高级氧化法联用成为降解水中有机污染物的一个新技术，它具有去除率高、反应时间短、提高处理水的可生化性、设施简单、占地小等优点。

6.1.4 生物处理及相关技术研究进展

6.1.4.1 饮用水生物处理研究进展

1971年日本小岛贞男首次成功地将生物接触氧化法应用于富营养活水源水预处理，可以去除藻类60%～80%，氨氮90%以上，臭味50%～70%，使水厂出水水质得到明显改善，把本来属于污水处理应用范畴的生物法引入了给水处理领域。此后饮用水生物处理技术在欧洲得到普遍应用。饮用水生物处理技术在美国的研究较晚，始于20世纪80年代中期，工程上的应用直到近几年才开始，这主要是因为：①美国饮用水水源96%采用地下水，所受到的污染较小；②随着对消毒副产物独立学研究的进一步深入，对其致癌特性有了充分的认识，对如何控制消毒副产物的技术研究成为近10年来的热门话题，由于生物法对消毒副产物前体有较好的去除能力，所以得到深入的研究；③对生物法的引入会不会导致新的"三致"污染物的产生，出水会不会有生物稳定性，给水界经过长期反复探讨后才对生物法予以肯定。

饮用水生物处理是指借助于微生物群体的新陈代谢活动，对水中的有机污染物以及氨氮、硝酸盐、亚硝酸盐或铁、锰等无机物质有效去除。生物处理单元可设在传统净水工艺中不同的位置，如果作为预处理，能够有效地改善水的混凝沉淀性能，并减少混凝剂投加量达25%左右；对于富营养化湖泊水，可以完全替代预氯化工艺，并且避免了预氯化引起的卤代有机物的生成，这对于降低水的致突活性，控制三卤甲烷物质的生成十分有利；生物处理工艺设置在沉淀出水后，可以减轻后续处理的负荷，延长过滤或活性炭吸附等物化处理工艺的使用周期，最大可能的发挥水处理工艺的整体作用，降低水处理费用。

目前在饮用水处理中采用的生物反应器大多数是生物膜类型的，由于生物膜反应器中，吸附在载体上的生物种类和数量较多，形成薄层结构的微生物聚合体，即生物膜，所以生物量的停留和积累大于悬浮生物处理系统，并减少了微生物尤其是生长缓慢、世代周期较长的微生物被冲刷掉的可能性。但是饮用水生物膜法处理与污水生物膜法处理在特性上有明显的不同，首先是有机物相对来说要少得多；其次，微生物生长特性不同，生长在饮用水生物载

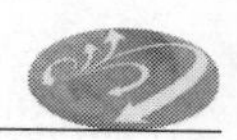

体上的微生物多数是贫营养菌，如土壤杆菌、嗜水气单胞菌、黄杆菌、芽菌和纤毛菌等。这些贫营养微生物对可利用基质有较大的亲和力，且呼吸速率低，有较小的最大增殖速度和Monod半速率常数。所以在营养比较贫乏的饮用水源条件下，能够充分利用水中的有机物。并且，贫营养菌还可以通过二次基质的利用去除浓度更低的微量难降解的有机物。

6.1.4.2　饮用水生物处理机理研究进展

给水处理生物膜模型设计要从微生物生长动力学、营养物即可降解物质的传输动力学考虑。近年来模型的建立已经从纯粹经验性模型到以Monod方程和基质的Fick扩散模型为基础的半经验半理论模型。Futtmann认为生物膜内部基质利用至少要考虑三个过程：液相内物质传输到生物膜，生物膜内部物质的传输和生物膜利用基质的动力学。在此基础上，他提出了生物膜反应器的模型，并一直在完善和发展之中，先后发展了稳态生物反应器中单菌属的反应模型、多菌属反应模型，尤其对多菌属生物反应器中各菌属之间的关系作了定量化的研究，其中对异养菌和自养菌在生物膜中的竞争、共生关系作了非常透彻地描述。这些成果越来越接近生产运行中的生物反应单元，所以有一定的使用价值。Huck研究了在生物反应器中进水AOC浓度或三卤甲烷的浓度与去除率的关系，发现均呈一级反应关系，此模型对于给水处理生物反应器在实际设计中有一定的应用价值。Summers则从微生物活性出发，建立了考察微生物活性与有基质的去除率的模型，他发现微生物量和微生物活性并没有绝对的相关关系，用微生物活性代替微生物量，尤其在DBP_s前驱物的去除率模型中相关更高，同时提出了测定微生物活性的方法。

在我国，张晓健博士研究了生物活性炭对有机污染物的作用机理，研究结果表明是物理吸附和生物降解的简单组合。吸附饱和生物炭在不需要再生的情况下，可利用其生物降解能力，继续发挥控制污染物的作用，这使得生物炭与惰性填料的生物反应器的原理是一致的，为生物陶粒反应器的实际应用打下了理论基础。方振东博士建立了第一个生物陶粒反应器动力学模型，对于深化陶粒反应器的研究有一定的开拓性意义，但是模型中假定生物膜一致的密度、一致的厚度与现实不相符合，另外，该模型未能考虑生物膜内部物质传输的过程，所以尚需要进一步完善。刘文君研究了生物预处理对受有机污染水源水中胶体的Zeta电位的影响，认为水中有机物的存在能够增加无机胶粒的Zeta电位值，使胶体更趋稳定，而生物预处理工艺则能够有效地降低受有机物污染源水胶粒的Zeta电位值，主要原因是微生物对水源水中的有机物的降解、对pH值的影响和微生物微絮凝作用使胶粒更易于脱稳，从而减少了混凝剂的投加量。贺北平博士在对水中有机物形成消毒副产物的能力进行研究过程中，发现卤乙酸的生成能力（HAAFP）和三卤甲烷的生成能力（THMFP）的主要前驱物是亲水酸和憎水有机物，这两部分的贡献对HAAFP达90%以上，对THMFP为75%左右，通过分子量的测定，确定它们的分子量均小于500，属于较易生物降解的有机物，从而为用生物处理来降低消毒副产物的前体找到理论根据，该结论与Owen的研究结果相符合。

6.2　我国饮用水处理技术的发展趋势

我国有文字记载的给水处理从明矾净水开始，而比较完整的现代自来水厂是创建于

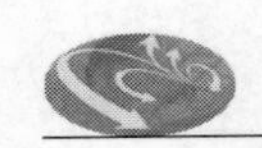

1882 年的上海杨浦水厂。此后净水技术经历了简单沉淀，慢滤处理，依靠外国专家“照搬照抄”新建大型水厂，采用平流池、双层过滤技术以及絮凝、消毒等。20 世纪 60 年代以后，城市供水全面普及，给水处理从苏联模式中走了出来，在学术理论、规范制定、人才培养、设备供应等方面逐渐形成了自己的体系。如在水处理中开始注重投药后的混合，采用静态管道混合器等，推广应用了絮凝等技术，在减少水头损失、提高絮凝效果、降低药量消耗等方面进行了许多研究；引进浅层沉降理论，对平流池的设计进行了改进，对滤池配水有了相应的研究，对混凝剂有了应用。

20 世纪 80 年代以后，随着改革开放的深入，给水处理引进吸收了外国先进技术和设备，提高了絮凝加药的自动化水平，开始了提高水质和微污染水源处理技术的发展，消毒剂广泛使用并呈多样化趋势，供水管网水质实现了自动检测，常规水处理技术得到加强。目前，对于经济发展带来的水源污染的生物预处理技术及臭氧活性炭等饮用水的深度处理技术，在向实用化发展中，小型膜处理设备也已应用于高品质饮用水处理系统之中。

杀菌剂方面早期如氯、次氯酸钠、次氯酸钙等最为普遍，后来又发展了二氧化氯等。然而氯消毒后产生的副产物三卤代甲烷（THM_3）现已确认为致癌物质，因而目前使用的杀菌灭藻剂已扩大到臭氧、过氧化氢等非含氯的氧化型杀菌剂以及以季铵盐如十二烷基二甲基苄基溴化铵为代表的非氧化型杀菌剂。

6.2.1　饮用水处理技术发展趋势

饮用水的水质问题越来越受到人们的重视。尽管我国在这方面做了大量工作，但仍有许多问题尚待解决，比如各类水处理方法中，目前没有哪一种方法能彻底解决水污染问题，一些方法尚在试验阶段。而且水质标准还会提高，今日符合标准的水，将来会成为超标水。

纵观上述水处理技术的发展现状和我国当前水处理所面临的问题，研究国外水处理技术的发展历程，结合新世纪合理开发利用水资源的要求，可对我国水处理技术的发展趋势粗略分析如下。

1. 常规处理

现行的“混凝→沉淀→过滤→消毒”的常规处理组合仍将在新世纪的初期得到延续，但不是简单重复，而应是“强化”或“优化”了的工艺组合，并针对不同的水源条件和水质要求，辅以预处理和深度处理。

当原水中氨氮、亚硝酸盐含量高，有机物多，较易生物降解时，采用生物预处理将是适宜的。当原水中有机物量多且较难生物降解时，为保证净水厂出水水质全面达到规定的有机物指标和出水降低致突变性，采用活性炭过滤将是必要的，是今后发展的方向。

2. 生物预处理技术

生物预处理技术可以有效去除原水中的氨氮及可部分降解有机物。针对当前水体污染状况及趋势，生物预处理工艺作为去除氨氮的有力武器在很长一段时间内将不会改变，但目前还需要进行实际应用方面的广泛研究，特别是对含藻水处理中应对暴发期的工艺措施进行更为广泛深入的研究。

给水处理采用生物处理单元已有了一定实践，还需在提高处理效率等方面进一步研究，发挥各单元组合的协同作用，进行多元组合。如“臭氧—生物处理—常规处理—活性

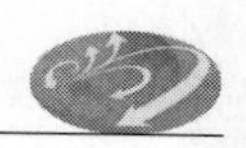

炭吸附—消毒”等。

3. 深度处理

深度处理目前我国尚在应用研究阶段的臭氧氧化、臭氧活性炭吸附等水的深度处理技术在欧美等发达国家已广泛应用，相信这项技术将逐渐引入到我国水处理技术上来，但吸收、转化和应用工作仍有一段时间。

4. 水处理药剂发展

消毒杀菌方面，THMs的问题虽已经引起世界的关注，但目前为止我国限于技术和经济条件，液氯消毒仍为大多数水厂所采用。随着国外研究开发出新的高效、低毒或无毒替代品，我国将会逐渐限制、淘汰液氯杀菌的方式。

5. 膜处理技术

膜处理技术被誉为21世纪水处理技术的关键技术，是替代传统工艺的最佳选择。近10年来我国主要用于桶装、瓶装高品质饮用水的处理，欧美则已建成了日处理水量几万到几十万立方米规模的水厂。目前膜处理技术在水处理方面的主要应用有反渗透（RO）、电渗析（ED或EDR）、钠滤（NF）、超滤（UF）和微滤（MF）等5种。UF和MF运行所需压力低，膜的成本低，可替代传统水处理的混凝过程，值得推广；而RO和NF可分离直径达0.0001～0.001μm的颗粒，对病毒、有机物和溶解性无机物均能有效去除，既可用于工业水处理也可用于饮用水处理，能避免化学药剂投加产生的问题和常规消毒副产物生成，特别是解决了20世纪90年代以来新发现的常规方法不能除去和杀死隐性孢子虫的问题。随着饮用水水质要求的提高和膜技术的发展，一些新型膜材料的开发与应用，为膜分离技术的发展注入了新的活力，市政供水及饮用水处理中广泛采用的反渗透、超滤、微滤、离子交换膜、电渗析等占据了膜技术与膜产业的中心位置，膜技术和膜产品将会得到广泛地开发和应用。因此，膜技术产业必将成为21世纪饮水业高新技术产业中的朝阳产业。但膜组件的集成化，膜破损的检测，膜污染的控制及洗涤，膜处理中污水的处理及膜成本降低等等问题还需深入研究。

饮用水处理技术经历了两个世纪的发展，由初级到高级，由简易到完善，由治理到预防控制，逐渐形成了一门科学，走上了产业化发展的道路，并遵循可持续发展的内涵，成为供水工程的重要组成部分。未来水处理将围绕着科技的革新向着低能耗、高效率、资源化的方向发展，主要表现在生物处理和膜分离技术等方面。

近年来，传统饮用水处理技术的改进和深度处理技术的迅猛发展，使优质饮用水成为可能，但在考虑到处理效果是否良好，能否引起二次污染，是否具有残余消毒能力，价格是否低廉等因素时，往往不能获得满意效果，将现有工艺组合（如臭氧—紫外线消毒、高锰酸钾与粒状活性炭联用等），扬长避短，得到洁净、高效、价廉的工艺，是今后饮用水处理的方向所在。

6.2.2 饮用水处理研究方法的发展趋势

随着科学的不断发展和各学科之间的相互渗透与融洽，随着我们对饮水处理研究的不断深入，单纯依靠水处理领域研究人员的力量，已经难以满足人们对饮水水质需求的发展。因此，将物理、化学、生物、医学等领域的相关知识渗透到水处理领域中来，已成为历史的必然。

对水的研究需要多学科的研究互相渗透，取长补短，发挥各自优势，共同作出贡献。水处理工作者应向化学、医学、营养学、生物学专家学习，去认识水的微观世界，才能跟上形势。

对水的研究要从微观着手，运用现代化学、生物化学、生物物理学的基本原理去分析，同时还必须应用当代最新分析仪器研究它的形态、构造。健康水的特征确定后，怎样从现有水源将水处理加工成健康的水，则需要水处理学、电学、磁学、水生物学等学科共同努力。

6.3　饮用水消毒技术的研究现状与发展趋势

饮用水安全关系到人体健康、社会稳定和经济发展，一直是我国乃至全球面临的严峻挑战之一。为切断疾病通过饮用水传播的途径，消毒作为生活饮用水处理的最后一道工艺是必不可少的，是保障饮用水卫生安全最重要的环节。

饮用水的消毒技术归纳起来主要有物理方法和化学方法两大类。物理方法有紫外线消毒、微电解消毒、磁化消毒等；化学方法有氯气消毒、氯胺消毒、臭氧消毒、二氧化氯消毒等；其他消毒方法有膜消毒、超声波消毒、氯化亚铁消毒等。本节重点介绍其中一些消毒技术，以供应用时选择和参考。

6.3.1　常见消毒方法

6.3.1.1　氯气消毒

氯气消毒是最常用的一种方法，用于饮用水消毒已有近百年历史，其作用机理一般认为主要通过次氯酸起作用。次氯酸为很小的中性分子，只有它才能扩散到带负电的细菌表面，并通过细菌的细胞壁穿透到细菌内部。当次氯酸分子到达细菌内部时，能起氧化作用破坏细菌的酶系统而使细菌死亡。次氯酸根虽具有杀菌能力，但是带有负电，难于接近带负电的细菌表面。杀菌能力比次氯酸差得多。生产实践证明，pH 值越低则消毒作用越强，证明次氯酸中性分子是消毒的主要因素。

近年来研究发现，在氯气消毒的同时，许多受有机物污染的水源经过氯化后，能产生三卤甲烷和其他卤化副产物，这些副产物中，三卤甲烷被认为是重要致癌物。但氯消毒亦有不少优点：①氯对微生物杀灭能力较强；②在水中能长时间地保持一定数量的余氯，具有持续消毒作用；③使用方便，成本较低。氯消毒缺点主要表现在：①氯气消毒主要是氯气溶于水后生成次氯酸的作用，次氯酸不稳定，易分解生成新生态氧，这些新生态氧能使细胞中的磷酸丙糖去氢酶中的巯基被氧化而破坏，引起细菌死亡，但氯气的消毒仅适用于偏酸性条件；②氯气消毒时，常与水中的有机物作用，发生一系列取代反应，产生氯乙酸等多种有致癌、致畸作用的有机氯衍生物，严重影响人类的身体健康；③采用氯气消毒有味觉与嗅觉的不适感；④长期使用该种杀菌剂，细菌易产生抗药性，使氯气的用量逐年增加，副作用越来越大。

6.3.1.2　二氧化氯消毒

二氧化氯具有广谱杀菌能力，是一种优良的消毒剂，其杀菌能力是氯气的 5 倍。二氧化氯对细胞壁有较强的吸附和穿透能力，与微生物接触时释放原子氧及次氯酸分子，可有

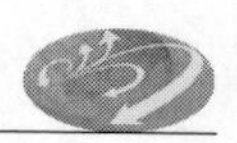

效地氧化细胞内含巯基的酶，还可以快速抑制微生物蛋白质的合成来破坏微生物，还能分解残留的细胞结构，即使存在悬浮物，二氧化氯也能以较小的剂量杀死大肠杆菌、类炭疽杆菌，对其他诸多细菌、病毒都有良好的失活效果，低浓度的二氧化氯在水中扩散速度和渗透能力都比氯快，因此用量少，作用快，杀菌率高。

二氧化氯消毒剂具有下列优点：①杀菌效果好、用量少，作用快，消毒作用持续时间长，可以保持剩余消毒剂量；②氧化性强，能分解细胞结构，并能杀死孢子；③能同时控制水中铁、锰、色、味、嗅；④受温度和 pH 值影响小；⑤不产生三卤甲烷和卤乙酸等副产物，不产生致突变物质，其 Ames 试验和小鼠骨髓嗜多染红细胞微核试验均呈阴性结果。与氯消毒相比，二氧化氯能降低致突活性。二氧化氯与水中有机物的反应为氧化作用，而氯则以取代反应为主。

但二氧化氯的使用还存在一些缺点，影响了二氧化氯的推广应用，特别是在大型给水处理系统的应用。二氧化氯消毒的主要缺点：①二氧化氯消毒产生无机消毒副产物亚氯酸根离子（ClO_2）和氯酸根离子（ClO_3）；②二氧化氯本身也有害，特别是在高浓度时；③二氧化氯的制备、使用也还存在一些技术问题，二氧化氯发生过程操作复杂，试剂价格高或纯度底，反应副产物种类和对健康的影响还不十分清楚，二氧化氯的运输、储藏的安全性较差，因此目前国内二氧化氯在小规模的给水厂有应用，但大型水厂使用还不多。

6.3.1.3 氯胺消毒

氯胺是氯化消毒的中间产物，其中具有消毒杀菌作用的只有一氯胺和二氯胺。纯的一氯胺是一种无色不稳定液体，沸点为－66℃，能够溶于冷水和乙醇，微溶于四氯化碳和苯。一氯胺（NH_2Cl）的消毒作用是通过缓慢释放次氯酸（HClO）而进行的。

氯胺消毒作用机理与氯气相近，通过穿透细胞膜，使核酸变性，阻止蛋白质的合成来达到杀灭微生物的目的。氯胺消毒的优点是：当水中含有有机物和酚时，氯胺消毒不会产生氯臭和氯酚臭，同时大大减少 THMs 产生的可能；氯胺消毒更能保证管网末梢和慢流地区的余氯要求，因为 HClO 是逐渐放出来的，这样能保持水中余氯较久，适用于供水管网较长的情况。近年来，使用氯胺作为饮水消毒剂，其与氯气相比，可使三卤甲烷生成量减少 50%。为了使饮水中三卤甲烷控制在 0.1mg/L 以内，国外许多水厂已经采用氯氨消毒。但氯胺消毒要求氯胺长时间与水接触才能获得与氯消毒相同的作用，而且氯胺对人体健康存在着潜在的影响，由它导致产生的消毒副产物的毒性更强，因此氯胺消毒的安全性和实用性也开始受到质疑。

6.3.1.4 臭氧消毒

臭氧是一种强氧化剂，其可以氧化分解细菌内部氧化葡萄糖所必需的葡萄糖氧化酶，也可以直接与细菌、病毒发生作用，破坏其细胞器和核糖核酸，分解蛋白质、脂类和多糖等大分子聚合物，使细菌的物质代谢和繁殖过程遭到破坏，还可以侵入细胞膜内作用于外膜脂蛋白和内部的脂多糖，使细胞发生通透性畸变，导致细胞的溶解死亡，并且将死亡菌体内的遗传基因、寄生菌种、寄生病毒粒子、噬菌体、支原体及细菌病毒代谢产物等溶解变性死亡，从而起到消毒作用。

臭氧消毒具有杀菌效果好、用量少、作用快、消毒副产物少和生产条件简单等优点，但也具有消毒工艺费用较高、稳定性极差和需用第二消毒剂等缺点。另外臭氧作为消毒剂

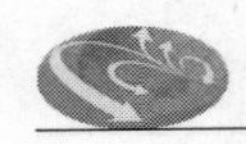

是有选择性的，绿霉菌、青霉菌之类对臭氧具有抗药性，需较长时间才能将其杀死；单独使用臭氧作为消毒剂时，由于臭氧能在较短时间内分解，残留效果小，甚至会出现细菌回升现象，为了改善这种状况，可以考虑辅助加氯。

6.3.1.5 紫外线消毒

氯消毒是城市给水和污水处理重要的净水工艺，以其杀菌效果好，设备简单，运行费用低等特点而得到广泛应用。但是经氯消毒后会产生很多副产物，这些物质均已被证明对人体有致畸、致癌、致突变的作用。而紫外线消毒法具有高效广谱，能杀死一切微生物，包括细菌、病毒和真菌等，无消毒副产物，以及设备占地面积小，初投资少等特点，而且该技术在给排水方面的应用将大大提高用水的安全性。因此，在近20年来逐渐得到广泛的应用，同时紫外线在污水处理方面也有着广泛的应用和发展前景。

紫外线消毒法属于水体物理消毒处理方法，主要利用特色工艺设计紫外线灯产生的强紫外C（UVC）照射流水，当水中的细菌、病毒、藻类生物等受到一定剂量UVC（波长254nm）照射后，其细胞的DNA、RNA结构被破坏，细菌无法进行复制再生，从而达到水消毒和净化的目的。

紫外线消毒时，对病原微生物具有杀灭作用的紫外线波长范围为200～300nm，其中240～280nm波长的杀菌能力较强，饮用水消毒一般选用254nm波长的紫外线。紫外线消毒主要优点是：消毒后的自来水无色无味，不会产生有害副产物。但紫外线消毒后因没有持续的消毒效果，被杀灭的细菌有可能复活，故需与氯配合使用；管壁易结垢，导致消毒效果降低；消毒效果受水中悬浮物和浊度影响较大；国内使用经验较少。

6.3.1.6 微电解消毒

20世纪90年代初，国内外的学者开始了饮用水电化学消毒技术的研究。微电解消毒即是电化学法消毒，其消毒实质是电化学过程中产生的具有杀菌能力的物质与直接电场综合作用的结果。电解法对细菌的杀灭速度小于紫外线，比氯和二氧化氯快，与臭氧相近。经微电解处理后的水具有持续消毒能力，因电解处理后水中存在一定余氯量。微电解易于降解水中的有机物，所生成的三氯甲烷的量比加氯消毒生成的量要低。即使含THMs的前体物质较多的水，经过微电解的处理后水中三氯甲烷的含量仍低于国家标准中所规定的数值。微电解消毒运行管理简单、安全、可靠，但达到灭活效果时能耗较高。人们对微电解消毒的机理、影响因素、设备的研究还有待进一步加强。

6.3.1.7 磁化消毒

利用高梯度磁滤法可以达到除菌的目的，即在传统净水工艺中免去了“消毒”工序，处理后不消毒就可达到国家饮用水水质标准。磁化法杀菌机理是磁产生的感应电流如果达到一定的阈值，会使细菌细胞破坏，或改变离子通过细胞膜的途径，使蛋白质变性或破坏核酸的活性。高梯度磁滤净水工艺和传统净水工艺相比，只是在投入混凝剂前还要投加Fe_3O_4磁铁粉，最后一道工序由磁滤代替了砂滤，该工艺出水卫生指标合格，而且避免了由于氯消毒而产生的有机卤代烃给人体带来的危害。

利用磁场降解水中的污染物，其影响因素有磁场力、水流流速、流体与磁体表面的接触面积、悬浮颗粒或絮凝体的粒径、悬浮颗粒的磁化率等。磁分离设备简单、易实现自动化、处理量大、不受自然温度的影响。用于水的杀菌消毒处理、不会产生有害的副产品、

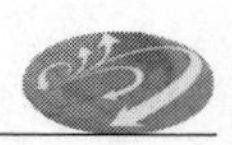

能同时净化多种污染、可处理矿化度较高的水源、可去除那些耐药性和毒性很强的病原微生物、细菌及一些难降解的有机物等。通过投加磁种和混凝剂，可使各种性质的弱磁性微细颗粒甚至半胶体颗粒在高梯度磁场中能得到高效去除。该法具有处理量大，停留时间短且节能等特点，为饮用水除菌的一种新途径。

但是，由于剩磁作用，被吸附的磁性颗粒难以被冲洗干净，影响着下一周期的工作效率，目前水厂应用不多。

6.3.1.8 膜消毒

膜消毒技术：其中微滤（MF）、超滤（UF）、纳滤（NF）及反渗透（RO）技术已经用到这个领域，可以将水中全部或大部分的细菌、病毒和其他微生物体隔离开来，避免了热源的产生。处理后的水质优良，不需要消耗化学药剂或仅需很少量的化学药剂，能耗低，运行费用低，消毒效果不受原水水质影响，出水水质稳定，其去除效率与膜材料、膜孔径、膜的负荷、料液的控制条件及操作条件有关，而膜的污染、堵塞、完整性、运行过程的控制和产品水的生物稳定性等问题有待解决。

膜消毒机理包含两个方面：①筛分，即膜对微生物的过滤作用，在压力差的推动下，比膜孔径小的小分子物质透过膜孔，而大于孔径的微生物悬浮物等则被截留去除；②吸附作用，即当微生物通过膜时由于静电作用被捕获吸附在膜上。膜在饮用水消毒中的作用主要也表现在两个方面：①直接去除水中微生物；②去除水中有机物、悬浮物和无机物等，以切断微生物生存、繁衍的载体，从而间接地起到辅助消毒的功能。

与传统工艺相比，膜处理工艺具有结构简单紧凑、易于实现自动化、所需化学药剂少、出水水质稳定等优点，但亦有其局限性，如易结垢、需定期进行化学清洗、膜过滤性能受酸碱度和温度影响、膜破损检测困难等。其中，超滤在进水浊度高时透膜压差增长较快；对水中中、小分子有机物，特别是微量有机污染物的去除效果较差，需与其他工艺组合应用。

6.3.1.9 高锰酸钾消毒

高锰酸钾氧化能有效去除水中的多种有机污染物，能显著控制氯化消毒副产物，用于预处理，可以破坏氯仿和四氯化碳的前驱物质，并有一定的色、嗅、味的去除效果。缺点是：对高分子量、高沸点有机污染物，去除效果很差；$KMnO_4$ 投加量控制不当时会引起水的色度和浊度增加；另外，反应中生成 MnO_2 产生了额外的污泥。

高锰酸钾与粒状活性炭联用，由于相互促进的协同作用，对原水表现出优良的去除效果。

6.3.2 消毒技术的发展趋势

我国与发达国家在供水消毒技术方面还存在着很大的差距，这与我国目前的经济状况和国情有着密切的关系。以上各种消毒技术均有其优点也有其不足之处，所以在实际的生产中，应该结合各地饮用水水源水质以及经济状况，将各种消毒工艺优化组合，获得最好的处理效果，得到最优质的饮用水，组合消毒技术也必将在我国得到大力推广。

理想饮水消毒方法指标：①杀菌可靠性高、杀菌效果好；②不产生有毒有害的副产物，不会对人体造成危害；③管理安全性强，使用安全，不会对操作者和周围环境造成影响和危害；④使用方便，操作简单，便于维护；⑤经济适用，设备投资少，运行费用低；

⑥有效浓度低，作用速度快；⑦性质稳定，不易受有机物、酸碱及其他物理化学因素影响；⑧毒性低，消毒后易于去除残留物。国内外研究者至今没有发现一种能够满足上述要求的消毒剂，只能按照消毒对象和消毒目的而选择合适的消毒剂。目前除了常用的氯消毒外，还有很多新的消毒方法具有广谱作用，也克服或减少氯消毒时产生三卤甲烷的问题。但这些新方法也存在生产制造成本、应用条件等尚待解决的问题，需要进一步研究改进。

对于消毒工艺今后的发展趋势，笔者认为应大力开发新的消毒技术和物美价廉的新型消毒剂，如等离子体消毒技术等。在选择处理工艺前，应综合考虑饮用水水质，优化消毒前的各单元处理工艺，在保证水质的同时，尽量降低最后一道消毒工艺的处理负荷，缩减运行成本。

在目前研究基础上，采用协同消毒更科学合理，即通过两种或两种以上消毒剂的连用以补充每种消毒剂消毒的不足，从而最大限度地达到去除水中病原生物的目的。其方式有物理与化学之间的结合，不同物理因子的结合，化学消毒剂之间的结合等。

6.4 饮用水处理面临的挑战

饮用水处理是给水工程的一个重要的组成部分，它的目的是对所选取的水源水进行适当的处理，去除水中的有害成分，使处理后的水满足生活饮用水的水质要求。

国内外饮用水都面临着严重挑战，主要是淡水储存少、淡水资源匮乏、淡水供需矛盾突出、水污染严重、水质量下降、常规水处理工艺有局限性、饮用水深度处理尚未普及、水传染疾病日渐增多等等。

6.4.1 面临淡水量少（资源型缺水）挑战

我国水资源总量约为28142亿m^3/a，约占全球的5.8%，居世界第六位，但我国人均水资源占有量相当低，在世界上排名为第109位，曾被联合国列为世界上13个贫水国家之一。山西省缺水更是如此，根据山西省第二次水资源评价成果，全省多年平均水资源总量123.8亿m^3，比第一次评价的142亿m^3减少了18亿m^3，减幅达到12.8%；人均占有水资源量为381m^3，为全国人均平均值2229m^3的17.1%，其值也大大低于人均500m^3的严重缺水界限。缺水主要集中在人口、城镇、灌溉面积高度集中的五大盆地（大同、太原、临汾、运城、忻州），五大盆地平均地下水开发利用程度达到116.2%，超采区面积达到6561km^2，占盆地区总面积的24%。自20世纪80年代以来，全省水位下降了40～300m，全省的19个岩溶大泉已经有3个完全断流。大同、太原、临汾、运城、忻州五大盆地水质恶化，地面沉陷。北起大同，南到运城已形成了多个大小、深度不同的地下水降落漏斗。严重的超采导致了超采区面积逐年扩大，地下水位逐年下降、含水层疏干、水质恶化、地面沉降等一系列环境地质问题。因此饮用水面临着淡水量少的水"量"型缺水（即资源型缺水）挑战。

6.4.2 因水污染而面临水"质"型缺水的挑战

6.4.2.1 饮用水水源遭受有机污染现象日趋普遍和严重

由于工业高速发展和城市化的加速，产生了大量的工业污水和生活污水，而我国污水

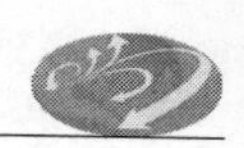

处理厂的年处理率仅为2.43%，绝大部分污水直接排入水体，致使82%的水域和93%的城市地下水源被污染，水源水质明显恶化。在主要水域，均检测出多种有机污染物，有的高达上百种甚至数百种，其中部分是具有致癌、致畸、致突变作用的有机污染物，因而对人体健康构成重要的潜在威胁，是今后给水处理领域需要解决的主要问题之一。

6.4.2.2 水中有机污染物的来源、分类

国内和国外的统计资料都表明水源水中的污染物主要来自有机物，这与工业化进程在20世纪高速发展息息相关，水体中的有机物来源于两个方面：一是外界向水体中排放的有机物；二是生长在水体中的生物群体产生的有机物以及水体底泥释放的有机物。前者包括地面径流和浅层地下水从土壤中渗沥出的有机物，主要是腐殖质、农药、杀虫剂、化肥及城市污水和工业废水向水体排放的有机物、大气降水挟带的有机物、水面养殖投加的有机物、各种事故排放的有机物等。后者一般情况下在总的有机物中所占的比例很小，但是对于富营养化水体，如湖泊、水库，则是不可忽略的因素。

水源水中的有机物大致可分为两类：一类是天然有机物（NOM），包括腐殖质、微生物分泌物、溶解的植物组织和动物的废弃物；另一类是人工合成有机物（SOC），包括农药、商业用途的合成物及一些工业废弃物。

1. 天然有机物

天然有机物主要是指动植物在自然循环过程中经腐烂分解所产生的大分子有机物，其中腐殖质在地表水源中含量最高，是水体色度的主要成分，占有机物总量的60%～90%。饮用水处理中，它是主要去除的对象。腐殖质是一类含酚羟基、羧基、醇羟基等多种官能团的大分子聚合物，分子量在10^2～10^6范围内，其中50%～60%是碳水化合物及其关联物质，10%～30%是木制素及其衍生物，1%～3%是蛋白质及其衍生物。腐殖质在水中的形态可分为酸不溶但碱溶的腐殖酸（HA），酸溶但碱不溶的富里酸（FA），既不溶于酸也不溶于碱的胡敏酸，三种组分在结构上相似，但在分子量和官能团含量上有较大的区别。

腐殖质在天然水体中表现为带负电荷的大分子有机物，具有与水中大多数成分进行离子交换和络合的特性，这样使本来难溶于水的元素和微污染有机物在水环境中增大了溶解度，促使其迁移能力增强，分布范围更为广泛。另一方面，腐殖质已经被证明是多种消毒副产物（DBP_S）的前体，是导致饮用水致突变活性增加的主要因素。去除腐殖质的主要方法有膜滤、混凝沉淀、臭氧氧化、活性炭（GAC）吸附及生物降解等。

水体中天然有机物中的非腐殖质部分，以前被饮用水处理界所忽视，被认为对出水水质没有什么影响，但是近年来的研究表明，消毒副产物的前体中有相当一部分是来自水中的非腐殖质部分的天然有机物。按DOC（溶解性有机碳）计算，与腐殖质部分的天然有机物形成的消毒副产物相比，二者比例接近。贺北平博士的研究表明，水中的非腐殖质部分的天然有机物是主要的可生物降解部分，具有较强的亲水性和较低的芳香度，可能由亲水酸、蛋白质、氨基酸、糖类等组成。

2. 人工合成有机物

随着各国工业的发展，人工合成的有机物呈现越来越多的趋势，目前已知的有机物种类达400多万种，其中人工合成的有机物在10万种以上，且以每年2000种的速度递增。

它们在生产、运输、使用过程中以各种途径进入环境。工业污染源主要来自化学化工、石油加工、制药、酿造、造纸等行业；农业中使用的杀虫剂、肥料也是人工合成有机物在水体中的另一个主要来源。它们可以渗入地下水中，或者通过地面径流进入水源水中。

1977年美国国家环保局（USEPA）根据有机污染物的毒性、生物降解的可能性以及在水体中出现的几率等因素，从7万种有机物化合物中筛选出65类129种优先控制的污染物，其中有机化合物114种，占总数的88.4%，包括21种杀虫剂、26种卤代脂肪烃，8种多氯联苯、11种酚、7种亚硝酸及其他化合物。这些化合物本身有一定的生物积累性，有些本身有毒性，有些有“三致”作用。欧共体、国际卫生组织（WHO）、日本、中国等，也相继建立了各自的优先控制有机污染物的名单，并加强水源及饮用水制备过程中对这些指标的控制。

6.4.3 污染水进行常规处理面临的挑战

饮用水水源的污染，导致水处理成本急剧增加，用常规处理方法难以生产出符合饮用水水质标准的水，供水有异味、异臭、口感不适。水中有机物是消毒副产物的前体，致使水的安全性受到影响。

6.4.3.1 水中有机物对传统净水工艺及水质的影响

水源水中的有机污染物给公众的健康带来了较大的危害，并且传统净水工艺不能满足出水要求，主要集中表现在以下几个方面：

（1）水中有机污染物大多是带负电荷的化合物，它们的存在使水的Zeta电位升高，要保证一定的出水水质，需要投加过量的混凝剂和氯，从而增加了水处理成本。而且，近年来的研究表明，传统工艺无法去除某些有机污染物。

（2）现有的传统水处理工艺对有机物的去除效率一般为20%～50%，对氨氮的去除率为10%左右，出水中有机物含量仍然很高，且其中有些有机物具有致癌性。加氯消毒使水中的致突变物质含量增加，对人体健康造成危害。

（3）有机污染物进入管网后，会被管壁上附着的微生物所利用，它们在氯化消毒之后仍然存活，比起一般的微生物有更大的危害。它们能够腐蚀管壁，从而使铁屑和重金属离子溶入水中，减少了管网的使用寿命，增加了输水能耗，致使爆管事件经常发生。更令人担心的是从毒理学上的考虑，因为这种反应能够形成非生物稳定性的水，具有“三致”特性。

6.4.3.2 进行常规处理面临的挑战

对于许多水源受到污染的水厂，常规处理工艺已经无法解决水源不断恶化而饮用水水质标准不断提高的矛盾。必须在现有处理技术与工艺的基础上，发展新的水处理技术与工艺，来满足人民群众对高标准水质的需要。在此情形下，饮用水深度处理技术必然备受关注，将会得到迅速发展。

综上所述，水环境的恶化、需水量的增长、环境危机、能源枯竭、可持续性发展的理念，以及人们对优质健康饮用水的渴求等因素，都对饮用水处理技术提出了新的要求。面对资源性缺水、水质性缺水、生活污水及供水水质的变化等不同情况，如何合理净化污水，如何采用适当处理工艺，去除水中的矿物质、有机成分、有害杂质及微生物等，同时又在一定程度上保留了人体健康所必需的各种微量元素和矿物质，获得没有任何添加物（臭氧除外）可以直接饮用的水，是目前饮用水处理技术所面临的新挑战。

第7章 饮用水特殊水质处理技术

农村供水工程具有点多、面广、规模小、水源类型复杂，不少地区面临地下水源受到埋藏条件和地质构造的影响，水中铁、锰、氟、砷以及含盐量等超标；有些地区的地表水由于受到人为活动的污染，无法达到水源水质标准。上述水源水若采用传统的常规净化工艺，净化后出水难以达到生活饮用水卫生标准，必须采取有别于常规的水处理工艺，即特殊水质处理。

近几年，特殊水质处理技术，如除氟、除砷、苦咸水淡化、微污染水处理，虽然有了长足的进展，开发了针对原水水质具有中国特色的水处理设备，甚至还引进了国外水处理先进工艺，但大多水处理设备投资高，操作复杂，运行成本高，对于技术力量薄弱的农村供水工程较难以掌握。为此，农村供水工程规划、设计、管理人员应结合当地的水源条件，尽量寻找好的水源，可跨村、镇或远距离引水，建适度规模的水厂，若确实无好水源时，应根据原水水质，合理选择工艺成熟、先进可靠、操作管理简便、一次性投资低、运行成本低的适宜技术和处理装置。

7.1 饮用水除氟技术

氟是一种非金属化学元素，在元素周期表排列第九位，属于第二周期第七族的主族元素，化学性质非常活泼，几乎不能单独存在，自然界中都是以各种化合物的状态存在，广泛存在于岩石、土壤、海洋中，在地球上的分布是相当广泛的。氟在日常生活中的应用范围很广，包括医药、化工、航天、原子能等方面都有应用。比如氟化钠本身是一种有毒物质，但是也可以作为药物或者杀虫剂来使用。氟是人、畜正常生长所必需的微量元素之一，饮用水适宜的氟含量浓度为0.5～1mg/L。适量的氟对机体牙齿、骨骼的钙化、神经兴奋的传导和酶系统的代谢均有促进作用。氟过剩与缺乏均可导致疾病，当饮用水缺氟时，易患龋齿病；但氟含量高了容易造成氟中毒。在水体中，根据我国生活饮用水卫生标准GB 5749—2006规定，当氟含量大于1.0mg/L时，称为氟超标，也称高氟水。

7.1.1 我国除氟技术现状

对于目前我国较为严重的高氟水问题，我们也进行了大量的调研，一般来讲，解决高氟水问题有三种方法：

(1) 引低氟地表水。在人口多、村庄集中、地形条件较好地区，选择优质水源，采用远距离调水，建设集中联片供水工程解决高氟水问题。

(2) 大部分地区主要采用打低氟井。采取就地打低氟井的方法适用于人口相对分散、地下水源较丰富，深层水水质达到饮用水标准的地方。打低氟井的方法在我国已进行了

20多年的实践，虽然打井技术简单，无需技术维护，但由于地下水层的流动和混合，特别是有些地区干旱少雨、地下水补充不足，低氟井水的氟含量波动大，容易引起水质变化。

（3）对高氟水进行降氟处理。对于人口少、地形高低不平、村庄不集中的边远地区，地下水条件较差，又不能更改水源，若通过集中供水工程解决，铺设管路任务艰巨，投资太大，只能通过水质处理措施，使现有水源经降氟处理后达到饮用水标准。对高氟水进行降氟处理是水资源贫乏的高氟水地区持续保障饮水水质达标的唯一途径。

7.1.2　我国除氟技术和方法

水中的含氟量控制一直是我国环保及卫生领域的重要研究课题，由于不同含氟水的水质水量存在较大差别，因此处理方法也各不相同。目前我国高氟水的处理方法与国外比较接近，国内常用的技术大致分为两类：沉淀和吸附过滤，原理是利用氟与其他试剂形成沉淀去除和利用吸附剂将氟吸附。主要方法有混凝沉淀法、吸附法、电渗析除氟法、电凝聚法、反渗透法、复合式多介质过滤法等，本节对以上方法做简要介绍，以供应用时选择和参考。

7.1.2.1　混凝沉淀法

铝盐混凝法是饮用水除氟的常用方法之一。铝盐混凝除氟是一个复杂的过程，铝盐投加到水后，利用 Al^{3+} 与 F^{-} 的络合以及铝盐水解中间产物和最后生成的 $Al(OH)_3$，絮体对氟离子交换、物理吸附、卷扫作用去除水中的氟离子。研究表明，铝盐混凝除氟的主要作用机理有吸附、离子交换、络合沉降及网捕和机械卷扫等。常用除氟药剂有铝盐混凝剂（包括聚合氯化铝和单体氯化铝等）、CF－1型饮用水除氟剂和PC85－3型除氟剂等。影响混凝沉淀除氟效果的因素比较复杂，主要有：①pH值对除氟效果影响显著，这主要与除氟药剂在不同pH值条件下产生不同的水解产物有关，因此，选择适宜的pH值是非常重要的；②水温也是影响除氟效果的一个重要因素，如水温过高，氢氧化铝的水合作用增加，沉淀下沉慢，甚至漂于水面，影响除氟效果；如水温过低，尽管投加大量混凝剂也难获得良好的混凝效果，通常絮凝体形成缓慢，絮凝颗粒细小、松散，水温在10～30℃，除氟效果较好；③混凝沉淀除氟效果还受原水含氟量、碱度、盐度、混凝搅拌时间等因素的影响，因此在实际应用中均应予以考虑。混凝沉淀除氟的主要缺点是处理后产生大量的沉淀污泥以及除氟后水中的氯离子和硫酸根有增加趋势。此外，以铝盐为混凝剂，处理后水中含有大量溶解铝引起人们对健康的担心。该方法适用于须同时去除浊度的低氟水处理，其应用越来越少。

7.1.2.2　吸附法

我国饮用水除氟方法中，目前研究应用最多的是吸附过滤法，其除氟机理主要有吸附、离子交换、络合作用等。常用的吸附滤料有活性氧化铝、骨炭、UR－3700螯合树脂、活性氧化镁，还有某些天然岩石材料如沸石等作为滤料。此外，对新型滤料如氧化铁涂层砂改性滤料、镧氧化膜硅胶、负载镧纤维吸附剂、活性炭纤维及活性氧化铈/介孔筛除氟剂等的研究也取得了进展。利用这些吸附剂可以将氟浓度为10mg/L的污染水处理到1mg/L以下，达到饮用水标准。

活性氧化铝是氢氧化铝在一定温度（400～600℃）下焙烧而成的一种r型氧化铝。它

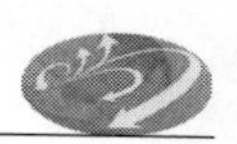

是白色颗粒状多孔吸附剂，有较大的比表面积。但是活性氧化铝是两性物质，当水的pH值小于9.5时可吸附阴离子，大于9.5时可去除阳离子。因此，在酸性溶液中活性氧化铝为阴离子交换剂，对氟离子有极大的选择吸附性。活性氧化铝除氟的能力与原水的pH值有密切关系，在pH值为5.5时，吸附容量最大，因此如将原水的pH值调节到5.5左右，可以增加活性氧化铝的吸附效率，通常脱氟效果较好的pH值为5～6.5，活性氧化铝吸附容量随pH值的升高而降低。其次与原水的氟浓度、活性氧化铝的颗粒大小、接触时间、原水中离子的种类及含量等有关，原水的氟浓度越高，吸附量越大，因此适用于高氟水处理；活性氧化铝的颗粒大小与吸附容量成线性关系，颗粒小则吸附量大。但小颗粒会在反冲洗时流失，并且容易被再生剂NaOH溶解，使用粒径一般采用0.3～0.6mm为宜。国内常用的粒径是1～3mm，但也有粒径为0.5～1.5mm的产品。若原水中含有磷酸根和硫酸根时，影响脱氟效果。

骨炭是由兽骨燃烧去掉有机质的吸附剂，是仅次于活性氧化铝而在我国应用较多的除氟方法，骨炭的主要成分是羟基磷酸钙。研究表明，骨炭的吸附容量明显高于活性氧化铝；水中常见的阳离子可提高骨炭的除氟效果，却使活性氧化铝的吸附容量下降，阴离子对骨炭的除氟效果无明显影响，却降低活性氧化铝的除氟效果；在相同的条件下，骨炭的滤水量远大于活性氧化铝。此外，用活性氧化铝处理后的水中Al^{3+}及SO_4^{2-}含量大大增加，不但影响水的感官性状，且给人体健康带来潜在的危害。因此，对硬度较高或盐度较多的高氟水采用骨炭除氟更合理。骨炭价格比较便宜，但机械强度较差，吸附性能衰减较快。

天然沸石是一种含水的碱金属或碱土金属的铝硅酸盐矿物，具有多孔性、筛分性、离子交换性、耐酸性以及对水的吸附性能等。经预处理之后，对氟离子具有高选择交换性能。试验研究表明，沸石交换吸附除氟过程中，同时交换吸附了部分钙、镁，从而降低了水的硬度，进一步改善了水质；且沸石的吸附性能具有越用越好的趋势，这是其他吸附剂无法比拟的。但沸石的吸附容量有待于提高。

吸附法除氟是目前国内外饮用水除氟研究的热点之一。吸附法一般将吸附剂装入填充柱，采用动态吸附方式进行，操作简便，除氟效果稳定，但主要存在吸附容量低、吸附性能衰减较快、处理水量小等不足。具体如下：

（1）吸附容量低。常用的吸附剂如沸石和活性氧化铝吸附容量都不大，在0.06～2mg/g之间。新近报道的羟基磷酸钙的氟吸附量可达3.5mg/g，活性氧化镁的氟吸附为6～14mg/g，但使用过程中易流失。以稀土氧化锆为主制成的氟吸附剂的吸附量高达30mg/g。

（2）处理水量小。当水中氟离子浓度为5mg/L时，1kg吸附剂一般只能处理10～1000L水，且吸附时间一般在0.5h以上。吸附法只适用于处理水量较小的场合。

吸附法除氟工程实例：

平遥县宁固镇，饮用水氟化物含量达2.01mg/L，为了改善饮水水质，2009年在平遥宁固镇安装智能型饮用水TY-DF-5型集中供水除氟设备1套，采用Bio-F吸附型除氟滤料，处理水量40m^3/h，集中供水工程受益人口7484人，大畜1467头。

成套设备由预处理（初滤）系统、除氟系统、后置过滤系统、再生系统、电控系统和一些泵、阀、仪表、管路等组成。水处理工艺流程见图7-1。

原水池 → 潜水泵 → 初滤系统 → 除氟系统 → 后滤系统 → 净水池

图7-1　水处理流程图

TY-DF-5型除氟设备产水过程分三部分：第一部分为初滤，见图7-2（a），主要去除原水中泥沙、悬浮物等杂质，降低原水浊度，以满足除氟系统进水水质要求；第二部分为除氟，见图7-2（b），原水从罐体下部进入，经滤料后除掉水中的氟离子，然后从设备的上部管道出水进入后置过滤系统，下部进水可以让原水与滤料充分接触，能够达到更好的除氟目的；第三部分为后置过滤，见图7-2（c），后置过滤系统采用果壳活性炭为滤料，主要去除水中的色度，异嗅异味和溶解的有机污染物，改善口感，提高供水水质。

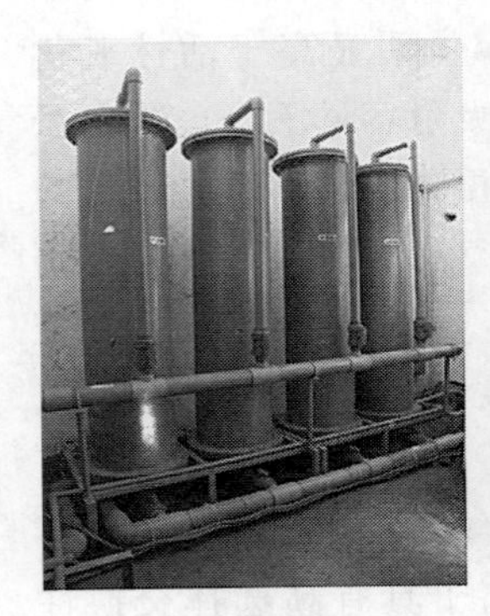
(a)初滤系统

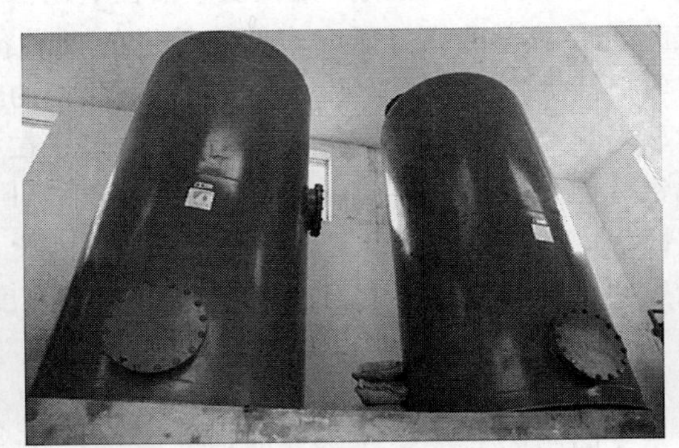
(b)除氟系统

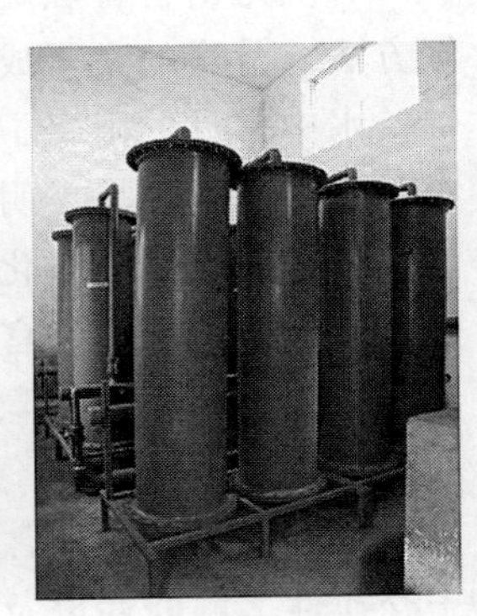
(c)后滤系统

图7-2　TY-DF-5型除氟设备

安装设备前后水质变化情况见表7-1。除氟效果良好，无污染，出水水质达标，用户对此十分满意。

表7-1　除氟设备处理后水质情况

项　目	氟化物(mg/L)	浊　度(NTU)	pH值	氯化物(mg/L)	硫酸盐(mg/L)	总硬度(mg/L)	溶解性总固体(mg/L)
原　水	2.01	3	7.8	164	45.1	113	820
处理水	0.55	2	8.3	158	6.01	8.26	600
标　准	1.0	3	6.5～8.5	250	250	450	1000

7.1.2.3　电渗析除氟法

电渗析法指在直流电场的作用下，高氟水经阴、阳离子交换膜和隔板组成的隔室，通过离子交换膜的选择透水作用，达到除氟目的。应用电渗析器除氟运行管理简单，不需投加化学药剂，只需调节直流电流即可。电渗析法不仅可去除水中的氟离子，还能同时去除其他离子，特别是除盐效果明显。

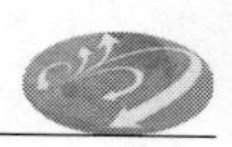

电渗析法适用于氟化物含量大于1mg/L小于12mg/L，含盐量大于500mg/L，小于10000mg/L的原水。

进入电渗析器的原水水质应符合下列条件：①浊度5度以下；②耗氧量<3mg/L（COD_{Cr}法）；③铁<0.3mg/L；④锰<0.3mg/L；⑤游离余氯<1mg/L；⑥细菌总数不宜大于1000个/mL（符合饮用水源标准）；⑦水温5～40℃。当原水水质指标超出以上规定时，应进行相应预处理。系统中的清水池、阀门、管道、泵等元器件，应采用无毒工程塑料、不锈钢或混凝土等材料。

(1) 工艺流程，一般采用图7-3所示的工艺流程。

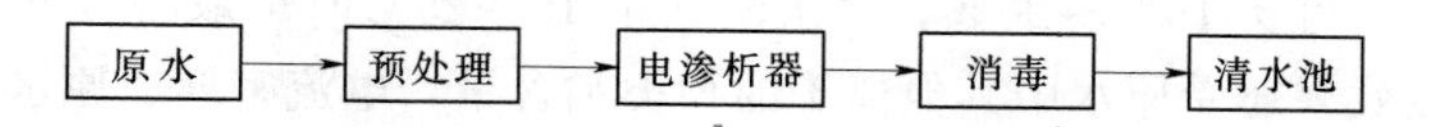

图7-3 电渗析法除氟工艺流程

电渗析器应根据原水水质、出水水质要求及氟化物的去除率选择流量、级、段和膜对数。电渗析器产水率低，外排浓水与极水需妥善处理，防止二次污染。

(2) 电渗析可与活性氧化铝或离子交换等方法串联使用。

电渗析除氟的主要设备应包括电渗析器、倒极器、精密过滤器、原水箱或原水加压泵、淡水箱、酸洗槽、酸液泵、浓水循环箱、供水泵、压力表、流量计、配电柜、硅整流器、变压器、操作控制台、大修洗膜池、化验检测仪器等。原水水箱容积应按大于时供水量的2倍来计算。

(3) 电渗析器设计要点：①电渗析器的淡水流量应按处理水量确定；浓水流量可略低于淡水流量，但不应低于2/3淡水流量，极水流量可为淡水流量1/4～1/3；②电渗析器应有频繁的倒极装置，倒极可采用自动和手动，自动倒极宜为10～30min，手动倒极宜为2～4h，频繁倒极是为解决超电极电流时电渗析结垢的问题；③电渗析器进水水压不应大于0.3MPa。

电渗析无需化学药剂，操作简便，运行时只要在恒压下控制浓水、淡水和极水的压力和流量，定期倒换电极即可；水的利用率高，一般可达60%～90%。缺点是对有机物及离解度小的盐类难以去除，电渗析要求膜对数量多，组装维修技术要求较高。

电渗析法应用实例：

沧州市孟村镇一街毗邻县城，总人口2550人，村民饮用高氟水，氟斑牙及骨质疏松患者较多。2005年春，新建饮水工程一处，包括400m深井、深井泵、EDSI-3型电渗析设备（$20m^3/h$）、100kVA变压器、恒压变频设备、$110m^3$钢筋混凝土蓄水池以及供水管道2000m，总投资55万元，现在每日定时供应安全水2h，深得村民满意。

7.1.2.4 电凝聚法

电凝聚法即电化学凝聚法，主要利用电解原理对水进行电化学处理。在直流电场的作用下，电凝聚装置中阳极上的铝板表面向溶液中定量溶出铝离子，同时阴极板产生等当量的OH^-离子。这些电解出的Al^{3+}，具有极强活性，在电极表面与水产生不可逆的化学吸附，形成$Al(OH)_3$的水合络合物，通过电极反应的表面催化作用，在不同pH值条件下，形成含有单核或多核的水解缩聚物，最终形成表面含有羟基的高分子线性物。这些羟基的存在是铝的氢氧化物具有各种吸附作用的根本原因。电凝聚除氟的实质是利用铝吸附剂对水中氟离子进行吸附，其作用机理是基于静电吸附和离子交换吸附。研究表明，pH值在影响电凝聚除氟效果的众多因素中最为显著，电凝聚除氟必须在溶液为酸性条件下才具有较强的除氟功能。在pH值<7的情况下，电凝聚中电解出的铝离子的最终形成物为低聚合度带有高电荷的水解产物，从而对水中氟离子同时进行静电吸附和离子交换吸附。水的pH值越低，羟基铝的水解产物所带正电荷越多，因而对氟离子的静电吸附容量越大，除氟效果越好。电凝聚除氟的pH值一般控制在6.5左右，处理后出水可基本接近中性。在一定范围内水温对除氟效果的影响不是十分明显，但是当水温大幅度变化时，对氟去除率的影响有时可达15%～20%，当水温处于10～25℃时可取得较好的处理效果。此外，电凝聚除氟效果还受原水中其他离子的种类和含量、电流密度、原水含氟量、水流速度等多种因素的影响，在实际应用中均应予以考虑。

电凝聚除氟所产生的氢氧化物具有的活性比铝盐混凝除氟产生的氢氧化物更大，具有更大的吸附能力。因此与铝盐法相比，电凝聚法具有铝剂用量少（电凝聚法所需的铝剂量约为铝盐混凝法的1/10～1/3），泥渣量少，出水的剩余铝剂量少，减少了处理后水中含有溶解铝引起人们对健康的担心，同时具有设备简单、操作容易、运行稳定、可连续制水、易于实现自动控制等特点。

在电凝聚过程中，阳极上发生氢氧放电而生成氧化作用很强的新生态，使有机物或氰化物氧化分解成无害成分，使氯化物氧化成氯气或次氯酸盐，能起到杀菌作用。实践证明，对高氟地热水除氟制取饮用矿泉水，电凝聚除氟是一种稳定、可靠且经济的方法，适用于含高铁、高锰的高氟水地区的饮用水除氟。尽管铝板电极钝化问题还没有得到完全的解决，但随着各种高效电化学反应器的出现，电凝聚法对地下水除氟具有较好的应用前景。

7.1.2.5　反渗透法

反渗透技术是利用一种能使水分子通过而氟化物不能通过的半透膜起作用的膜分离技术。该技术是应用反渗透膜选择性的只能透过溶剂（平日是水）而截留离子物质的性质，以膜两侧压力差为推进力，抑止溶剂的渗透压，使溶剂经由反渗透而完成对液体混合物进行分离膜过程。反渗透属于压力驱动型膜分离技术，其操作压差一般为1.5～10.5MPa，截留小分子溶质。

反渗透除氟不仅能有效去除饮用水中的氟以及盐，还能对水中的有机物、微生物、细菌和病毒等进行分离控制，不存在二次污染；同时在常温、常压下即可达到分离的目的，使用压力为动力，能耗小，单位体积产水量高，不需加热，适用于大、小规模生产；而且具有除氟效率高、节能、易于自动控制等优点。适合于苦咸高氟水地区的饮用水除氟。缺点是膜的价格昂贵，阻碍了广泛的应用。

尽管目前反渗透膜组件价格较高、易污染、使用寿命较短（一般只有1～3年），但随着低压、耐污染、高通量膜的开辟，RO技术应用于饮用水除氟有着宽广的应用前景。

反渗透法应用实例：

平遥县净化集中供水工程，受益村为宁固镇的净化、营里、芦村、鱼市、新建5个村，受益人口7560人，大畜742头，受益村5村饮用水中氟含量严重超标，为了改善饮

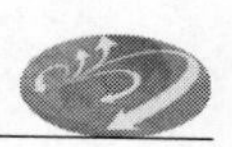

用水水质，经多方案比较，确定水源利用净化村南原深井，采用单级反渗透净水设备，供水系统方案为：井水→原水蓄水池→水厂水处理→净水蓄水池→用水户。

2008年5月动工，共建成原水池、净水池各1座，安装反渗透水处理设备1套（处理水量30m^3/h）、加压设备5台、变频设备3台、双显示水位自动控制设备1套，铺设输配水管道89.5km，工程总投资325万元，工程完工后，经水质监测，处理水达到国家饮用水水质卫生标准，口感良好，当地村民十分满意。

7.1.2.6 复合式多介质过滤法

复合式多介质过滤法用新型复合式多介质滤料对水中氟化物进行高效选择特性的吸附过滤过程。

复合式多介质是采用大自然中的矿物质、动物骨骼和植物果壳等精炼提取后，根据对不同物质的选择吸附效果，采用多种不同的工序复合后，经过高温下煅烧，而形成的具有特殊吸附性能的天然复合式多介质滤料。

复合式多介质滤料具有高吸附容量的特点，使用周期为12～72个月（介质使用周期与原水中氟含量超标浓度有关）。工艺流程简单，仅设过滤装置，当加压水通过装有复合式多介质的压力容器时，水中的氟化物被多介质滤料层吸附，处理后的氟化物可达到小于1mg/L。该法工艺流程简单，操作方便无需调pH值，无需投加任何化学药剂，无需化学药剂再生，仅用清水冲洗即可，反冲洗耗水率低。

复合式多介质过滤法工程实例：

山西省代县峪田乡甲村水厂，水源为地下水，原水含氟1.9mg/L，采用多介质过滤法除氟，该工程供水人口1180人，供水规模50m^3/d，出水含氟量为0.54mg/L，达到国家生活饮用水卫生标准。

7.1.3 各种除氟方法特点

电渗析除氟法：除氟效果不错，但费用高、技术高、需要投入大量资金，同时需要持续的电力保障，一般自来水厂不可能采用，更不适合分散的农村。

传统吸附剂法：利用吸附剂可以将氟浓度为10mg/L的废水处理到1mg/L以下，达到饮用水标准，采用动态吸附方式进行，操作简便，除氟效果稳定，但存在氟吸附量小、投资量大、处理水量小的缺点，只适用于处理水量较小的场合。

化学沉淀法和絮凝沉淀法：除氟率低，并且会带来二次污染。

离子交换法：投资大、抗其他离子干扰能力差、运行费用高，对环境污染大，再生操作复杂。

反渗透法：能够有效的除去溶液的氟离子，但受水中含盐量的影响，含盐量过大的地下水采用反渗透法除氟率不高，当含盐量超过5g/L时，除氟率明显降低。

由于这些方法各有其缺点，至今很少大面积推广于除氟工艺，主要是因为作为饮用水处理技术，存在成本高、除氟率低的缺点；作为氟化工业产生的高氟废水的处理技术，存在基建投资大、运行费用高、处理效果不稳定的缺点。

目前，新型的沸石除氟设备体积庞大，且除氟容量不高，使用上也受到限制；我国市场上常见的活性氧化铝除氟设备由于对水质pH值要求高，出水有铝离子析出，且活性氧化铝反复再生使用时，吸附容量下降，易板结，所以活性氧化铝除氟设备存在处理费用高、口感不佳、安全性较差，使用范围正逐渐缩小。

随着社会经济的快速发展和居民生活水平的不断提高，对饮水质量势必提出更高的要求，加之水源水质日益恶化，我国农村迫切需要处理效果好、投资小、操作管理简单、再生容易、运行成本低、对环境影响小的饮用水除氟设备。

7.1.4 国内外除氟技术研究方向

近二三十年来，国内外对含氟水的处理进行了大量的研究，对除氟工艺及相关的基础理论的研究也取得了一些进展。针对上述几种除氟技术存在的问题，近几年，日本海水公司由海水除硼技术研发出来的树脂型除氟技术（READ－F），其方法属吸附方式。

树脂型除氟技术（READ－F）是一种表面涂有水氢氧化铈的乙基乙烯醇聚合物。水合氢氧化铈（$CeO_{2n}H_2O$）是吸附剂。树脂型除氟技术（READ－F）在极广的范围内，对氟离子都具有很强的选择性。无需任何预处理就能将氟离子降低到0.8mg/L以下。经树脂型除氟技术（READ－F）过滤后的溶液不会产生任何地面污染、不含任何有机溶剂也不含任何挥发性有机物质。

该方法除了具有传统吸附方式的操作简便，除氟效果稳定等优点外，其吸附量有质的提高。从操作上看，除了需要调整pH值为酸性外，基本不需其他处理即可使用，快速方便的动态吸附方式也可在短时间内处理大流量的高氟原水。除氟后的水也无污泥和二次污染问题，是一种新型、方便的除氟方法。

随着水源的环境污染加剧和饮用水标准的提高，重点改善饮用水水质是国际健康饮水的新潮流。现在的除氟技术主要研究方向是高效、廉价的除氟工艺研究和除氟工艺的机理研究。国内外开展除氟机理的研究工作，将有助于现有除氟工艺的改善和除氟新方法的开发。

近年来，世界各国环保呼声日益高涨，水处理技术正朝着可持续发展战略的绿色技术方向发展，因此寻求高效节能、不产生二次污染和经济有效的技术应是饮用水除氟研究的重要课题。膜污染是制约膜技术推广应用的关键因素之一，目前反渗透膜的开发正向耐污染、低压及高通量型方向发展，膜材料及技术领域所取得的研究成果为RO技术应用于饮用水除氟创造了良好的条件。虽然由于经济等原因在工程实践中应用较少，但却显示了该技术应用于饮用水除氟的巨大潜力。此外，新型除氟滤料的研究还处于探索性阶段，尚未应用于工程实践，有待于进一步研究，但其良好的吸附性能有取代传统除氟滤料的发展趋势，开发新型高效吸附滤料是饮用水除氟研究的方向之一；同时开发高效电凝聚反应器也是饮用水除氟研究的方向之一。

7.2 饮用水除砷技术

7.2.1 砷对人体危害

砷是一种毒性极强的非金属元素，能够引起多种疾病和中毒，对人的中毒剂量为0.010～0.052g，致死量为0.06～0.20g。砷是常见的污染物之一，对人体毒性比较严重；环境中的砷污染主要是工业三废造成的，包括含砷金属矿石的开采、焙烧、冶炼、化工、

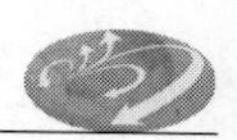

炼焦、火电、造纸、皮革等生产过程中排放的含砷烟尘、废水、废气、废渣造成的污染，其中以冶金、化工排放砷量最高，是对环境污染的主要来源。在冶金工业生产过程中，约有30%的砷进入废水、废气中。随着工业的发展，砷污染已经成为全球性的环境问题。因此，近几年来世界各国都越来越重视对砷污染的治理。我国GB 5749—2006《生活饮用水卫生标准》规定饮用水中砷含量不能超过0.01mg/L，或者供水工程规模不大于$1000m^3$，砷含量超过0.05mg/L时，就必须进行除砷处理。

砷在水中以三价、五价的无机砷及有机砷形式存在，三价砷毒性比五价砷强，饮用水中的五价砷较常见。据资料介绍，除砷方法类同除氟，可采用多种方法。当氟与砷共存时，砷比氟优先吸附。

7.2.2 饮用水除砷采用的主要方法

由于砷对人体和生态环境的危害，如何将其有效地从水体中去除备受人们的关注。目前饮用水除砷采用较多的方法，本节简要介绍混凝沉淀法、吸附法、复合式多介质过滤法和电凝聚法等，以供应用者选择和参考。

7.2.2.1 混凝沉淀法

硫酸铁和硫酸铝为比较实用的分散式供水的除砷剂。在不同pH值、水温、浊度、硬度等条件下硫酸铁除砷性能较硫酸铝稳定。根据袁涛等人试验，当水体中五价砷含量为1.0mg/L时，不调节pH值（7.82），直接投加50mg/L硫酸铁于含As 1.0mg/L的水样中，在室温下混凝沉淀静置12h后，可使出水砷含量降至0.05mg/L以下。另外，过滤可大大降低药剂用量，如沉淀反应后静置30～40min加以过滤，则只需投加30mg/L硫酸铁或40mg/L硫酸铝也可使As降至0.05mg/L以下。一般情况下，沉渣中的砷不会再次进入水中。两种方法都能满足国家规定《生活饮用水卫生标准》中农村小型集中式供水和分散式供水水质指标砷不大于0.05mg/L的要求。在现场应用混凝沉淀法除砷时，采用适宜的过滤措施比单纯的混凝沉淀更加经济、有效。实际应用该法时，应根据水质条件，适当调整投加量，可达到较好的除砷效果。

该方法设备简单，制水成本低，但需做好日常管理，投药量和污泥量较大。

混凝沉淀法工程实例：据资料介绍，台湾西南滨海地区的除砷工程，深井水含砷量0.6～2.0mg/L采用曝气加氯，加氯量为12～30mg/L，将三价砷氧化成五价砷呈悬浮状，再经混凝、沉淀慢滤工艺，凝聚剂采用$FeCl_3$，投加量为12～50mg/L（视原水含砷量确定），出水水质砷含量降至0。

工艺流程见图7-4。

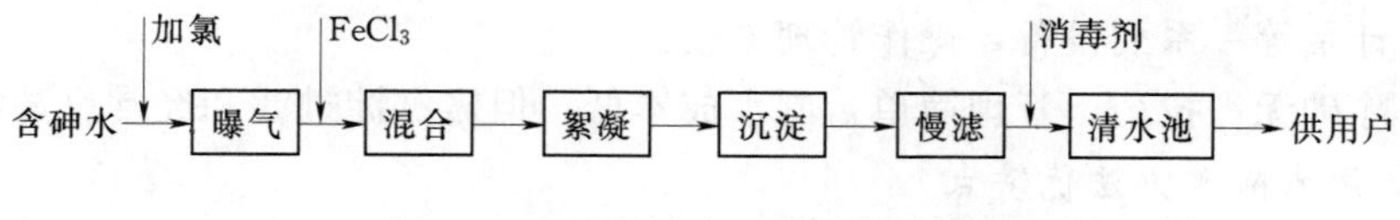

图7-4 混凝沉淀法除砷工艺流程

7.2.2.2 吸附法

作为传统的水处理技术，吸附法以高效、简便、选择性好等优点在含砷水处理中具有独特的应用。目前，吸附材料发展较为成熟，人们已在砷吸附剂方面取得一定成果。吸附法由于简单易行、去除效果好、能回收原水中的砷、对环境不产生或很少产生二次污染，且吸附材料来源广泛、价格低廉、可重复使用备受人们关注，现已成为研究热点。

该方法可利用氧化铁涂层滤料对水中砷进行吸附，无需投药，管理简单。

7.2.2.3　复合式多介质过滤法

复合式多介质过滤法用新型复合式多介质滤料对水中有毒物质砷进行高效选择特性的吸附过滤过程。

复合式多介质过滤法简介详见本章7.1.2小节。

工程实例：内蒙古巴彦淖尔市临河区白脑包镇水处理工程，该工程供水人口450人，110户，供水规模50m³/d，水源为地下水，水中含砷，原水含砷量为0.16mg/L，采用多介质过滤法除砷，出水含砷量为0.0004mg/L。

工艺流程见图7-5。

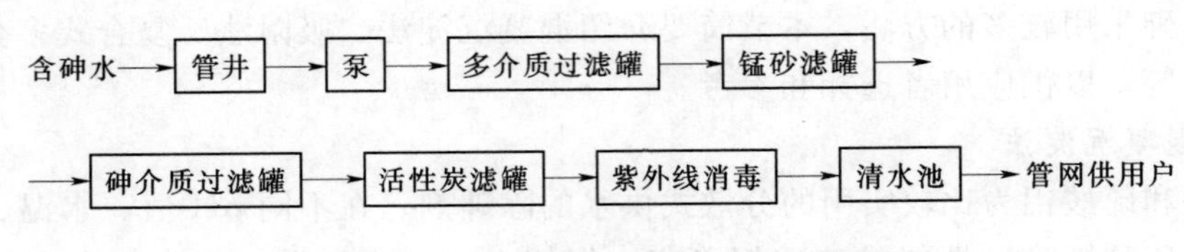

图7-5　复合式多介质过滤法除砷工艺流程

处理效果：砷含量由0.162mg/L降低至0.0004mg/L，其他水中超标物铁锰、硫酸盐、氯化物经处理后出水水质都达到国家规定的GB 5749—2006《生活饮用水卫生标准》的标准。

整套装置采用全自动控制系统，无需加任何化学药剂和无需再生操作。仅需反冲洗，反冲洗耗水率低，仅2%，操作简便，仅需1人即可管理。据管理人员介绍，每7～14天反冲洗一次。砷介质滤料一般2～6年更换一次，视原水水质而定。该介质更换方便，替换下的废料，可直接送到垃圾站处理也可运回工厂进行回收处理，废料已通过环保部门测试为无害物。

7.2.2.4　电凝聚法

电凝聚技术具有许多传统水处理工艺所没有的优势，能同时除去或降低有机物、细菌、色度、重金属等有毒物质。在常规的水质净化中，一般投加混凝剂，压缩胶体的双电层，并通过吸附架桥作用，形成较大的矾花，使之沉淀去除。通常的混凝剂为固态或半液态，需专用的溶解池，并在溶液池制成一定的比例后再通过专用计量设备投加，运行和管理比较复杂。而采用电凝聚可以通过改变电流密度控制混凝剂的量，可以省去常规的溶解、调配、计量等一系列设备，操作管理方便。

该方法除砷无需投药，管理简单，制水成本低，但需沉淀过滤和经常反冲洗。

7.2.2.5　饮用水除砷方法优缺点

目前饮用水除砷采用较多的方法，且每一种方法的应用条件不同。各种方法均有其自身的特点，如：沉淀法除砷技术较为完善，应用较为广泛，但它处理后会产生大量废渣，造成二次污染；膜处理法对设备和操作技术要求高；吸附法利用吸附剂提供的大比表面积，通过砷污染物与吸附剂间较强的亲合力达到净化除砷的目的。

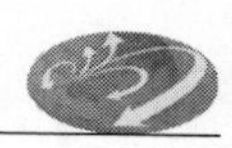

7.3 饮用水苦咸水淡化技术

苦咸水是指水的溶解性总固体不小于1000mg/L的地下水，水中阴阳离子含量过高，饮用水的口感发生明显变化，以至于饮用者难以接受。水中钠的味阈浓度取决于与其结合的阴离子和水温。在室温时，钠的平均味阈值约为200mg/L，超过此值，水有涩味，洗手时即便不用肥皂，亦有肥皂的滑腻之感。水中存在的硫酸盐可以产生引人注意的苦涩味，当浓度非常高时，对敏感的消费者有致泻作用；使水的味道异常的程度随所结合的阳离子的性质而不同；味阈值范围从硫酸钠的250mg/L到硫酸钙的1000mg/L。高浓度氯化物使水带有咸味，氯化物的味阈值与它结合的阳离子有关，钠、钾和钙的氯化物的味阈浓度在200～300mg/L之间。

苦咸水在山西省主要分布在运城、长治、大同、吕梁等地区，解决方法是尽量寻找溶解性总固体符合生活饮用水卫生标准的水源水，实在无好水源的情况下，结合当地具体条件，进行技术经济方案比较，可选择蒸馏法、电渗析和反渗透技术进行苦咸水淡化处理。

7.3.1 蒸馏法苦咸水淡化技术

蒸馏法是最早采用的淡化方法，蒸馏法淡化是使咸水受热汽化，再使蒸汽冷凝而得淡水的一种淡化方法。它的优点是结构较简单，操作容易，淡化水的水质好。蒸馏法又可分为多效蒸馏、多级闪蒸、压汽蒸馏等方法。多效蒸馏就是将前一个蒸发器蒸发出来的二次蒸汽引入下一蒸发器作为加热蒸汽并在下一蒸发器中凝为蒸馏水。其优点是传热系数高，动力消耗少，可提高浓缩比，但它的设备易结垢和腐蚀。闪蒸原理是当原料加热到一定温度后通过节流孔进入一个蒸发室，因该蒸发室压力控制在低于热咸水温度所对应的饱和蒸汽压的条件下，所以热咸水急速部分气化，同时温度下降，产生的蒸汽冷凝后即为所需的淡水。以此原理为基础，多级闪蒸的原理：将原料加热到一定温度后引入闪蒸室，由于闪蒸室中的压力低于原料在该温度下所对应的饱和蒸汽压，故原料进入闪蒸室后成为过热溶液而急速的部分气化，原料自身的温度降低，所产生的蒸汽冷凝后即为所需的淡水。在海水淡化方面，多级闪蒸应用广泛，具有可靠性高、防垢性能好等优点；但同时也具有动力消耗大、传热效率低等缺点。压汽蒸馏是利用机械压缩机把蒸汽压缩，使之升压和升温（温度升高10℃左右），以作为加热和使咸水蒸发的热源。

蒸馏法不需外部提供加热蒸汽，热效高，能耗低，结构紧凑。但这种方法造价较高，易腐蚀结垢，难大型化。一般来说，蒸馏法处理苦咸水的成本高于膜法，但它在处理高浓度苦咸水方面有一定优势。到目前为止，多级闪蒸是处理高浓度苦咸水一种有效的方法。

7.3.2 苦咸水电渗析淡化技术

7.3.2.1 电渗析工作原理与主要部件

我国从1958年开始用电渗析（ED）进行苦咸水淡化方面的研究。电渗析工作原理：在直流电场的作用下，水中离子透过具有选择性的离子交换膜而定向迁移，使电解质离子自水溶液中部分分离，以制取淡水。淡化水的成本，与电解质浓度成正比，电解质浓度高时，电流密度大，淡化吨水的成本也就高。

电渗析器的主要部件为阴阳离子交换膜、隔板与电极。隔板构成的隔室为液流经过的通道，淡水经过的隔室为脱盐室，浓水经过的隔室为浓缩室。把阴、阳离子交换膜与浓、淡水隔板交替排列，重复叠加，再加上一对端电极，就成了电渗析器。电渗析器有三种组装方式，为一级一段（产水量大，用于大中型）、一级多段（脱盐率较高，产水量小，用于中小型）和多级多段，有立式和卧式两种安装方式。

苦咸水电渗析法净水工艺流程见图7-6。

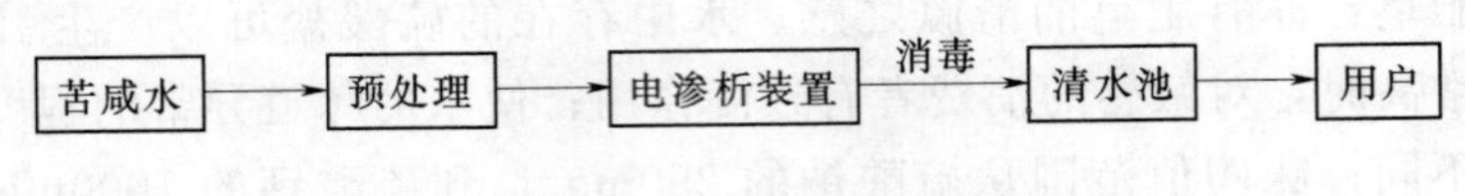

图7-6　苦咸水电渗析法净水工艺流程图

7.3.2.2　电渗析工程实例

电渗析技术适用于低浓度苦咸水脱盐，例如：1987年投产的山东省长岛县大钦岛电渗析地下苦咸水（含盐量3000～5000mg/L）淡化试验站，工程造价12.5万元。该工程采用两台电渗器，隔板尺寸为400mm×1600mm×85mm，每台240对膜，一级两段组装，共两级四段串联运行。到2001年，运行12年来，每天产水20m^3（每小时2.5m^3），脱盐率80%，水回收率60%～80%，1m^{3}淡水平均耗电5kW·h，维修费占造水成本5%，生产1m^{3}淡水成本为2.135元左右。2001年7月，黄骅市水务局在北京、上海科研机构的帮助下，采用电渗析法和多层过滤技术，建成了苦咸水淡化站，可供淡水2m^3/h，工程投资一般为13万～14万元，其中设备费为5万～6万元，土建工程为7万～8万元，制水成本为4.1元/m^3。总共建淡化站72个，结束了8.5万农民饮用苦咸水的历史。截至目前，已有127个村建起了苦咸水淡化站，11.7万人喝上了达到国家饮用水标准的水。

河北省沧州市迅速将其经验进行推广，计划解决659个饮水特困村，惠及67.5万人。如沧州市姜东村位于松庄子乡南部，总人口2800人，原由35m浅井供应饮用水，水质苦咸，难以下咽。2007年春，新建饮水工程一处，包括400m深井、深井泵、EDSI-1型电渗析设备（1m^3/h）、50kVA变压器、恒压变频设备、50m^{3}钢筋混凝土蓄水池以及供水管道1500m，总投资15万元。现在每日供应安全桶装水，村民满意。

电渗析技术在低浓度苦咸水淡化方面最先占据了较大的市场，目前，有140余套日产量在1000～5000m^{3}的苦咸水ED装置在运转，将含量在1500～3000mg/L的苦咸水淡化成生活用水。仅山西省大同矿物局10多个矿区日处理量就达2万多t，作为冷却用水和生活用水使用。低浓度苦咸水脱盐的最大ED装置建于河南巩县电厂，日产水量7200m^3。现在中、小型（ED）苦咸水脱盐装置分布在华北、西北等地约3000余套。

7.3.2.3　电渗析技术的主要特点

1. 能量消耗相对不大

电渗析运行过程中，仅用电来迁移水中已解离的离子，不发生相的变化，它所消耗的电能与水中含盐量成正比，当水中含盐量为3000～4000mg/L时，采用电渗析脱盐，被认为是能耗较低的经济适用技术，电耗大约为2～3kW·h/m^3，原水含盐量越高，则电耗越大。

2. 操作简便，易于向自动化方向发展

运行时只要在恒定电压下，控制浓水、淡水和极水的压力和流量，定期倒换电极即

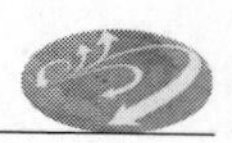

可，易于实现自动化操作。

3. 设备紧凑，占地面积不大

水流是通过紧固型多膜对设备进行淡化除盐的，可将辅助设备组合一起，占地少。

4. 设备经久耐用，预处理简便

膜和隔板均系高分子材料。此外，电渗析器中水流方向与膜面平行，不像反渗透器中水流垂直通过膜面，故电渗析对进水水质的要求没有反渗透那样高，预处理较简单。

5. 水的利用率高，排水处理容易

根据原水的含盐量高、低，水的利用率可达60%～90%不等。

6. 药剂耗量少，环境污染小

电渗析运行时，不需投加药剂，不需使用高压泵，仅在定期清洗时用少量酸。与反渗透法相比，无高压泵的噪音。

电渗析法具有不需加药、净化效果好、一次性投资较低、除盐率高、不污染环境的特点，但对水质要求较严格，需要针对原水水质进行预处理，电极和膜组件需要定期除垢，能耗和运行费用较高、制水过程中的废水需要妥善处理，适用于有一定规模的分质供水农村供水工程。

7.3.3 苦咸水反渗透淡化技术

反渗透（RO）是以压力为推动力，通过选择性膜，将溶液中的溶剂和溶质分离的技术。反渗透技术研究始于1953年，最先在美国，1960年从实验室走向工业化。1970年推出芳香聚酰胺中空纤维制成的反渗透器，主要用于苦咸水脱盐，1970年末，又成功推出了卷式反渗透组件；1980年推出用于海水淡化的复合反渗透膜；20世纪90年代，开发出超低压高脱盐率全芳香族聚酰胺复合膜。目前，反渗透膜已成为一种成熟的膜分离技术。世界上最大的反渗透苦咸水淡化厂在美国Yuma市，生产能力为37万m^3/d淡水，用的是卷式反渗透膜组件。

我国反渗透膜技术研究始于1965年，但直到1997年才在浙江省舟山市嵊山岛建成第一个$500m^3/d$反渗透示范工程。近年来，我国反渗透海水和苦咸水淡化进入快速发展时期。随着反渗透膜和相关技术的进步，反渗透在苦咸水淡化中的竞争地位越来越强。

在进行反渗透系统设计时，应掌握原水水质、各组分的浓度、渗透压力、温度、pH值，以及淡水水质、水量等。苦咸水反渗透法净水工艺流程见图7-7。

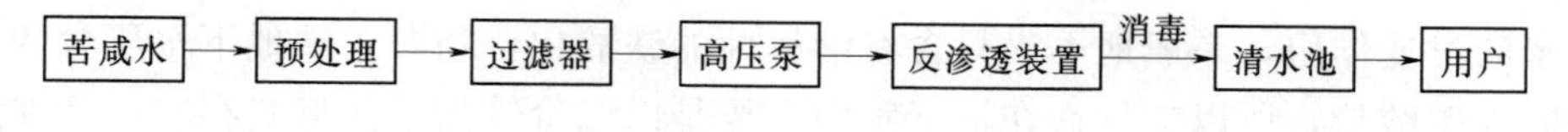

图7-7 苦咸水反渗透法净水工艺流程图

7.3.3.1 反渗透给水预处理

为保证水处理系统长期安全、稳定地运行，在进入反渗透前，应预先去除进水中的悬浮物、胶体、微生物、有机物、游离性余氯和重金属。反渗透预处理应包括下列5个方面：

（1）去除原水中的悬浮物和胶体，诸如淤泥、细砂、铁或其他金属的腐蚀产物、二氧化硫被氧化后的硫磺、无机和有机胶体物，防止膜孔堵塞，而影响透水率。

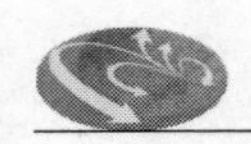

（2）去除原水中有机物以防止膜孔堵塞，而降低透水率。

（3）杀灭细菌和抑制微生物生长，细菌、微生物对醋酸纤维素膜有侵蚀作用，细菌繁殖会造成膜的污染。

（4）防止膜被氧化，例如游离性余氯会破坏膜结构，使聚酰胺膜性能恶化，缩短膜的使用寿命。

（5）防止水中难溶物质在膜面上析出，铁锰离子会在膜表面形成氢氧化物胶体而沉积，过高的钙镁离子会在膜表面结垢。

如果原水不进行预处理，则将导致产水量迅速减少，产水水质下降，工作周期缩短，清洗液等用量很快增加，能耗上升，制水成本提高，膜的使用寿命缩短，将给操作管理带来许多麻烦。

7.3.3.2　反渗透给水后处理

反渗透装置的产水中一般主要成分是钠、氯、重碳酸根离子和二氧化碳，由于二氧化碳是100%通过膜的，因此产水的pH值低，呈酸性，有一定的腐蚀性。

当苦咸水淡化用于生活饮用水时，出水需加氢氧化钠或石灰，或兑适当比例的原水，调节pH值至中性。此外，还需投加消毒剂作为后处理。

反渗透法可以从水中除去90%以上的溶解性盐类和99%以上的胶体微生物及有机物等，具有无需加药、净化效果好、管理简便等特点，但一次性投资较高，膜（核心部件）的使用年限一般在3年左右，需要针对原水水质进行预处理，能耗和运行费用较高、制水过程中的废水较多且需要妥善处理，适用于有一定规模的分质供水农村供水工程。

7.3.3.3　工程实例

2008年，沧州青县农场井深360m机井，溶解性总固体为1590mg/L，含氟量为2.34mg/L，严重超标，采用多介质过滤器＋反渗透系统＋二氧化氯消毒，出水水质达标，其中反渗透产水30m^3/h，勾兑原水15m^3/h，供水规模720m^3/d，反渗透产水率为75%。反渗透设备费78万元，运行成本约为1.8元/m^3。

7.4　饮用水除铁、锰技术

含铁和含锰地下水在我国分布很广。铁和锰共存于地下水中，但含铁量往往高于含锰量。我国地下水中含铁量一般在5～10mg/L，含锰量约在0.5～2mg/L之间。由于地层对地下水的过滤作用，一般地下水只含有溶解性的铁的化合物，含铁地下水所含的主要是二价铁的重碳酸盐，所以二价铁在地下水中主要是以二价铁离子的形式存在；锰在地下水中主要以溶解度高的二价锰离子的形式存在。地表水中含有溶解氧，铁锰主要以不溶解的$Fe(OH)_3$三价铁和MnO_2四价锰状态存在，所以铁、锰含量不高。地下水和蓄水库的深层水中，由于缺少溶解氧，以致三价铁和四价锰还原成溶解的二价铁和二价锰，因而铁、锰含量较高。

水中含铁量高时，水有铁腥味，影响水的口味，铁质沉淀物Fe_2O_3会滋长铁细菌，阻塞管道，有时会出现红水；含锰高的水有色、嗅味，家用器具会污染成棕色或黑色，形成黑色沉淀物，阻塞管道。

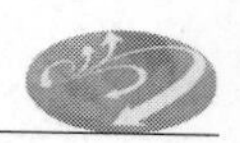

GB 5749—2006《生活饮用水卫生标准》规定，铁含量小于0.3mg/L，锰含量小于0.1mg/L。当原水中铁、锰超过上述标准时，就应进行处理。这主要是为了防止水的臭味或玷污生活用具或衣物，并没有毒理学的意义。

地下水除铁锰是氧化还原反应过程，去除地下水中的铁锰，一般都利用同一原理，即将溶解状态的铁锰氧化成不溶解的三价铁或四价锰，再经过沉淀、过滤即达到去除目的。

铁和锰的化学反应因环境因素的影响，变化很大，且铁的氧化还原电位比锰低，氧化速率较锰快，所以铁比锰易去除。

铁可以和硅酸盐、硫酸盐、腐殖酸、富里酸等络合而形成无机或有机络合铁，当地下水中有铁的络合物会增加除铁的困难。有机络合物可使铁的反应更为复杂，使氧化过程非常缓慢，一般曝气氧化法，由于氧化时间短，不能将络合物破坏，因此几乎很少有效果。

7.4.1 除铁方法

为去除地下水中的铁，一般用氧化方法，将水中的二价铁氧化成三价铁而从水中沉淀出来，氧化剂有氧、氯和高锰酸钾等，因为利用空气中的氧既方便又经济，所以生产上应用最广。

地下水除铁方法很多，有曝气氧化法、氯氧化法、接触过滤氧化法及高锰酸钾氧化法等。

7.4.1.1 曝气氧化法（空气自然氧化法）

曝气氧化法流程见图7-8。

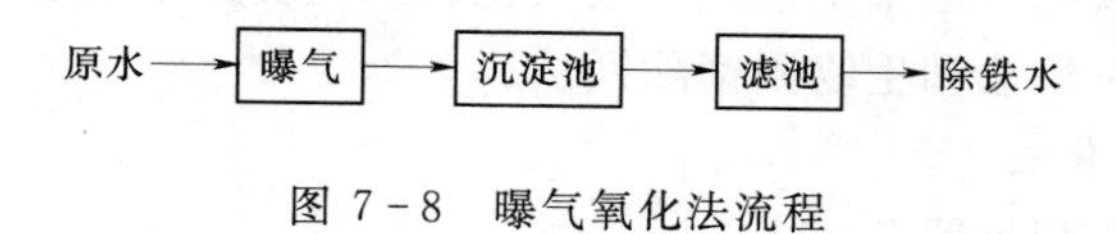

图7-8 曝气氧化法流程

曝气氧化法是利用空气中的氧将二价铁氧化成三价铁。氧化生成的三价铁经水解后，先生成氢氧化铁胶体，逐渐絮凝成絮状沉淀物，然后经沉淀砂滤池过滤除去。

曝气的作用是向水中充氧和去除水中少量CO_2，以提高pH值。为提高曝气效果，可将空气以气泡形式分散于水中，或将水流分散成水滴或水膜于空气中，以增加水和空气的接触面积和延长曝气时间。

空气自然氧化法无需投加药剂，滤池负荷低，运行稳定，原水含铁量高时仍可采用。

7.4.1.2 氯氧化法

氯氧化法流程见图7-9。

氯（高锰酸钾）是比氧更强的氧化剂，可在广泛的pH值范围内将二价铁氧化成三价铁，反应瞬间即可完成。

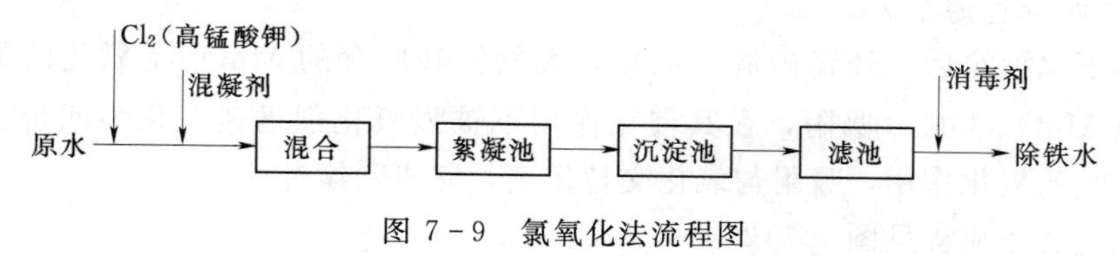

图7-9 氯氧化法流程图

当二价铁含量较低时，可取消沉淀池，甚至絮凝池。其缺点是形成的泥渣难以浓缩、脱水。

7.4.1.3 接触过滤氧化法

接触氧化不需投药，流程短，出水水质良好稳定，但不适合用于含还原物质多、氧化速度快及高色度的原水。

接触过滤氧化法是以溶解氧为氧化剂，以固体催化剂为滤料，以加速二价铁氧化的除铁方法。

接触过滤氧化法流程见图7-10。

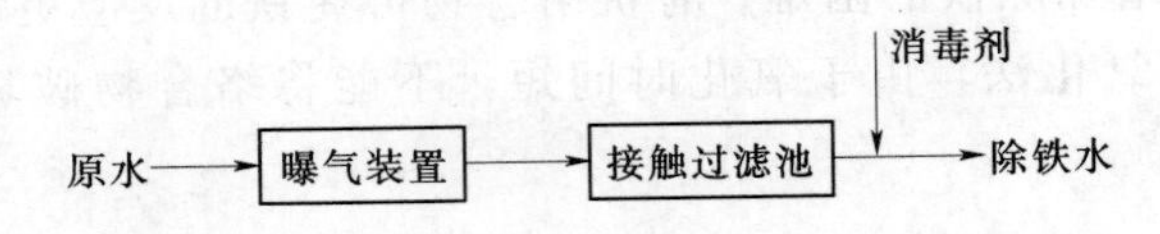

图7-10 接触过滤氧化法流程

含铁地下水经曝气充氧后，进入滤池，二价铁首先被吸附于滤料表面，然后被氧化，氧化生成物作为新的催化剂参与反应，称为自催化氧化反应。

7.4.2 除锰方法

铁和锰的化学性质相近，所以常共存于地下水中，但铁的氧化还原电位低于锰，容易被 O_2 氧化，相同pH值时二价铁比二价锰的氧化速率快，以致影响二价锰的氧化，因此地下水除锰比除铁困难。

锰不能被溶解氧氧化，也难于被氯直接氧化。工程实践中主要采用的除锰方法有高锰酸钾氧化法、氯接触过滤法和生物固锰除锰法。

7.4.2.1 高锰酸钾氧化法

高锰酸钾氧化法流程见图7-11。

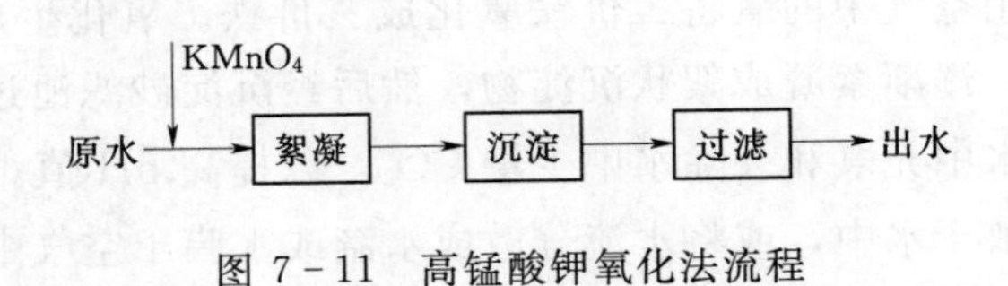

图7-11 高锰酸钾氧化法流程

高锰酸钾是比氯更强的氧化剂，它可以在中性或微酸性条件下迅速将水中二价锰氧化为四价锰。

$$3Mn^{2+} + 2KMnO_4 + 2H_2O = 5MnO_2 + 2K^+ + 4H^+$$

从理论上计算，每氧化1mg/L二价锰，理论上需1.9mg/L高锰酸钾。实际上所需高锰酸钾量较理论值要高。

7.4.2.2 氯接触过滤法

含锰地下水投氯后，经锰砂滤料滤层，天然锰砂所含的 MnO_2 是氧化的催化剂。二价锰首先被 $MnO(OH)_2$ 吸附，在其催化作用下被强氧化剂迅速氧化为四价锰，继续催化氯对二价锰的氧化作用，吸附与氧化交替作用，完成除锰过程。

氯接触过滤法流程见图7-12。

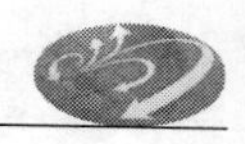

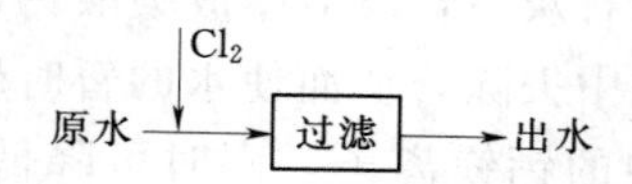

图 7-12 氯接触过滤法流程

7.4.2.3 生物固锰除锰法

生物固锰除锰法流程见图 7-13。

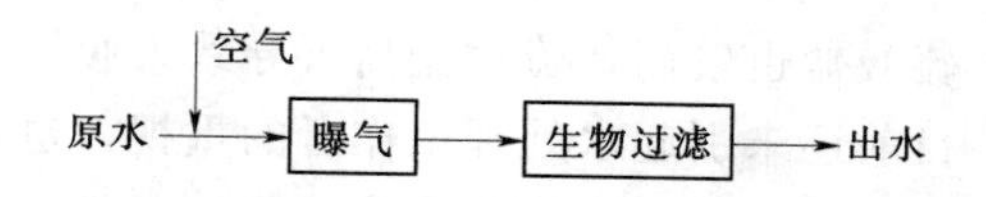

图 7-13 生物固锰除锰法流程

含锰地下水经曝气充氧后，进入生物滤池，生物滤池经除锰菌的接种、培养和驯化。

该法以空气氧化剂的生物固锰除锰技术，在 pH 值中性范围内，二价锰的空气氧化是以二价锰为氧化菌为主的生物氧化过程。二价锰首先被吸附于细菌表面，在细菌胞外酶的催化作用下氧化成四价锰成为悬浮状态，然后由滤料截留从水中除去。

该法是东北市政设计研究院、哈尔滨建筑工业大学与吉林大学经多年研究的成果。

7.5 其他特殊水质处理技术

1. 微污染水

微污染水是指水的物理、化学和微生物指标不能达到《地表水环境质量标准》中作为生活饮用水的水源水质要求。其成分主要包括有机物、氨（水体中常以有机氮、氨、亚硝酸盐和硝酸盐形式存在）、嗅味、“三致”物质、铁锰等。一般来说，受污染江河水体中主要包括石油烃、挥发酚、氯氮、农药、化学需氧量（COD）、重金属、砷、氰化物等，这些污染物种类较多，性质较复杂，但浓度比较低微，尤其是那些难于降解、易于生物积累和具有“三致”作用的优先控制有毒有机污染物，对人体健康毒害很大。

作为生活饮用水的水源水质，应符合我国现行 GB 3838《地表水环境质量标准》中规定的Ⅰ类、Ⅱ类，至少应符合Ⅲ类水水质标准要求。不能满足上述水质标准要求的水，被认为是微污染水源水。通常对于受有机物为主的微污染水源水，可用下列主要水质参数衡量其污染程度：色度、嗅味、藻类、溶解氧、氨氮、高锰酸盐指数（COD_{Mn}）、五日生化需氧量（BOD_5）、总有机碳（TOC）和有机氮等。

微污染水处理采用强化常规净水工艺，或在常规净水工艺中增加气浮工艺、生物预处理、化学预氧化处理、活性炭或臭氧活性炭深度处理等措施。微污染水水质差异较大，处理措施要根据原水水质和运行管理条件等确定。

2. 软化

当原水硬度过高时需要进行软化处理。软化处理方法有药剂（如石灰）软化法、离子交换法和膜分离法。

对于暂时硬度过高的水可以用石灰软化法，就是向水中投加石灰。暂时硬度的主要成

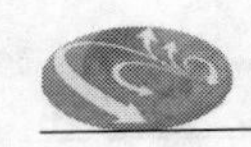

分是碳酸氢钙和碳酸氢镁，加入石灰后，反应生成碳酸钙、碳酸镁和水，而碳酸钙或碳酸镁溶解度极低，通过沉淀可从水中去除，从而使水的暂时硬度降低。

采用离子交换法可去除水中的钙镁离子，同时可降低永久硬度，得到高质量的软化水。但饮用水硬度过低对人体健康不利，且离子交换法不适用于处理水量大的场合。

膜分离法主要是反渗透法，可以去除多种离子，出水水质较好，但设备投资、运行成本都较高，大规模处理难以承受。

3. 去除硫酸盐

在高硬度地下水中，硫酸盐也较高，硫酸盐高可导致人腹泻。硫酸盐的去除远比上述的铁、锰、氟、砷困难，目前还未引起水处理工作者的重视，也没有成功的工程实例。从原理上讲，去除硫酸盐可以采用离子交换法和膜分离法。通常，阴离子交换树脂对硫酸根有较高的吸附性，可以利用这一点来去除水中的硫酸盐，吸附饱和的树脂需要用碱液再生，操作十分繁琐。基于膜分离原理的反渗透法可以去除各种盐类，自然也可以有效地去除硫酸盐，只是投资、运行成本较高。

第8章　农村饮水水质保障措施

要从根本上保障农村饮用水水质达标，须从多方面着手。首先加强对水资源保护，从源头上控制污染物，这不仅有利于饮用水水质的提高，更是恢复生态平衡、造福子孙后代的大事；其次增加受污染水处理的研究力度，提高饮用水水质，采用多级屏障的做法，在强化常规处理的同时，利用化学、生物、吸附等过程或采用深度处理强化水质净化，从全过程控制水质。除加强水质处理外，还可同时加强废污水治理和水质监测，此外，还要考虑分质供水，比如饮用水与其他生活用水分质、饮用水与一般生活用水分质，既可降低处理费用，又可提高饮用水水质。

8.1　加强饮用水水源保护

水源保护是饮用水水质保障中最重要、最有效、最根本的措施，也是目前最困难、最薄弱的环节。为保障饮水质量，应按照《饮用水水源保护区污染防治管理规定》（见附录6）和HJ/T 338—2007《饮用水水源保护区划分技术规范》等相关法规的要求，对已有工程和规划工程的饮水水源进行保护。根据水源类型划定保护区，保护区内严禁存在可能影响水源安全的污染源和任何活动。

8.1.1　保护区划分方法

划定水源保护区，制订可操作的水源保护措施并严格执行，是水源保护的重要环节。不同类型的水源其保护区划定方法也不尽相同。

8.1.1.1　地下水饮用水源保护区的划分

地下水饮用水源保护区的划分，应在收集相关的水文地质勘察、长期动态观测、水源地开采现状、规划及周边污染等资料的基础上，用综合方法来确定。地下水源保护区一般划为三级，一级保护区、二级保护区和准保护区。一级保护区位于开采井或井群周围，其作用是保证集水有一定滞后时间，以防止一般病源菌的污染；二级保护区位于饮用水水源一级保护区外，其作用是集水有足够的滞后时间，以防止病源菌以外的其他污染；准保护区位于饮用水水源二级保护区外的主要补给区，其作用是保护水源地补给水源的水量和水质。

下面是南方某省饮用水地下水源保护区划分，仅供参考：一级保护区是以取水井为中心，半径30m范围内；二级保护区是以取水井为中心，半径30m以外有明显水位降落漏斗区60m范围内；准保护区是二级保护区外的主要补给区。

8.1.1.2　地表水饮用水源保护区的划分

地表水饮用水源保护区包括一定的水域和陆域，其范围应按照不同水域特点进行水质定量预测并考虑当地具体条件加以确定，一般划分为一级保护区和二级保护区，必要时可

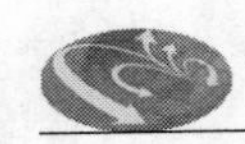

增设准保护区。各级保护区应有明确的地理界限。

湖泊、水库水源保护区包括湖泊、水库水域和沿岸陆域一定范围以及对水源地起主要补给作用的水体和陆域的一定范围，并严格控制上游污染物排放量等。表8-1按湖泊、水库规模大小划分一般地表水水源保护区，仅供参考。

表8-1　地表水水源保护区划分

水源地规模	一级保护区	二级保护区	准保护区
小型湖泊、中型水库	为取水口半径300m范围内的水域、取水侧正常水位线以上200m陆域	一级保护区边界外的水域面积、正常水位线以上2000m陆域	二级保护区以外的汇水区域
大中型湖泊、大型水库	为取水口半径500m范围内的水域、取水侧正常水位线以上200m陆域	一级保护区外径向距离不小于2000m区域，但不超过水面范围、不小于3000m陆域	从二级保护区河道上界起上溯5000m的水域及其两侧纵深各200m内的陆域

8.1.1.3　窖池水水源保护区划分

山西省目前还有66.24万人利用旱井（窖、池）加集雨场形式建设单户供水工程解决了饮水安全，对于这些地区，窖池作为集中式供水水源的农村水源地只需设置一级保护区，其范围为窖池及集水场。各家各户的窖池由各家自行保护，不设保护区，但窖池周围30m的范围内不得设置渗水厕所、渗水坑、粪坑、垃圾堆和废渣堆等污染源。

8.1.2　不同水源保护区的防护

8.1.2.1　地下水源保护区防护规定

在生活饮用水地下水源各级保护区内，①禁止利用渗井、渗坑、裂隙、溶洞排放废水和其他有害废弃物；②禁止利用透水层孔隙、裂隙、溶洞及废弃矿坑储存石油、天然气、放射性物质、有毒有害化学品及农药等；③实行人工回灌地下水时不得污染当地地下水源。

在生活饮用水地下水源一级保护区内，①禁止建设与取水设施和保护水源无关的建设项目；②禁止从事农牧业活动；③禁止倾倒、堆放工业废渣、城市垃圾、粪便和其他有害废弃物；④禁止输送废水的渠道、管道及输油管道通过本区；⑤禁止设置油库。

在生活饮用水地下水源二级保护区内，①禁止建设化学制纸浆、印染、染料、制革、电镀、炼油、炼焦、农药、化肥和其他有严重污染生活饮用水水源的企业；②禁设城市垃圾、粪便和易溶、有毒有害废弃物堆放场和转运站；③禁止利用未净化的废水灌溉农田，已有的污灌农田要改为清水灌溉；④有毒有害物质的堆放必须有防雨、防渗措施；⑤禁止承压水和潜水的混合开采，做好潜水的止水措施。

在生活饮用水地下水源准保护区内，①禁止建设城市垃圾、粪便和易溶、有毒有害废弃物堆放场站；②补给地下水在生活饮用水地下水源保护区内，人工回灌补给地下水的水质，应当符合国家《地面水环境质量标准》Ⅲ类标准；③农田灌溉水的水质，应当符合国家农田灌溉水质标准；④科学施用农药、化肥，递减农药、化肥用量，禁止使用国家明令禁止的农药，禁止毁林开荒，禁止砍伐水源林。

8.1.2.2　地表水源保护区防护规定

在生活饮用水地表水源各级保护区内，①禁止破坏水源涵养林、护岸林以及与水源保

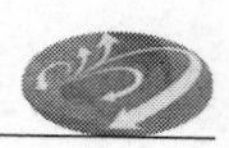

护有关的植被；②禁止向水域排放、倾倒工业废渣、城市垃圾及其他废弃物；③不得使用剧毒、高残留农药，不得滥用化肥，不得使用炸药、毒品捕杀鱼类；④不得利用储水层孔隙、裂隙、溶洞及废弃矿坑储存石油、放射性物质、有毒化学品等；⑤装载有毒有害物质的船舶不准进入保护区。

在生活饮用水地表水源一级环境保护区内，①禁止向水体排放污水；②禁止从事旅游、游泳、水上训练、人工养殖和其他可能污染水源的活动；③禁止新建、扩建、改建与供水设施和保护水源无关的建设项目；④禁止堆放工业废渣、城市垃圾、粪便和其他废弃物；⑤禁止设置油库。

在生活饮用水地表水源二级环境保护区内，①禁止新建、扩建向水体排放污染物的建设项目；②禁止超过国家或者地方规定的污染物排放标准排放污染物；③禁止设立装卸垃圾、油类及其他有毒有害物品的码头；④禁止船舶排放含油污水、生活污水。

在生活饮用水地表水源准保护区内，直接或间接向水域排放废水，但必须符合国家及地方规定的废水排放标准；当排放总量不能保证保护区内水质满足规定的标准时，必须消减排污负荷。

8.1.2.3 窖池水主要防护规定

窖池水主要收集的是雨水，因此要保证窖池水的水质，需对窖池水水源进行保护。保护范围可设定为集水场、引水设施、窖池。具体防护措施：一是尽量利用屋面集水，减少地面污染对水质的影响；二是对在地面集水场内和窖池周围严禁建厕所、畜圈等污染雨水的设施，严禁在集水设施附近堆放垃圾；三是平时要加强对集雨场的保护，有条件的要对集雨场外围进行防护，以村为单位的大型集雨场要划定保护范围并设立水源保护标志，并在建设集雨场时就要考虑利用围墙将集雨场进行保护，确保集蓄雨水的安全。

8.1.3 保护区建设内容和标准

8.1.3.1 保护区建设内容

划定保护区，立标志牌。

清除保护区内的点污染源，如垃圾、厕所、码头、水上养殖、排污口等。

在水源保护区内，发展有机农业或种植水源保护林，避免农药、化肥等面源污染，减少水土流失，涵养水源。

开采地下水时，要封闭不良含水层；以地表水为水源时，要有防洪、防冰凌的措施，同时不影响原有工程安全。

8.1.3.2 保护区建设标准

水源水质得到改善，并达到生活饮用水水源水质标准要求。地下水源水质符合 GB/T 14848《地下水质量标准》的要求，地表水源水质符合 GB 3838《地表水环境质量标准》的要求。

8.1.4 保护区水污染防治措施

水源保护区应征得相关部门的认可，环保、水利等相关部门应积极参与，相互配合，治理水源保护区内的污染源。对建保护区造成农民的经济损失，要采取相应的补偿措施。

地方各级政府和有关部门要以保障饮用水水源安全为重点，进一步加大水资源保护和水污染防治工作力度。按照《饮用水水源保护区污染防治管理规定》等相关法规的要求，依法严格实施饮用水水源保护区制度，合理确定饮用水水源保护区和饮水工程管护范围，制定保护办法和措施：①饮用水水源地附近要积极推进循环经济，加快推行清洁生产；②开展农业面源污染防治，指导农户合理施用化肥、农药，推进畜禽粪便和农作物秸秆的资源化利用，发动群众做好农村环境卫生综合整治，防止垃圾和粪便等面源污染；③因地制宜地进行水源安全防护、生态修复和水源涵养等工程建设；④各地区要结合实际，定期开展对集中饮用水水源保护区的检查，对查出的问题要进行专项整治并挂牌督办；⑤供水单位要根据工程具体情况，制定水源管理办法；⑥加强水源巡视和水质检测，及时处理影响水源安全的问题；⑦发生影响供水水质或正常供水的事故时，要及时向主管部门报告。

8.2　加强水质净化

农村地区饮用水水质净化技术主要参照城市给水处理技术，然而由于农村给水量相对较少，经济状况较差，技术推广的限制因素较多，因此必须慎重选取适合发展现状的技术，国家颁布的生活饮用水水质标准是选择合理的水处理工艺的基本依据。

目前，我国农村地区较为经济实用的水质净化方法有膜析法和吸附法。

膜是一种分子级分离过滤的介质，当溶液与膜接触时，在压力、电场或温差作用下，某些物质可以透过膜，而另外一些物质则被选择性的拦截，从而使溶液中不同组分别分离。膜的种类很多，包括反渗透膜（0.0001～0.005μm）、纳滤膜（0.001～0.005μm）、超滤膜（0.001～0.1μm）、微滤膜（0.1～1μm）等，分别对应不同的分离机理、设备和应用对象。把上述的膜制成适合工业使用的构型，与驱动设备（压力泵、电场、加热器或真空泵）、阀门、仪表和管道联成设备，在一定的工艺条件下操作，就可以用来分离水溶液，对于农村饮用水主要是去除各类矿物质离子。

吸附法是利用吸附剂表面有吸附水中溶解物及胶体物质的能力，完成水质净化的一种方法。吸附可分为物理吸附和化学吸附，水质净化过程往往是几种吸附的综合结果。主要吸附剂有活性硅藻土、活性炭、硅胶、活性氧化铝、沸石分子筛和吸附树脂等。由于吸附法对进水的预处理要求高，吸附剂的价格昂贵，因此在净水处理中吸附法主要用来去除水中的微量污染物，达到深度净化的目的。

为了保障出水的水质安全，常规是通过改造来强化传统的工艺，但是不可以从根本上解决水污染的问题。更多的需要增加预处理工艺和深度处理工艺保障出水的安全。预处理只可以在水源条件下，改善一些原水的水质情况，不可以从根本上保证出水水质；如果农村原水水质含有多种有毒有害物质就需根据不同污染物采用相应的深度处理工艺，为了改善水的色度嗅类和浊度感官类的指标，还需要去除水当中的藻类，藻毒素，氨氮和亚硝酸盐氮，溶解性有机物。

8.3　加强污废水治理力度

人类活动是造成目前水源污染的根本原因，未经处理达标直接排放的各类污废水是威

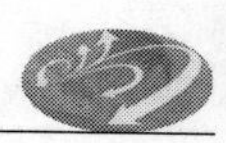

胁水源的最大污染源，因此加强污废水治理是保护水源不受污染的基本措施。针对不同污染物，可以采取不同的净化技术。

各类污废水中都含有大量有机或无机的悬浮物，去除这些悬浮物是消除污染的第一步。去除悬浮物可采用沉淀、过滤等手段，在污废水中投加絮凝剂可以提高沉淀、过滤的效率。

对于以低浓度可降解有机物污染为主的生活污水，可采用好氧生物二级处理工艺，其工艺可分为活性污泥法、生物膜法两大类。好氧二级生物处理工艺可以将污水中的有机物（COD）从300～400mg/L降到100mg/L以下，并使出水清澈，无异味。

活性污泥法。活性污泥法是利用在水中悬浮的微生物吸附、氧化、分解有机物，从而达到消除污染的目的。活性污泥法需要有曝气池，并向曝气池内鼓入空气，微生物在有氧条件下完成吸附、氧化、分解有机物的过程；此外还需要有沉淀池，用于将微生物（即活性污泥）与水分离，使水变清。

生物膜法。生物膜法是利用生长在填料表面的微生物（生物膜）来氧化、分解有机物，因此需要有接触池，池内充满长有生物膜的填料，也需要向池中鼓入空气，污水在有氧条件下与生物膜接触并得到净化。在氧化、分解有机物的过程中老化的生物膜不断从填料表面脱落，并不断长出新的生物膜，所以一般需要设置沉淀池，以分离随出水流出的老化生物膜。曝气生物滤池是一种特殊的生物膜法工艺，它的填料如同滤料，在氧化分解有机物的同时，还具有过滤、吸附的能力，可以将老化的生物膜截留在填料中，所以不需要设置沉淀池。

厌氧法。工业生产过程中产生的高浓度有机废水，大分子有机物较多，生物降解难度较大。对此，可采用厌氧生物处理工艺。一方面可以利用厌氧微生物分解有机物，另一方面厌氧微生物可将大分子有机物分解为小分子有机物，使之容易被生物降解。

厌氧生物法不需要向水中鼓风供氧，所消耗的电力较低，但出水有机物往往达不到国家规定的排放标准，所以一般可作为好氧生物处理的预处理。

化学沉淀法。大多数的重金属离子在碱性条件下（pH值在8～10之间）都会生成溶解度极低的金属氢氧化物。对于含有重金属的工业废水，可采用氢氧化物沉淀法以消除污染，氰化物是剧毒物质，含氰废水需要在碱性条件下（pH值≥11）用含氯氧化剂（氯气、二氧化氯等）将氰化物氧化分解为无毒的氮气和水。对于其他有毒无机物，如砷、磷等，也可以采用化学沉淀法消除污染。

8.4 科学设置取水设施

科学设置取水设施，避开可能的污染，这一点在我国现行的GB 50013—2006《室外给水设计规范》中有明确规定。水源应选在水体功能区划所规定的取水地段，地下水源应选在Ⅰ～Ⅲ类水质的地区，地表水源应选在Ⅰ～Ⅱ类水质的水体。

用地下水作为供水水源时，应有确切的水文地质资料，取水量必须小于允许开采量，严禁盲目开采。地下水开采后，不引起水位持续下降、水质恶化及地面沉降。地下水水源地应位于水质好、不易受污染的富水地段。管井井口应加设套管，并填入优质黏土或水泥浆等不透水材料封闭。其封闭厚度视当地水文地质条件确定，并应自地面算起向下不小于5m（当井上直接有建筑物时，应自基础底起算）。大口井的入孔应采用密封的盖板，盖板顶高出地面不得小于0.5m，井口周围应设不透水的散水坡，其宽度一般为1.5m，在渗透土壤中散水坡下面还应填厚度不小于1.5m的黏土层，或采用其他等效的防渗措施。渗渠的地面式检查井应安装封闭式井盖，井顶应高出地面0.5m，并应有防冲设施。

地表水水源地应位于水质较好的地段，应位于城镇和工业企业上游的清洁河段。位于江河上的取水构筑物底层进水孔下缘距河道底部的高度，当为侧面进水时不小于0.5m，正面进水时不小于1m。位于湖泊和水库边的取水构筑物底层进水孔下缘距水库底部的高度不宜小于1m。

8.5　加强水质监测和检验

由于部分集中供水、单村供水工程缺乏必要的水质检测设备，有的有检测设备和人员的供水工程，水质检测的频次也极少，出现水质监测松懈、不到位，导致部分工程供水水质不达标现象。

加强水质检验工作。供水单位要建立以水质为核心的质量管理体系，建立严格的取样、检测和化验制度，按照现行的《生活饮用水卫生标准》、《村镇供水工程技术规范》和《村镇供水单位资质标准》等有关标准和操作规程，定期对水源水、出厂水和管网末梢水进行水质检验，并完善检测数据的统计分析和报表制度。日供水量在1000m^3以上的供水单位要建立水质化验室，根据有关规定配备与供水规模和水质检验要求相适应的检验人员及仪器设备；日供水量在200～1000m^3的供水单位要逐步具备检验能力；日供水量在200m^3以下的供水单位要有人负责水质检验工作。

完善农村饮水安全监测体系。县级疾病预防控制机构设立水质监测中心或指定专兼职人员负责水质监测工作。水质标准严格按照《农村生活饮用水卫生标准》执行，加强对饮用水水源、水厂供水和用水点的水质监测，及时掌握饮用水水源环境、供水水质状况。同时要从思想上把水质监测工作重视起来，每处工程都要进行严格的水质监测，建立以水质为核心的取样、检验制度；完善农村饮水安全监测体系，以规模较大的集中供水站为依托，分区域设立监测点，做到机构、人员、任务、责任、仪器设备、经费的落实，并实现信息畅通、资料数据准确及时。对于集中供水工程，加强水源、出厂水和管网末梢水的水质检验和监测；对于单村分散供水工程，分区域定期进行水质监测；对已经配置了水质监测设备的县市，应积极对水质监测专业人员进行定期培训，日常运行要有水质化验记录并建立水质档案簿，充分掌握农村供水工程水质状况。对没有监测设备的县市，尽快配置监测设备，对农村供水水质进行定期检测。

第9章 农村饮水工程运行管理保障措施

农村饮水工程运行管理是事关老百姓的生存、农村生产力的发展与农村社会稳定的大事，发展农业生产和改善农民生活离不开饮水工程，建设和谐社会主义新农村离不开供水工程。因此，要充分认识农村供水工程的重要地位，引起各级领导的高度重视。农村饮水工程是一个系统的综合性工程，也是一项关系群众切身利益和改善民生的基础性工程。这些工程涉及面广，投资集中，政策性强，具有投入多，见效慢，管理难，本身直接经济效益不明显的特点，多表现为间接的社会效益。如果单靠水利部门一家组织很难实施，只有依靠政府的力量，才能真正达到部门的协调配合，才能动员乡镇和广大受益区群众管理农村饮水工程的积极性，才能真正把饮水安全这项德政工程、民心工程办实办好。

农村饮水工程的管理工作，事关饮水工程能否良性运行和长期发挥效益的一项重要的工作。从农村饮水工程的涉及领域和服务群体来看，管理比建设难度更大。根源在于由于以前所建工程多数产权不明，责任不清，运行中不搞核算，不提折旧，不计成本，无力维修，最终导致工程老化失修，直至报废。通过对已建农村饮水工程的初步调研来看农村饮水工程存在着管理不善，主要表现为：

（1）工程产权界定不清。对于工程建成后的产权归属，国家没有明确规定，导致工程管护责任主体缺位，多数工程没有形成规范的管理体制，工程的长期效益没有保障。尽管水利部于2003年发布了《关于加强村镇供水工程管理的意见》，但其确定的管理主体，如工程管理委员会、用水合作组织，在实践中难以有效成立和运行。

（2）沿袭旧的管理模式。实行集体统包统管，农户人畜饮水、用水无偿使用，集体因没有公共积累，无力更新机井、改造机泵设施。同时，部分村庄存在重建轻管现象，饮水工程各项管理制度不健全，不完善，维修不及时，管理人员水平低，导致工程运行方面存在着各种问题，严重降低了工程的使用寿命。

（3）部分供水工程管理人员没有经过专业培训，业务素质较低，不能适应日常的管理维护要求。一些水厂甚至没有专门的管理组织和管理人员，没有水厂运行记录、管网水质检测记录，没有定期地对供水设施进行检查和维修。

（4）水质检测和监测不到位。在农村饮水工程管理中，水质检测和水质监测不充分，水质安全存在隐患。目前工程的水质检测次数较少，且主要由工程管理单位出钱委托有关单位进行水质检测，水质监测尚未开展。这反映出相关部门的水质检测与水质监测的职责存在缺位。另外，除了个别工程进行消毒处理之外，多数工程尚未对供水进行消毒处理，也未安装日常检测设备。农村供水工程未安装消毒设备的主要原因，一是目前水质比较稳定，二是缺乏相应资金，三是认识还不到位。这也反映出水利部门有待于在消毒设备及供水日常检测方面进一步开展工作。

（5）未能形成合理的农村自来水水价的核定体系。有的工程水价过低，收取的水费不

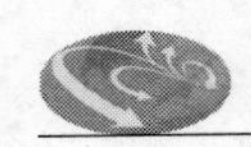

足，工程的维护和管理没有保障，严重制约着农村饮水工程的正常运行；有的饮水工程水质水量有保证，但水价偏高，农民负担不起，会大幅度减少用水量，水费同样收不足，工程运行仍没有保障。

要从根本上打破这种体制弊端，彻底解决“建设热烘烘、管理冷清清”的局面，就必须首先明确饮水工程的产权主体，在体制上与市场经济接轨。就是要建立一套良性运行的管理机制，使供水工程完好率和管理水平明显提高。充分调动广大农民和社会力量管理农村人畜饮水工程的积极性、主动性，形成了全社会各方面的力量，有力地推动了农村饮水工程的良性运行。逐步建立起产权明晰化、服务社会化的农村人畜饮水工程的管理体制和建设发展机制，使农村人畜饮水工程管理步入良性运行轨道。

9.1　创新工程运行机制

山西省从2000年开始实施农村饮水解困工程以来，立足工程的长期永续运行和农民长期稳定受益，对饮水工程的运行管理工作进行了大胆的实践和探索，并提出了“改制从产权入手，管理从建设开始”的原则。特别是近年以来，通过开展全省农村饮水安全工程管理竞赛年活动，各地结合实际，积极探索，在工程管理上取得了很大的成绩。

1. 保障得力，责任明确

第一，山西省出台《山西省农村饮水安全工程建设管理办法》，明确规定各市、县都要成立以政府主要领导任组长，水利、财政、发改委、卫生、扶贫、国土资源、环保、电力、物价等有关部门主要负责人参加的农村饮水安全工程管理领导组，组织协调当地的农村饮水安全工程建设工作，解决工作中存在的问题，从而把解决农村饮水安全这一部门行为转变为政府行为。

第二，针对水利、发改委、卫生、财政等部门可能存在的职责交叉、权限划分不清问题，明确各级水行政主管部门作为项目管理与实施的第一责任人，并要求其他部门要各司其职，各负其责，积极配合，大力支持。

第三，考虑到水质检测与监测的重要性，晋中市榆次区等部分地区，领导小组决定水质化验费用实行500元/次的优惠价；工程验收时水质检测费用由水利部门负责，由区里配套资金支付；工程竣工以后由卫生防疫部门负责水质检测和监督。

2. 创新运行机制

工程建成后运行机制是农村饮水安全工程良性运行的关键，山西省在此方面也逐步探索出一些比较好的做法。

第一，采取优惠电价政策，降低工程运行成本。如针对电费在工程水价中所占比例较大的现实，由省物价局出台政策明确农村饮水工程用电价执行农业排灌电价，其中吕梁市物价局明确规定对农村饮水工程用电价格在执行农业排灌价格的基础上按扬程分100m以下、101～300m、300m以上三个档次分别再给予0.02元、0.03元、0.04元的减免。

第二，进行水费补贴，减轻群众水费负担。如朔州的山阴、晋中的平遥等县对因成本水价高、群众承受负担较大等水价不到位的工程，由财政每年拿出一定资金进行补贴；运城市盐湖区出台政策，对特困户和五保户减免一定范围内的水费。

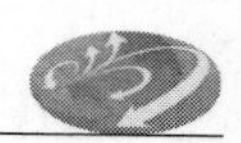

第三，创新水费收取方式。山西省部分农村供水工程以村为计算单位，由村委会向工程管理单位上交水费，村里总表与各户水表差额部分以及村里水费不到位部分由村委会补齐，相当于村里对困难户进行部分补贴，如果再加上政府的部分水费补贴，基本可以解决水费收取不到位的问题。此外，部分工程还采用智能IC卡预付费系统和触摸屏水费查询系统，实现了先用水后交费向先付费后用水的转变。

第四，提高服务质量，通过扩大供水服务范围等多种方式，解决工程运行困难问题。如陵川县抗旱服务队在管理了台北、城西、浙水、棋子等四个供水工程后，逐步扩大供水范围，从原来的受益人口2000多人，扩展为目前的涵盖全县6个乡镇、100多个行政村、8万余人，数十个工矿企业及东部旅游区生产生活用水的供水网络，同时开办了一所驾校，每年从驾校收入中拿出四五十万元补贴农村供水工程的运行管理，使工程得以正常运转。通过调研表明，凡是能够通过提高服务质量，扩大供水服务范围、尤其是同时为二三产业供水的工程，收入有保障，往往运行比较好，而单纯为农民供水的工程则容易产生运行困难问题。

第五，在水源严重不足或者供水成本很高的地方实行分质供水，吃饭喝水用好水，而洗衣服等就用自备井的水或原有的受到污染的浅层地下水。

9.2 加强科学研究和人才队伍建设

9.2.1 加强技术科学研究、技术推广和培训

为保障农村饮水安全这一重大涉及广大群众切身利益工程的良性运行，要加大科技投入，依靠科技进步提升工程质量。组织科研单位和大专院校，针对农村供水的特点，在水源开发与保护、劣质水与微污染水处理、消毒、检测、标准化、信息化等方面加强科学研究，进行科技攻关，开发新技术、新设备，提高现有技术和设备的可靠性、实用性，同时做好技术集成和科技成果的转化、示范与推广工作，及时解决工程建设与管理中遇到的技术问题。

针对基层技术力量薄弱和管理水平较低的实际问题，组织专家编写浅显易懂的农村供水工程技术手册和有关培训教材，通过不同层次的培训，全面提高项目管理和技术人员的工作能力和业务水平；根据饮水安全工程管理工作的需要，抓紧培养水处理、供水系统运行管理等方面的技术骨干。

通过广播、电视、报刊、杂志、网络等多种途径，加大宣传工作力度，提高各级政府和有关部门领导对饮水安全工作的认识，动员社会力量参与项目的实施。采用多种形式向广大农民宣传饮水安全相关知识，提高农民全面参与饮水安全工程管理的积极性，增强健康意识。

9.2.2 加强技术人才队伍建设

技术人才队伍建设是农村饮水安全工作的薄弱环节，山西省在实践中逐步探索出一套比较好的加强技术人才队伍建设的方法。

第一，针对农村饮水工程设计中“懂专业的不懂基层、懂基层的不懂专业”的情况，

运城市采取聘请设计院专业人员指导、集中各县技术人员集中编制工程设计的办法，使编制的工程设计既符合工程设计编制要求，又与当地实际相接近，较好地解决了设计单位设计与实际情况有差距，而掌握实际情况的工程技术人员设计不规范的问题。

第二，针对农村饮水工程管理技术人才欠缺的问题，晋中市榆次区水利局采取工程师包乡镇的办法，由区水利局从内部抽调10个比较有经验的老工程师，每人各带一位年轻技术人员，包点到全区10个乡镇，参与农村饮水工程的设计、申报、管理指导等工作，锻炼了一批年轻的技术人员，使技术力量得到了提高。

第三，抓好农村饮水管理机构建设，以县为单位，在不增加人员编制和费用的基础上，充分依靠抗旱服务队技术人才队伍比较健全的优势，参与部分集中供水工程的管理，设立县级供水管理服务中心，加强了技术管理保障。所有县（市、区）都成立县级农村饮水专门管理机构，配备必要的管理人员，落实管理经费，扎实开展农村饮水工程管理的技术指导和服务工作。

9.3 合理确定水价，强化水费计收管理

现行水价没有体现国家提倡的水资源保护和节约以及环境保护的目标，主要表现现行水价既未与供水费用联系，也未和当地的水资源稀缺程度、开发利用条件以及经济社会发展对环境保护要求相联系。

农村饮水工程实行的价格结构基本是单一计量水价。这样的价格结构显得单调，不灵活，不能适应实际情况，价格无法反映用水量与成本之间的变化趋势，不能给用户传递准确成本变化信号，同时也不能向企业反馈需求的变化，起不到调节供给和需求的作用。另外，这样单一的价格结构对用户存在不公平现象，价格与所提供的水服务不能对应。在如此的价格结构下，供水企业的正常运行存在很大的困难，不能随时调整生产，以适应市场的变化。因此单一的价格阻碍了我国水资源市场的发育和水资源可持续开发利用。

农村饮水安全工程应按照计量供水、补偿成本、合理收益、优质优价、公平负担的原则合理确定水价，并根据供水成本、费用及市场供求的变化情况适时调整。制定农民生活用水定额，超定额累进加价。对二、三产业供水实行成本加利润，利润部分补贴生活用水水费收入的不足。

水价核定由县级发展改革（物价）部门会同水务部门核定、调整农村集中供水工程水价。农村饮水安全工程水价由农民用水户协会或村集体经济组织与受益农户协商确定。农村集中供水工程实行计量收费，有条件的地方推行定量水价与计量水价相结合的两部制水价办法。县级以上水行政主管部门按照管理权限，根据水资源条件及相关标准，合理核定农民生活用水基础用量。基础用量内实行基本水价和水费包干；超出基础用量一定比例以外的用水，适当提高水价标准。

供水单位要加强财务管理，执行国家的财务会计制度，建立健全内部财务管理制度。推行水费民主决策制度，保证水费的合理、高效利用。建立严格的工程折旧费、维修养护费管理制度，保证资金安全和专款专用。定期对水价、水量、水费收支特别是工程折旧费的管理和使用情况进行公示，接受政府、用水户及社会监督检查。承包费、租赁费要专户

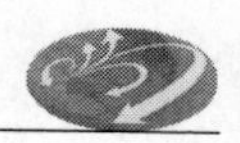

储存，用于工程的大修、改造。

9.4 建立健全管理体制和约束监督制度

9.4.1 建立健全管理体制

要明确产权，落实工程管理责任，坚持"责、权、利"相统一。管理体制的核心是确立管理主体，针对农村供水工程点多、面广、分散、管理难度大的特点，为确保工程良性运行，持久发挥效益，在全省大力推行用水户参与管理的模式，成立用水合作组织，切实赋予用水户知情权、参与权和监督权，增强用水户的责任感，使用水户能够把供水工程当作自己的财产来管护。

（1）规模较大的集中供水工程，组建工程管理委员会并行使工程设施所有者职责。工程管理委员会成员由水行政主管部门、受益乡村集体组织代表和用水户代表组成。为保障用水户的权益，用水户代表在工程管理委员会成员总数中要占一定的比例。工程管理委员会下设供水站，具体负责供水工程的运行管理。集中供水工程入村部分原则上由本村用水合作组织负责管理。

集中供水工程较多的县（市），可以组建县级供水工程管理委员会，下设供水工程管理总站，对乡镇集中供水工程和跨村工程实行统一管理。其他集中供水工程在协商一致的前提下，也可委托管理总站管理。

（2）规模较小的集中供水工程，按受益范围组建用水合作组织负责管理。在县级水行政主管部门和乡镇政府的指导下，按照自愿组织、自愿参加、民主议事、民主决策、互利互惠的原则组建用水合作组织，国家补助资金所形成的资产明确归用水合作组织集体所有。可由用水合作组织自己经营管理供水工程，也可面向社会引入市场竞争机制，实行所有权与经营权分离，通过承包、租赁、拍卖经营管理权等形式确定经营管理者。

用水合作组织要建立健全监督机制，所有涉水事务、财务状况、人员聘用等都要公开透明，接受用水户、当地政府和社会的监督。要定期向会员代表会报告工作，并在醒目位置设置公告栏，向用水户公开水费标准、用水量、水费收入与支出等情况。

（3）联户兴建的供水工程，成立工程管护小组，协商解决出工、出资及水费计收等事务。每处供水工程都要建立管护公约，对工程由谁来管护，水费收多少、如何收，枯水期超额用水加收多少水费等都要作出明确规定。

（4）以农户自用为主的微型分散供水工程，实行"自建、自有、自用、自管"，国家补助资金所形成的资产归农户所有。

（5）由私人投资或股份制修建的供水工程，由投资者确定管理方式，但应接受政府和行业主管部门的监督。

管理中应重视运用市场机制，遵循经济规律，建立灵活有序的农民饮水安全工程运行机制，无论哪种供水形式，都应在供水范围内的村组成立用水者协会，全程参与管理，保证工程的良性运行。

9.4.2 建立有效的约束监督制度

工程管理委员会、用水合作组织、供水单位不仅要接受水利、卫生、物价、审计等部门的监督检查，建立定期和不定期报告制度，还要接受用水户和社会的监督、质询和评议。供水单位要建立健全内部管理制度，规范管理行为，在确保安全生产和正常供水的基础上，不断提高管理水平和服务质量。

9.5　加强饮用水管理，实行节约用水

加强饮水工程用水规范化管理。要以县为单位，依靠抗旱服务队或其他基层水管单位，组建县级供水管理服务中心，要明确供水管理机构的职责，保证水质和水量。通过举办听证会、推行“阳光工程”、建立用水协会等形式，保障正常供水。

（1）供水单位要优先保证工程设计范围内居民生活用水需要。在水资源条件允许的条件下，经当地水行政主管部门批准，可以适当扩大供水范围。

（2）供水单位要对用水户逐户登记造册，与用水户签订供用水合同，并发放用水户手册。用户改建、扩建或拆迁用水设施，要经供水单位批准，由专业人员实施。新增用水户要向供水单位提交书面用水申请，办理上户手续。

（3）积极推广和使用节水技术、产品和设备，实行计划用水和节约用水。在缺水地区，逐步实行用水定额管理和超定额累进加价制度，通过技术、经济等多种措施，推行节约用水。

（4）合理利用现有水资源、提高节水意识。高氟水、砷水及苦咸水地区当地政府及水行政主管部门，要合理利用现有水资源（特殊水质处理后的水资源），重视生态环境，实现自然与社会的和谐发展，同时对当地居民应加强宣传，提高他们节约水、保护水和珍惜水的意识。这对保障当地居民的身体健康、提高生活质量以及对农村饮水安全和社会主义新农村建设都具有深远的意义。

9.6　我国农村饮水工程良性运行典型事例

为了保证农村饮水工程能长期良性运行，使人民群众长期受益，国内一些省市如湖北、天津、河北及山西省运城市在工程运行管理这方面做得比较好，取得了一定的成效。

1. 湖北省饮水管理经验

湖北省将枣阳市作为农村饮水工程运行管理试点。通过探索积累了一定的经验，这对保证所有建成的饮水工程都能长期正常运转，确保人民群众长期受益奠定了良好的实践基础。

具体做法是：

（1）对于市政府修建的工程由村民委员会牵头，由村用水户协会推举 1 名协会成员，实行有限的承包经营。承包者负责工程正常运行管理、水费计收及工程的简单维护，工程大修大改由用水户民主决定。

（2）对于跨村、较大的集中供水工程，由水利部门安排专人实行承包经营管理，并将建好的供水工程租赁给当地村民经营，租赁收入用于正常维修开支。

（3）对于私人参与投资或股份制建成的饮水工程由供水总站将工程承包给参与投资的

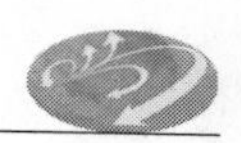

个体户管理经营，经营纯利润按股份分成，政府投资部分的分成由供水总站收取后专户储存，用于统筹全市农村饮水工程的建设与管理。

2. 天津市饮水工程良性运行机制对策

天津市建立了农村人畜饮水工程良性运行机制的对策，主要包括：

（1）加大宣传力度，提高农民水商品意识。

（2）大力推进农村人畜饮水工程设施产权和管理体制改革：坚持“谁投资，谁所有”的原则，界定农村人畜饮水工程的产权。以乡镇或村集体投资为主、国家补助为辅兴建的农村人畜饮水工程，其资产属乡镇或村集体所有；坚持因地制宜的原则，以保值增值和保持稳定为目的，除采取集体管理、统一服务外，各地可因地制宜确定改革形式，宜包则包、宜租则租、宜股则股，不搞一刀切，坚持依法治水的原则，农村人畜饮水工程的改革和民办水利要遵守相关法律法规，服从水行政主管部门的统一规划和管理，确保水资源的合理开发、利用和保护。

（3）积极探索乡镇集中供水的经营管理模式：根据农村饮水井机泵设备急需更新改造、撤乡建镇、新建居民住宅小区、乡镇居住比较集中等趋势，区县水利部门可以依照具体情况，结合实际，科学规划，统筹安排，通过政府、集体和个人等多渠道筹集资金，积极组织共建乡镇集中供水工程。供水工程建成后，可由水利部门负责经营管理，实行新水新价。

（4）鼓励以股份合作制形式新建农村人畜饮水工程：鼓励个人与个人联合，个人与集体联合，个人与社会团体联合以及个人、集体和国家等多种形式联合，新建农村人畜饮水工程。股东可用资金、实物、土地、技术、劳务等多种形式作为股份入股。参股各方要依法制定章程，建立健全经营管理机构，并确定专门管理人员。

（5）制定切实可行的水价政策：依据国务院《水利产业政策》和《水利工程水费核定、计收和管理办法》等有关政策法规，对农村人畜饮用工程供水征收水费，逐步实现农村人畜饮水工程的良性运行。供水价格构成为供水成本、费用、税金和利润，结合实际情况，合理确定，供水实行计划用水，超计划用水逐步实行累进加价。用水户必须在规定的期限内向人畜饮水工程管理单位足额交付水费，逾期不交的，按日加收滞纳金。同时加强了对水费收入的管理和核算，合理安排使用，任何单位和个人不得截留挪用。定期张榜公布，接受群众监督，有条件的区县多余资金采取上一级部门管理的办法。

（6）各级人民政府要增加对农村人畜饮水工程的投入：农村人畜饮水工程的建设和改造，采取多层次、多渠道、多元化投资的办法，鼓励和扶持农户、联户、集体以独资或股份合作制等形式建设、管理和经营农村人畜饮水工程，地方政府通过预算内资金、贷款贴息、以工补农资金、以工代赈资金等多渠道进行扶持。

（7）加强领导，统筹规划，推动农村人畜饮水计量收费体制的建立：在各级人民政府的统一领导下，水行政主管部门要负责做好日常组织和服务工作。各级计划、财政、体改、物价、电力、农业、土地、司法等部门分工协作，紧密配合，搞好服务。各级人民政府要在广泛调查摸底的基础上，加快试点，总结经验，有计划、有步骤地解决农村人畜饮水问题。

3. 河北省饮水工程经营管理办法

在经营管理方面，河北肥乡县采取入股承包经营办法，取得了较好的效果。他们对于国债农村饮水项目的自筹资金部分，不再人人摊、户户集、村里拿，而是把这一投资作为承包费，谁出这笔钱，谁就承包该工程的经营管理，承包期一般为 20 年。承包人通过管水、卖水来回收投资和获取报酬。村委会公示供水水价和收回自筹资金年限，反复讲解承包供水工程应承担的义务和权益，最后采取公开竞争出资数额的方式选择承包者（同一水价条件下，出资多者中标；同一出资数额条件下，水价低者中标），承包费主要用于工程配套和自来水管网建设。承包人交足承包费后，自始至终参与工程的设计、施工和质量监督，全权负责工程运行管理和水费征收。为解决工程的更新问题，确保工程良性运行，要求承包人在收回自筹资金年限（6～7 年时间）后，每年向县水利局缴纳 4000～5000 元的折旧费；为防止出现“水霸”，由县水利和物价等部门分阶段根据运行成本（包括电费、人员工资、小修费、大修费、折旧费和一定报酬），核定水价最高限额，并由村成立监督管理领导小组，对承包人的收费和服务等进行监督管理。这种方式实现了责权利的统一，保证了工程的良性运行。

4. 山西省运城市在管理体制方面的经验

在管理体制方面，山西省运城市盐湖区已经积累了一些有价值的经验。对以国家投资为主兴建的跨乡跨村集中供水工程，实行统一集中管理和分级负责经营相结合的管理模式，由受益乡村和水利部门共同组成供水管理委员会作为决策机构，成立供水站作为经营机构，同时在各村、居民点设立供水分站或村级水管员，还成立由群众代表组成的用水协会对供水工作进行监督。对以集体和群众投资为主、国家补助为辅兴建的工程，成立用水协会履行管理职责，包括核定水价、监督水量水质、监督经营者的服务质量、监督水费收支等。盐湖区的经验表明，发挥用水合作组织的作用，充分调动用水户参与工程管理的积极性，是保证工程正常发挥效益的重要措施。

附录1 生活饮用水卫生标准

GB 5749—2006

本标准自实施之日起代替 GB 5749—85《生活饮用水卫生标准》。

1 范围

本标准规定了生活饮用水水质卫生要求、生活饮用水水源水质卫生要求、集中式供水单位卫生要求、二次供水卫生要求、涉及生活饮用水卫生安全产品卫生要求、水质监测和水质检验方法。

本标准适用于城乡各类集中式供水的生活饮用水，也适用于分散式供水的生活饮用水。

2 规范性引用文件

下列文件中的条款通过本标准的引用而成为本标准的条款。凡是标注日期的引用文件，其随后所有的修改（不包括勘误内容）或修订版均不适用于本标准，然而，鼓励根据本标准达成协议的各方研究是否可使用这些文件的最新版本。凡是不注明日期的引用文件，其最新版本适用于本标准。

GB 3838 地表水环境质量标准

GB/T 5750 生活饮用水标准检验方法

GB/T 14848 地下水质量标准

GB 17051 二次供水设施卫生规范

GB/T 17218 饮用水化学处理剂卫生安全性评价

GB/T 17219 生活饮用水输配水设备及防护材料的安全性评价标准

CJ/T 206 城市供水水质标准

SL 308 村镇供水单位资质标准

卫生部 生活饮用水集中式供水单位卫生规范

3 术语和定义

下列术语和定义适用于本标准。

3.1 生活饮用水 drinking water

供人生活的饮水和生活用水。

3.2 供水方式 type of water supply

3.2.1 集中式供水 central water supply

自水源集中取水，通过输配水管网送到用户或者公共取水点的供水方式，包括自建设施供水。为用户提供日常饮用水的供水站和为公共场所、居民社区提供的分质供水也属于集中式供水。

3.2.2 二次供水 secondary water supply

集中式供水在入户之前经再度储存、加压和消毒或深度处理，通过管道或容器输送给用户的供水方式。

3.2.3 农村小型集中式供水 small central water supply for rural areas

日供水在 $1000m^3$ 以下（或供水人口在 1 万人以下）的农村集中式供水。

3.2.4 分散式供水 non-central water supply

用户直接从水源取水，未经任何设施或仅有简易设施的供水方式。

3.3 常规指标 regular indices

能反映生活饮用水水质基本状况的水质指标。

3.4 非常规指标 non-regular indices

根据地区、时间或特殊情况需要的生活饮用水水质指标。

4 生活饮用水水质卫生要求

4.1 生活饮用水水质应符合下列基本要求，保证用户饮用安全。

4.1.1 生活饮用水中不得含有病原微生物。

4.1.2 生活饮用水中化学物质不得危害人体健康。

4.1.3 生活饮用水中放射性物质不得危害人体健康。

4.1.4 生活饮用水的感官性状良好。

4.1.5 生活饮用水应经消毒处理。

4.1.6 生活饮用水水质应符合表 1 和表 3 卫生要求。集中式供水出厂水中消毒剂限值、出厂水和管网末梢水中消毒剂余量均应符合表 2 要求。

4.1.7 农村小型集中式供水和分散式供水的水质因条件限制，部分指标可暂按照表 4 执行，其余指标仍按表 1、表 2 和表 3 执行。

4.1.8 当发生影响水质的突发性公共事件时，经市级以上人民政府批准，感官性状和一般化学指标可适当放宽。

4.1.9 当饮用水中含有附录 A 表 A.1 所列指标时，可参考此表限值评价。

表 1　　水质常规指标及限值

指　　标	限　　值
1. 微生物指标①	
总大肠菌群（MPN/100mL 或 CFU/100mL）	不得检出
耐热大肠菌群（MPN/100mL 或 CFU/100mL）	不得检出
大肠埃希氏菌（MPN/100mL 或 CFU/100mL）	不得检出
菌落总数（CFU/mL）	100
2. 毒理指标	
砷（mg/L）	0.01
镉（mg/L）	0.005
铬（六价，mg/L）	0.05

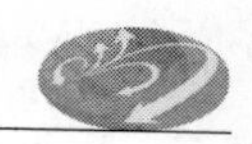

续表

指　　标	限　　值
铅（mg/L）	0.01
汞（mg/L）	0.001
硒（mg/L）	0.01
氰化物（mg/L）	0.05
氟化物（mg/L）	1.0
硝酸盐（以N计，mg/L）	10 地下水源限制时为20
三氯甲烷（mg/L）	0.06
四氯化碳（mg/L）	0.002
溴酸盐（使用臭氧时，mg/L）	0.01
甲醛（使用臭氧时，mg/L）	0.9
亚氯酸盐（使用二氧化氯消毒时，mg/L）	0.7
氯酸盐（使用复合二氧化氯消毒时，mg/L）	0.7
3. 感官性状和一般化学指标	
色度（铂钴色度单位）	15
浑浊度（NTU—散射浊度单位）	1 水源与净水技术条件限制时为3
臭和味	无异臭、异味
肉眼可见物	无
pH值	不小于6.5且不大于8.5
铝（mg/L）	0.2
铁（mg/L）	0.3
锰（mg/L）	0.1
铜（mg/L）	1.0
锌（mg/L）	1.0
氯化物（mg/L）	250
硫酸盐（mg/L）	250
溶解性总固体（mg/L）	1000
总硬度（以 $CaCO_3$ 计，mg/L）	450
耗氧量（COD_{Mn}法，以 O_2 计，mg/L）	3 水源限制，原水耗氧量>6mg/L时为5
挥发酚类（以苯酚计，mg/L）	0.002
阴离子合成洗涤剂（mg/L）	0.3
4. 放射性指标②	指导值
总α放射性（Bq/L）	0.5
总β放射性（Bq/L）	1

① MPN表示最可能数；CFU表示菌落形成单位。当水样检出总大肠菌群时，应进一步检验大肠埃希氏菌或耐热大肠菌群；水样未检出总大肠菌群，不必检验大肠埃希氏菌或耐热大肠菌群。

② 放射性指标超过指导值，应进行核素分析和评价，判定能否饮用。

表2　　饮用水中消毒剂常规指标及要求

消毒剂名称	与水接触时间	出厂水中限值	出厂水中余量	管网末梢水中余量
氯气及游离氯制剂（游离氯，mg/L）	至少30min	4	≥0.3	≥0.05
一氯胺（总氯，mg/L）	至少120min	3	≥0.5	≥0.05
臭氧（O_3，mg/L）	至少12min	0.3		0.02 如加氯，总氯≥0.05
二氧化氯（ClO_2，mg/L）	至少30min	0.8	≥0.1	≥0.02

表3　　水质非常规指标及限值

指　　标	限　　值
1. 微生物指标	
贾第鞭毛虫（个/10L）	<1
隐孢子虫（个/10L）	<1
2. 毒理指标	
锑（mg/L）	0.005
钡（mg/L）	0.7
铍（mg/L）	0.002
硼（mg/L）	0.5
钼（mg/L）	0.07
镍（mg/L）	0.02
银（mg/L）	0.05
铊（mg/L）	0.0001
氯化氰（以CN^-计，mg/L）	0.07
一氯二溴甲烷（mg/L）	0.1
二氯一溴甲烷（mg/L）	0.06
二氯乙酸（mg/L）	0.05
1，2-二氯乙烷（mg/L）	0.03
二氯甲烷（mg/L）	0.02
三卤甲烷（三氯甲烷、一氯二溴甲烷、二氯一溴甲烷、三溴甲烷的总和）	该类化合物中各种化合物的实测浓度与其各自限值的比值之和不超过1
1，1，1-三氯乙烷（mg/L）	2
三氯乙酸（mg/L）	0.1
三氯乙醛（mg/L）	0.01
2，4，6-三氯酚（mg/L）	0.2
三溴甲烷（mg/L）	0.1
七氯（mg/L）	0.0004
马拉硫磷（mg/L）	0.25
五氯酚（mg/L）	0.009
六六六（总量，mg/L）	0.005

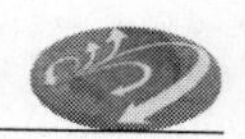

续表

指　　标	限　　值
六氯苯（mg/L）	0.001
乐果（mg/L）	0.08
对硫磷（mg/L）	0.003
灭草松（mg/L）	0.3
甲基对硫磷（mg/L）	0.02
百菌清（mg/L）	0.01
呋喃丹（mg/L）	0.007
林丹（mg/L）	0.002
毒死蜱（mg/L）	0.03
草甘膦（mg/L）	0.7
敌敌畏（mg/L）	0.001
莠去津（mg/L）	0.002
溴氰菊酯（mg/L）	0.02
2，4-滴（mg/L）	0.03
滴滴涕（mg/L）	0.001
乙苯（mg/L）	0.3
二甲苯（mg/L）	0.5
1，1-二氯乙烯（mg/L）	0.03
1，2-二氯乙烯（mg/L）	0.05
1，2-二氯苯（mg/L）	1
1，4-二氯苯（mg/L）	0.3
三氯乙烯（mg/L）	0.07
三氯苯（总量，mg/L）	0.02
六氯丁二烯（mg/L）	0.0006
丙烯酰胺（mg/L）	0.0005
四氯乙烯（mg/L）	0.04
甲苯（mg/L）	0.7
邻苯二甲酸二（2-乙基已基）酯（mg/L）	0.008
环氧氯丙烷（mg/L）	0.0004
苯（mg/L）	0.01
苯乙烯（mg/L）	0.02
苯并（a）芘（mg/L）	0.00001
氯乙烯（mg/L）	0.005
氯苯（mg/L）	0.3
微囊藻毒素-LR（mg/L）	0.001
3. 感官性状和一般化学指标	
氨氮（以N计，mg/L）	0.5
硫化物（mg/L）	0.02
钠（mg/L）	200

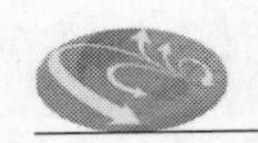

表 4 农村小型集中式供水和分散式供水部分水质指标及限值

指标	限值
1. 微生物指标	
菌落总数（CFU/mL）	500
2. 毒理指标	
砷（mg/L）	0.05
氟化物（mg/L）	1.2
硝酸盐（以N计，mg/L）	20
3. 感官性状和一般化学指标	
色度（铂钴色度单位）	20
浑浊度（NTU—散射浊度单位）	3 水源与净水技术条件限制时为5
pH值	不小于6.5且不大于9.5
溶解性总固体（mg/L）	1500
总硬度（以 $CaCO_3$ 计，mg/L）	550
耗氧量（COD_{Mn}法，以 O_2 计，mg/L）	5
铁（mg/L）	0.5
锰（mg/L）	0.3
氯化物（mg/L）	300
硫酸盐（mg/L）	300

5 生活饮用水水源水质卫生要求

5.1 采用地表水为生活饮用水水源时应符合 GB 3838 要求。

5.2 采用地下水为生活饮用水水源时应符合 GB/T 14848 要求。

6 集中式供水单位卫生要求

6.1 集中式供水单位的卫生要求应按照卫生部《生活饮用水集中式供水单位卫生规范》执行。

7 二次供水卫生要求

二次供水的设施和处理要求应按照 GB 17051 执行。

8 涉及生活饮用水卫生安全产品卫生要求

8.1 处理生活饮用水采用的絮凝、助凝、消毒、氧化、吸附、pH值调节、防锈、阻垢等化学处理剂不应污染生活饮用水，应符合 GB/T 17218 要求。

8.2 生活饮用水的输配水设备、防护材料和水处理材料不应污染生活饮用水，应符合 GB/T 17219 要求。

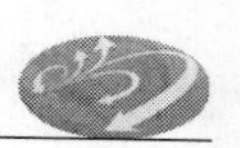

9 水质监测

9.1 供水单位的水质检测

供水单位的水质检测应符合以下要求。

9.1.1 供水单位的水质非常规指标选择由当地县级以上供水行政主管部门和卫生行政部门协商确定。

9.1.2 城市集中式供水单位水质检测的采样点选择、检验项目和频率、合格率计算按照CJ/T 206执行。

9.1.3 村镇集中式供水单位水质检测的采样点选择、检验项目和频率、合格率计算按照SL 308执行。

9.1.4 供水单位水质检测结果应定期报送当地卫生行政部门，报送水质检测结果的内容和办法由当地供水行政主管部门和卫生行政部门商定。

9.1.5 当饮用水水质发生异常时应及时报告当地供水行政主管部门和卫生行政部门。

9.2 卫生监督的水质监测

卫生监督的水质监测应符合以下要求。

9.2.1 各级卫生行政部门应根据实际需要定期对各类供水单位的供水水质进行卫生监督、监测。

9.2.2 当发生影响水质的突发性公共事件时，由县级以上卫生行政部门根据需要确定饮用水监督、监测方案。

9.2.3 卫生监督的水质监测范围、项目、频率由当地市级以上卫生行政部门确定。

10 水质检验方法

生活饮用水水质检验应按照GB/T 5750执行。

附录A（资料性附录）

表A.1 生活饮用水水质参考指标及限值

指标	限值
肠球菌（CFU/100mL）	0
产气荚膜梭状芽孢杆菌（CFU/100mL）	0
二（2-乙基己基）己二酸酯（mg/L）	0.4
二溴乙烯（mg/L）	0.00005
二噁英（2，3，7，8-TCDD，mg/L）	0.00000003
土臭素（二甲基萘烷醇，mg/L）	0.00001
五氯丙烷（mg/L）	0.03
双酚A（mg/L）	0.01
丙烯腈（mg/L）	0.1
丙烯酸（mg/L）	0.5
丙烯醛（mg/L）	0.1
四乙基铅（mg/L）	0.0001

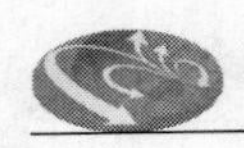

续表

指　　　标	限　　　值
戊二醛（mg/L）	0.07
甲基异莰醇-2（mg/L）	0.00001
石油类（总量，mg/L）	0.3
石棉（>10μm，万/L）	700
亚硝酸盐（mg/L）	1
多环芳烃（总量，mg/L）	0.002
多氯联苯（总量，mg/L）	0.0005
邻苯二甲酸二乙酯（mg/L）	0.3
邻苯二甲酸二丁酯（mg/L）	0.003
环烷酸（mg/L）	1.0
苯甲醚（mg/L）	0.05
总有机碳（TOC，mg/L）	5
萘酚-β（mg/L）	0.4
黄原酸丁酯（mg/L）	0.001
氯化乙基汞（mg/L）	0.0001
硝基苯（mg/L）	0.017
镭 226 和镭 228（pCi/L）	5
氡（pCi/L）	300

附录2　生活饮用水水质卫生规范

1　范围

本规范规定了生活饮用水及其水源水水质卫生要求。

本规范适用于城市生活饮用集中式供水（包括自建集中式供水）及二次供水。

2　引用资料

生活饮用水检验规范（2001）

二次供水设施卫生规范（GB 17051—1997）

WHO Guidelines for Drinking Water Quality，1993

WHO Guidelines for Drinking Water Quality，Addendum to Volume 2，1998

3　定义

3.1　生活饮用水：由集中式供水单位直接供给居民作为饮水和生活用水，该水的水质必须确保居民终生饮用安全。

3.2　城市：国家按行政建制设立的直辖市、市、镇。

3.3　集中式供水：由水源集中取水，经统一净化处理和消毒后，由输水管网送到用户的供水方式。

3.4　自建集中式供水：除城建部门建设的各级自来水厂外，由各单位自建的集中式供水方式。

3.5　二次供水：用水单位将来自城市集中式供水系统的生活饮用水经贮存或再处理（如过滤、软化、矿化、消毒等）后，经管道输送给用户的供水方式。

4　生活饮用水水质卫生要求

4.1　生活饮用水水质应符合下列基本要求

4.1.1　水中不得含有病原微生物。

4.1.2　水中所含化学物质及放射性物质不得危害人体健康。

4.1.3　水的感官性状良好。

4.2　生活饮用水水质规定

4.2.1　生活饮用水水质常规检验项目

生活饮用水水质常规检验项目及限值见表1。

4.2.2　生活饮用水水质非常规检验项目

生活饮用水水质非常规检验项目及限值见表2。

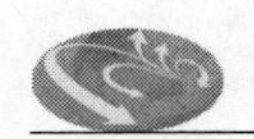

表 1　　生活饮用水水质常规检验项目及限值

项　　目	限　　值
1. 感官性状和一般化学指标	
色度	色度不超过 15 度，并不得呈现其他异色
浑浊度	不超过 1 度（NTU），特殊情况不超过 5 度（NTU）
臭和味	不得有异臭、异味
肉眼可见物	不得含有
pH 值	6.5～8.5
总硬度（以碳酸钙计）	450mg/L
铝	0.2mg/L
铁	0.3mg/L
锰	0.1mg/L
铜	1.0mg/L
锌	1.0mg/L
挥发酚类（以苯酚计）	0.002mg/L
阴离子合成洗涤剂	0.3mg/L
硫酸盐	250mg/L
氯化物	250mg/L
溶解性总固体	1000mg/L
耗氧量（以 O_2 计）	3mg/L，特殊情况不超过 5mg/L
2. 毒理学指标	
砷	0.05mg/L
镉	0.005mg/L
铬（六价）	0.05mg/L
氰化物	0.05mg/L
氟化物	1.0mg/L
铅	0.01mg/L
汞	0.001mg/L
硝酸盐（以氮计）	20mg/L
硒	0.01mg/L
四氯化碳	0.002mg/L
氯仿	0.06（mg/L）L
3. 细菌学指标	
细菌总数	100（CFU/mL）
总大肠菌群	每 100mL 水样中不得检出
粪大肠菌群	每 100mL 水样中不得检出
游离余氯	在与水接触 30min 后应不低于 0.3mg/L，管网末梢水不应低于 0.05mg/L（适用于加氯消毒）
4. 放射性指标	
总 α 放射性	0.5Bq/L
总 β 放射性	1Bq/L

注　1. 表中 NTU 为散射浊度单位。
2. 特殊情况下包括水源限制等情况。
3. CFU 为菌落形成单位。
4. 放射性指标规定数值不是限值，而是参考水平。放射性指标超过表 1 中所规定的数值时，必须进行核素分析和评价，以决定能否饮用。

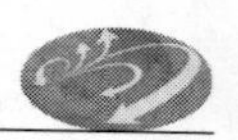

表2 **生活饮用水水质非常规检验项目及限值**

项目	限值
感官性状和一般化学指标	
硫化物	0.02mg/L
钠	200mg/L
毒理学指标	
锑	0.005mg/L
钡	0.7mg/L
铍	0.002mg/L
硼	0.5mg/L
钼	0.07mg/L
镍	0.02mg/L
银	0.05mg/L
铊	0.0001mg/L
二氯甲烷	0.02mg/L
1，2-二氯乙烷	0.03mg/L
1，1，1-三氯乙烷	2mg/L
氯乙烯	0.005mg/L
1，1-二氯乙烯	0.03mg/L
1，2-二氯乙烯	0.05mg/L
三氯乙烯	0.07mg/L
四氯乙烯	0.04mg/L
苯	0.01mg/L
甲苯	0.7mg/L
二甲苯	0.5mg/L
乙苯	0.3mg/L
苯乙烯	0.02mg/L
苯并（a）芘	0.00001mg/L
氯苯	0.3mg/L
1，2-二氯苯	1mg/L
1，4-二氯苯	0.3mg/L
三氯苯（总量）	0.02mg/L
邻苯二甲酸二（2-乙基已基）酯	0.008mg/L
丙烯酰胺	0.0005mg/L
六氯丁二烯	0.0006mg/L
微囊藻毒素-LR	0.001mg/L
甲草胺	0.02mg/L

续表

项　　　目	限　　　值
灭草松	0.3mg/L
叶枯唑	0.5mg/L
百菌清	0.01mg/L
滴滴涕	0.001mg/L
溴氰菊酯	0.02mg/L
内吸磷	0.03mg/L（感官限值）
乐果	0.08mg/L（感官限值）
2，4-滴	0.03mg/L
七氯	0.0004mg/L
七氯环氧化物	0.0002mg/L
六氯苯	0.001mg/L
六六六	0.005mg/L
林丹	0.002mg/L
马拉硫磷	0.25mg/L（感官限值）
对硫磷	0.003mg/L（感官限值）
甲基对硫磷	0.02mg/L（感官限值）
五氯酚	0.009mg/L
亚氯盐酸	0.2mg/L（适用于二氧化氯消毒）
一氯胺	3mg/L
2，4，6-三氯酚	0.2mg/L
甲醛	0.9mg/L
三卤甲烷①	该类化合物中每种化合物的实测浓度与其各自限值的比值之和不得超过1
溴仿	0.1mg/L
二溴一氯甲烷	0.1mg/L
一溴二氯甲烷	0.06mg/L
二氯乙酸	0.05mg/L
三氯乙酸	0.1mg/L
三氯乙醛（水合氯醛）	0.01mg/L
氯化氰（以 CN^- 计）	0.07mg/L

① 三卤甲烷包括氯仿、溴仿、二溴一氯甲烷和一溴二氯甲烷共四种化合物。

5　生活饮用水水源水质要求

5.1　作为生活饮用水水源的水质，应符合下列要求。

5.1.1　只经过加氯消毒即供作生活饮用的水源水，每 100mL 水样中总大肠菌群 MPN 值不应超过 200；经过净化处理及加氯消毒后供生活饮用的水源水，每 100mL 水样中总大

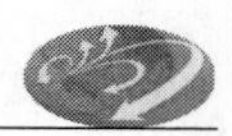

肠菌群 MPN 值不应超过 2000。

5.1.2　必须按第 4.2 节表 1 的规定，对水源水进行全部项目的测定和评价。

5.1.3　水源水的感官性状和一般化学指标经净化处理后，应符合本规范第 4.2 节表 1 的规定。

5.1.4　水源水的毒理学指标，必须符合本规范第 4.2 节表 1 的规定。

5.1.5　水源水的放射性指标，必须符合本规范第 4.2 节表 1 的规定。

5.1.6　当水源水中可能含有本规范 4.2 节表 1 所列之外的有害物质时，应由当地卫生行政部门会同有关部门确定所需增加的检测项目，凡列入 4.2 节表 2 及表 3 中的有害物质限值，应符合其相应规定（感官性状和一般化学指标经净化处理后需符合相关规定）。在此列表之外的有害物质限值应由当地卫生行政部门另行确定。

5.1.7　水源水中耗氧量不应超过 4mg/L；五日生化需氧量不应超过 3mg/L。

5.1.8　饮水型氟中毒流行区应选用含氟化物量适宜的水源。当无合适的水源而不得不采用高氟化物的水源时，应采取除氟措施，降低饮用水中氟化物含量。

5.1.9　当水源水碘化物含量低于 10μg/L 时，应根据具体情况，采取补碘措施，防止发生碘缺乏病。

5.2　当水质不符合 5.1 节和表 3 中的规定时，不宜作为生活饮用水水源。若限于条件需加以利用时，应采用相应的净化工艺进行处理，处理后的水应符合规定，并取得卫生行政部门的批准。

6　水质监测

6.1　水质的检验方法应符合《生活饮用水检验规范》(2001) 的规定。

6.2　集中式供水单位必须建立水质检验室，配备与供水规模和水质检验要求相适应的检验人员和仪器设备，并负责检验水源水、净化构筑物出水、出厂水和管网水的水质。

自建集中式供水及二次供水的水质也应定期检验。

6.3　采样点的选择和监测。

检验生活饮用水的水质，应在水源、出厂水和居民经常用水点采样。

城市集中式供水管网水的水质检验采样点数，一般应按供水人口每两万人设一个采样点计算。供水人口超过 100 万时，按上述比例计算出的采样点数可酌量减少。人口在 20 万以下时，应酌量增加。在全部采样点中应有一定的点数，选在水质易受污染的地点和管网系统陈旧部分等处。

每一采样点，每月采样检验应不少于两次，细菌学指标、浑浊度和肉眼可见物为必检项目。其他指标可根据当地水质情况和需要选定。对水源水、出厂水和部分有代表性的管网末梢水至少每半年进行一次常规检验项目的全分析。对于非常规检验项目，可根据当地水质情况和存在问题，在必要时具体确定检验项目和频率。当检测指标超出本规范第 4.2 节中的规定时，应立即重复测定，并增加检测频率。连续超标时，应查明原因，并采取有效措施，防止对人体健康造成危害。在选择水源时或水源情况有改变时，应测定常规检测项目的全部指标。具体采样点的选择，应由供水单位与当地卫生监督机构根据本地区具体情况确定。

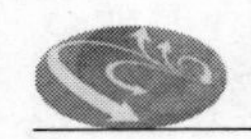

出厂水必须每天测定一次细菌总数、总大肠菌群、粪大肠菌群、浑浊度和肉眼可见物，并适当增加游离余氯的测定频率。

自建集中式生活饮用水水质监测的采样点数、采样频率和检验项目，按上述规定执行。

6.4 选择水源时的水质鉴定，应检测本规范第4.2节表1中规定的项目及该水源可能受某种成分污染的有关项目。

6.5 卫生行政部门应对水源水、出厂水和居民经常用水点进行定期监测，并应作出水质评价。

7 本规范由卫生部负责解释。

8 本规范自二○○一年九月一日起施行。

表3　　饮用水源水中有害物质的限值

项　　目	限值（mg/L）	项　　目	限值（mg/L）
乙腈	5.0	异丙苯	0.25
丙烯腈	2.0	苯乙烯	0.02
乙醛	0.05	苯胺	0.1
三氯乙醛	0.01	三乙胺	3.0
甲醛	0.9	已内酰胺	3.0
丙烯醛	0.1	丙烯酰胺	0.0005
二氯甲烷	0.02	氯乙烯	0.005
1，2-二氯乙烷	0.03	三氯乙烯	0.07
环氧氯丙烷	0.02	四氯乙烯	0.04
二硫化碳	2.0	邻苯二甲酸二（2-乙基已基）酯	0.008
苯	0.01	氯丁二烯	0.002
甲苯	0.7	水合肼	0.01
二甲苯	0.5	四乙基铅	0.0001
乙苯	0.3	石油（包括煤油、汽油）	0.3
氯苯	0.3	吡啶	0.2
1，2-二氯苯	1.0	松节油	0.2
二硝基苯	0.5	苦味酸	0.5
硝基氯苯	0.05	丁基黄原酸	0.005
二硝基氯苯	0.5	活性炭	0.01
三氯苯	0.02	硫化物	0.02
三硝基甲苯	0.5	黄磷	0.003
四氯苯	0.02	钼	0.07
六氯苯	0.05	钴	1.0

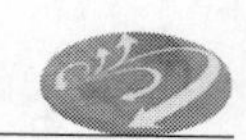

续表

项　　目	限值（mg/L）	项　　目	限值（mg/L）
铍	0.002	内吸磷（E059）	0.03
硼	0.5	甲基对硫磷（甲基 E605）	0.02
锑	0.005	对硫磷（E605）	0.003
镍	0.02	乐果	0.08
钡	0.7	林丹	0.002
钒	0.05	百菌清	0.01
钛	0.1	甲萘威	0.05
铊	0.0001	溴氰菊酯	0.02
马拉硫磷（4049）	0.25	叶枯唑	0.5

附录3 农村实施《生活饮用水卫生标准》准则

颁布单位：全国爱卫会/卫生部

颁布日期：1991年5月3日

实施日期：1991年5月3日

1 总则

1.1 为保证居民生活饮用水水质符合安全卫生，逐步达到国家《生活饮用水卫生标准》的要求，保护人民的身体健康，促进农村改水事业的发展，特制定本准则。

1.2 本准则适用于广大农村居民点的集中式给水和分散式给水。

1.3 在新建或改建集中式给水时，对水源选择、水源防护和工程设计要符合本准则及有关标准、法令的要求，事先认真审查设计，事后组织竣工验收，经卫生行政部门同意后，方可投入使用。供水单位必须保证水质符合本准则的要求。

1.4 分散式给水的水源选择、水质鉴定、水源卫生防护和经常管理工作，由供水所在地的乡、镇政府委托当地有关单位管理。

2 水质分级评价准则和卫生要求

2.1 农村生活饮用水水质不得超过下表所规定的限值。

2.2 集中式给水除根据需要具备必要的净水设施外，必须进行消毒，保证正常运转，并建立健全管理制度和操作规程，以保证供水质量。

2.3 农村给水的水质应达到二级以上，但是，在特殊情况下，如水源选择和处理条件受限制的地区，容许按三级水质要求处理。

2.4 二级、三级水质要求主要是考虑某些地区由于经济、地理等因素所致的水源选择和处理条件受到限制的情况，对某些指标适当放宽了要求。但是，决不准以二、三级水的要求作为借口，放松对“三废”的排放要求，使污染水源、恶化水质的行为合法化。

3 水源选择、水源卫生防护及本准则未做明确规定的其他卫生要求，参照现行的GB 5749—85《生活饮用水卫生标准》和GB 11730—89《农村生活饮用水量卫生要求》有关规定执行。

4 水质检查：应参照现行《生活饮用水卫生标准》和GB 5750—85《生活饮用水标准检验方法》中有关规定执行。

生活饮用水水质分级要求

项　　目	一　　级	二　级	三　级
感官性状和一般化学指标			
色（度）	15，并不呈现其他异色	20	30
浑浊度（度）	3，特殊情况不超过5	10	20
肉眼可见物	不得含有	不得含有	不得含有
pH值	6.5～8.5	6～9	6～9

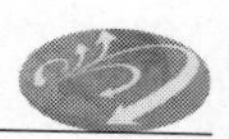

续表

项　　　　目	一　　级	二　　级	三　　级
总硬度（mL/L以碳酸钙计）	450	550	700
铁（mL/L）	0.3	0.5	1.0
锰（mL/L）	0.1	0.3	0.5
氯化物（mL/L）	250	300	450
硫酸盐（mL/L）	250	300	400
溶解性总固体（mL/L）	1000	1500	2000
毒理学指标			
氟化物（mL/L）	1.0	1.2	1.5
砷（mL/L）	0.05	0.05	0.05
汞（mL/L）	0.001	0.001	0.001
镉（mL/L）	0.01	0.01	0.01
铬（六价）	0.05	0.05	0.05
铅（mL/L）	0.05	0.05	0.05
硝酸盐（mL/L以氮计）	20	20	20
细菌学指标：			
细菌总数（个/mL）	100	200	500
总大肠菌群（个/L）	3	11	27
（接触30min后）游离余氯（mL/L）	0.3	不低于0.3	不低于0.3
出厂水不低于	0.05	不低于0.05	
末梢水不低于	不低于0.05		

注　一级：期望值；二级：允许值；三级：缺乏其他可选择水源时的放宽限值。

附录4 地表水质量标准

GB 3838—2002

代替 GB 3838—88，GHZB 1—1999

2002-04-28 发布 2002-06-01 实施

国家环境保护总局、国家质量监督检验检疫总局发布

1 范围

1.1 本标准按照地表水环境功能分类和保护目标，规定了水环境质量应控制的项目及限值，以及水质评价、水质项目的分析方法和标准的实施与监督。

1.2 本标准适用于中华人民共和国领域内江河、湖泊、运河、渠道、水库等具有使用功能的地表水水域。具有特定功能的水域，执行相应的专业用水水质标准。

2 引用标准

《生活饮用水卫生规范》（卫生部，2001 年）和本标准表 4～表 6 所列分析方法标准及规范中所含条文在本标准中被引用即构成为本标准条文，与本标准同效。当上述标准和规范被修订时，应使用其最新版本。

3 水域功能和标准分类

依据地表水水域环境功能和保护目标，按功能高低依次划分为五类：

Ⅰ类：主要适用于源头水、国家自然保护区；

Ⅱ类：主要适用于集中式生活饮用水地表水源地一级保护区、珍稀水生生物栖息地、鱼虾类产卵场、仔稚幼鱼的索饵场等；

Ⅲ类：主要适用于集中式生活饮用水地表水源地二级保护区、鱼虾类越冬场、洄游通道、水产养殖区等渔业水域及游泳区；

Ⅳ类：主要适用于一般工业用水区及人体非直接接触的娱乐用水区；

Ⅴ类：主要适用于农业用水区及一般景观要求水域。

对应地表水上述五类水域功能，将地表水环境质量标准基本项目标准值分为五类，不同功能类别分为执行相应类别的标准值。水域功能类别高的标准值严于水域功能类别低的标准值。同一水域兼有多类使用功能的，执行最高功能类别对应的标准值。实现水域功能与达功能类别标准为同一含义。

4 标准值

4.1 地表水环境质量标准基本项目标准限值见表 1。

4.2 集中式生活饮用水地表水源地补充项目标准限值见表 2。

4.3 集中式生活饮用水地表水源地特定项目标准限值见表 3。

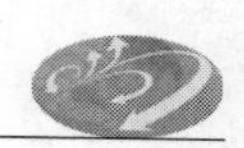

表 1　　地表水环境质量标准基本项目标准限值

序号	项　　目		Ⅰ类	Ⅱ类	Ⅲ类	Ⅳ类	Ⅴ类
1	水温（℃）		人为造成的环境水温变化应限制在：周平均最大温升≤1 周平均最大温降≤2				
2	pH值		6～9				
3	溶解氧（mg/L）	≥	饱和率90% （或7.5）	6	5	3	2
4	高锰酸盐指数（mg/L）	≤	2	4	6	10	15
5	化学需氧量（COD）（mg/L）	≤	15	15	20	30	40
6	5日生化需氧量（BOD_5）（mg/L）	≤	3	3	4	6	10
7	氨氮（以氮计）（NH_3-N）（mg/L）	≤	0.15	0.5	1.0	1.5	2.0
8	总磷（以P计）（mg/L）	≤	0.02	0.1	0.2	0.3	0.4
9	总氮（以N计）（mg/L）	≤	0.2	0.5	1.0	1.5	2.0
10	铜（mg/L）	≤	0.01	1.0	1.0	1.0	1.0
11	锌（mg/L）	≤	0.05	1.0	1.0	2.0	2.0
12	氟化物（以F^-计）（mg/L）	≤	1.0	1.0	1.0	1.5	1.5
13	硒（mg/L）	≤	0.01	0.01	0.01	0.02	0.02
14	砷（mg/L）	≤	0.05	0.05	0.05	0.1	0.1
15	汞（mg/L）	≤	0.00005	0.00005	0.0001	0.001	0.001
16	镉（mg/L）	≤	0.001	0.005	0.005	0.005	0.01
17	铅（mg/L）	≤	0.01	0.01	0.05	0.05	0.1
18	铬（六价）（mg/L）	≤	0.01	0.05	0.05	0.05	0.1
19	氰化物（mg/L）	≤	0.005	0.05	0.2	0.2	0.2
20	挥发酚类（mg/L）	≤	0.002	0.002	0.005	0.01	0.1
21	石油类（mg/L）	≤	0.05	0.05	0.05	0.5	1.0
22	阴离子表面活性剂（mg/L）	≤	0.2	0.2	0.2	0.3	0.3
23	硫化物（mg/L）	≤	0.05	0.1	0.2	0.5	1.0
24	大肠菌群（个/L）	≤	200	2000	10000	20000	40000

表 2　　集中式生活饮用水地表水源地补充项目标准限值

序号	项　　目	标准值（mg/L）	序号	项　　目	标准值（mg/L）
1	硫酸盐（以SO_4^{2-}计）	250	4	铁	0.3
2	氯化物（以Cl^-计）	250	5	锰	0.1
3	硝酸盐（以N计）	10			

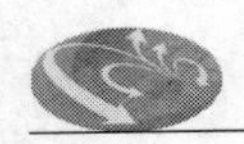

表3　　集中式生活饮用水地表水源地特定项目标准限值

序号	项　　目	标准值（mg/L）	序号	项　　目	标准值（mg/L）
1	三氯甲烷	0.06	41	丙烯酰胺	0.0005
2	四氯化碳	0.002	42	丙烯腈	0.1
3	三溴甲烷	0.1	43	邻苯二甲酸二丁酯	0.003
4	二氯甲烷	0.02	44	邻苯二甲酸二（2-乙基已基）酯	0.008
5	1，2-二氯乙烷	0.03	45	水合肼	0.01
6	环氧氯丙烷	0.02	46	四乙基铅	0.0001
7	氯乙烯	0.005	47	吡啶	0.2
8	1，1-二氯乙烯	0.03	48	松节油	0.2
9	1，2-二氯乙烯	0.05	49	苦味酸	0.5
10	三氯乙烯	0.07	50	丁基黄原酸	0.005
11	四氯乙烯	0.04	51	活性氯	0.01
12	氯丁二烯	0.002	52	滴滴涕	0.001
13	六氯丁二烯	0.0006	53	林丹	0.002
14	苯乙烯	0.02	54	环氧七氯	0.0002
15	甲醛	0.9	55	对流磷	0.003
16	乙醛	0.05	56	甲基对流磷	0.002
17	丙烯醛	0.1	57	马拉硫磷	0.05
18	三氯乙醛	0.01	58	乐果	0.08
19	苯	0.01	59	敌敌畏	0.05
20	甲苯	0.7	60	敌百虫	0.05
21	乙苯	0.3	61	内吸磷	0.03
22	二甲苯①	0.5	62	百菌清	0.01
23	异丙苯	0.25	63	甲萘威	0.05
24	氯苯	0.3	64	溴清菊酯	0.02
25	1，2-二氯苯	1.0	65	阿特拉津	0.003
26	1，4-二氯苯	0.3	66	苯并（a）芘	2.8×10^{-6}
27	三氯苯②	0.02	67	甲基汞	1.0×10^{-6}
28	四氯苯③	0.02	68	多氯联苯⑥	2.0×10^{-5}
29	六氯苯	0.05	69	微囊藻毒素-LR	0.001
30	硝基苯	0.017	70	黄磷	0.003
31	二硝基苯④	0.5	71	钼	0.07
32	2，4-二硝基甲苯	0.0003	72	钴	1.0
33	2，4，6-三硝基甲苯	0.5	73	铍	0.002
34	硝基氯苯⑤	0.05	74	硼	0.5
35	2，4-二硝基氯苯	0.5	75	锑	0.005
36	2，4-二氯苯酚	0.093	76	镍	0.02
37	2，4，6-三氯苯酚	0.2	77	钡	0.7
38	五氯酚	0.009	78	钒	0.05
39	39苯胺	0.1	79	钛	0.1
40	联苯胺	0.0002	80	铊	0.0001

① 二甲苯：指对-二甲苯、间-二甲苯、邻-二甲苯。

② 三氯苯：指1，2，3-三氯苯、1，2，4-三氯苯、1，3，5-三氯苯。

③ 四氯苯：指1，2，3，4-四氯苯、1，2，3，5-四氯苯、1，2，4，5-四氯苯。

④ 二硝基苯：指对-二硝基苯、间-二硝基苯、邻-二硝基苯。

⑤ 硝基氯苯：指对-硝基氯苯、间-硝基氯苯、邻-硝基氯苯。

⑥ 多氯联苯：指PCB-1016、PCB-1221、PCB-1232、PCB-1242、PCB-1248、PCB-1254、PCB-1260。

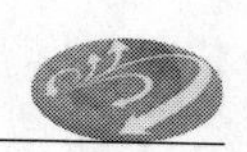

5　水质评价

5.1　地表水环境质量评价应根据应实现的水域功能类别，选取相应类别标准，进行单因子评价，评价结果应说明水质达标情况，超标的应说明超标项目和超标倍数。

5.2　丰、平、枯水期特征明显的水域，应分水期进行水质评价。

5.3　集中式生活饮用水地表水源地水质评价的项目应包括表1中的基本项目、表2中的补充项目以及由县级以上人民政府环境保护行政主管部门从表3中选择确定的特定项目。

6　水质监测

6.1　本标准规定的项目标准值，要求水样采集后自然沉降30min，取上层非沉降部分按规定方法进行分析。

6.2　地表水水质监测的采样布点、监测频率应符合国家地表水环境监测技术规范的要求。

6.3　本标准水质项目的分析方法应优先选用表4～表6规定的方法，也可采用ISO方法体系等其他等效分析方法，但必须进行适用性检验。

表4　　地表水环境质量标准基本项目分析方法

序号	项　　目	分　析　方　法	最低检出线(mg/L)	方法来源
1	水温	温度计法		GB 13195—91
2	pH值	玻璃电极法		GB 6920—86
3	溶解氧	碘量法	0.2	GB 7489—87
		电化学探头法		GB 11913—89
4	高锰酸盐指数		0.5	GB 11892—89
5	化学需氧量	重铬酸盐法	10	GB 11914—89
6	五日生化需氧量	稀释与接种法	2	GB 7488—87
7	氨氮	纳氏试剂比色法	0.05	GB 7479—87
		水杨酸分光光度法	0.01	GB 7481—87
8	总磷	钼酸氨分光光度法	0.01	GB 11893—89
9	总氮	碱性过硫酸钾消解紫外分光光度法	0.05	GB 11894—89
10	铜	2,9-二甲基-1,10-菲啰啉分光光	0.06	GB 7473—87
		二乙基二硫代安基甲酸钠分光光度法	0.010	GB 7474—87
		原子吸收分光光度法(螯合萃取法)	0.001	GB 7475—87
11	锌	原子吸收分光光度法	0.05	GB 7475—87
12	氟化物	氟试剂分光光度法	0.05	GB 7483—87
		离子选择电极法	0.05	GB 7484—87
		离子色谱法	0.02	HJ/T 84—200
13	硒	2,3-二氮基萘荧光法	0.00025	GB 11902—89
		石墨炉原子吸收分光光度法	0.003	GB/T 15505—1995

续表

序号	项目	分析方法	最低检出线(mg/L)	方法来源
14	砷	二乙基二硫代氨基甲酸银分光光度法	0.007	GB 7485—87
		冷原子荧光法	0.00006	1)
15	汞	冷原子吸收分光光度法	0.00005	GB 7486—87
		冷原子荧光法	0.00005	1)
16	镉	原子吸收分光光度法(螯合萃取法)	0.001	GB 7475—87
17	铬(六价)	二苯碳酰二肼分光光度法	0.004	GB 7467—87
18	铅	原子吸收分光光度法(螯合萃取法)	0.01	GB 7475—87
19	氰化物	异烟酸-吡唑啉酮比色	0.004	GB 7487—87
		法吡啶-巴比妥酸比色法	0.002	
20	挥发酚	蒸馏后4-氨基安替比林分光光度法	0.002	GB 7490—87
21	石油类	红外分光光度法	0.01	GB/T 16488—1996
22	阴离子表面活性剂	亚甲蓝分光光度法	0.05	GB 7494—87
23	硫化物	亚甲基蓝分光光度法	0.005	GB/T 16489—1996
		直接显色分光光度法	0.004	GB/T 17133—1997
24	粪大肠菌群	多管发酵法、滤膜法		1)

注 暂采用下列分析方法，待国家方法标准公布后，执行国家标准。

1) 《水和废水监测分析方法（第三版）》，中国环境科学出版社，1989 年。

表5　集中式生活饮用水地表水源地补充项目分析方法

序号	项目	分析方法	最低检出线(mg/L)	方法来源
1	硫酸盐	重量法	10	GB 11899—89
		火焰原子吸收分光光度法	0.4	GB 13196—91
		铬酸钡光度法	8	1)
		离子色谱法	0.09	HJ/T 84—2001
2	氯化物	硝酸银滴定法	10	GB 11896—89
		硝酸汞滴定法	2.5	1)
		离子色谱法	0.02	HJ/T 84—2001
3	硝酸盐	酚二磺酸分光光度法	0.02	GB 7480—87
		紫外分光光度法	0.08	1)
		离子色谱法	0.08	HJ/T 84—2001
4	铁	火焰原子吸收分光光度法	0.03	GB 11911—89
		邻菲啰啉分光光度法	0.03	1)
5	锰	高碘酸甲分光光度法	0.02	GB 11906—89
		焰原子吸收分光光度法	0.01	GB 11911—89
		火甲醛肟光度法	0.01	1)

注 暂采用下列分析方法，待国家方法标准发布后，执行国家标准。

1) 《水和废水监测分析方法（第三版）》，中国环境科学出版社，1989 年。

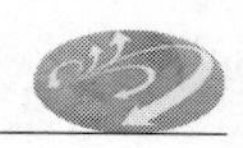

表 6　　集中式生活饮用水地表水源地特定项目分析方法

序号	项　　目	分　析　方　法	最低检出线(mg/L)	方法来源
1	三氯甲烷	顶空气相色谱法	0.0003	GB/T 17130—1997
		气相色谱法	0.0006	2)
2	四氯化碳	顶空气相色谱法	0.00005	GB/T 17130—1997
		气相色谱法	0.0003	2)
3	三溴甲烷	顶空气相色谱法	0.001	GB/T 17130—1997
		气相色谱法	0.006	2)
4	二氯甲烷	顶空气相色谱法	0.0087	2)
5	1,2-二氯乙烷	顶空气相色谱法	0.0125	2)
6	环氧氯丙烷	气相色谱法	0.02	2)
7	氯乙烯	气相色谱法	0.001	2)
8	1,1-二氯乙烯	吹出捕集气相色谱法	0.000018	2)
9	1,2-二氯乙烯	吹出捕集气相色谱法	0.000012	2)
10	三氯乙烯	顶空气相色谱法	0.0005	GB/T 17130—1997
		气相色谱法	0.003	2)
11	四氯乙烯	顶空气相色谱法	0.0002	GB/T 17130—1997
		气相色谱法	0.0012	2)
12	氯丁二烯	顶空气相色谱法	0.002	2)
13	六氯丁二烯	气相色谱法	0.00002	2)
14	苯乙烯	气相色谱法	0.01	2)
15	甲醛	乙酰丙酮分光光度法	0.05	GB/T 17130—1997
		4-氨基-3-联氨-5-巯基-1,2,4-三氮杂茂(AHMT)分光光度法	0.05	2)
16	乙醛	气相色谱法	0.24	2)
17	丙烯醛	气相色谱法	0.019	2)
18	三氯乙醛	气相色谱法	0.001	2)
19	苯	液上气相色谱法	0.005	GB 11890—89
		顶空气相色谱法	0.00042	2)
20	甲苯	液上气相色谱法	0.005	GB 11890—89
		二硫化碳萃取气相色谱法	0.05	
		气相色谱法	0.01	2)
21	乙苯	液上气相色谱法	0.005	GB 11890—89
		二硫化碳萃取气相色谱法	0.05	
		气相色谱法	0.01	2)
22	二甲苯	液上气相色谱法	0.005	GB 11890—89
		二硫化碳萃取气相色谱法	0.05	
		气相色谱法	0.01	2)

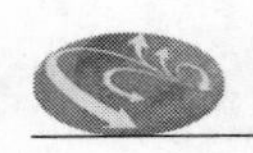

续表

序号	项　　目	分析方法	最低检出线(mg/L)	方法来源
23	异丙苯	顶空气相色谱法	0.0032	2)
24	氯苯	气相色谱法	0.01	HJ/T 74—2001
25	1,2-二氯苯	气相色谱法	0.002	GB/T 17131—1997
26	1,4-二氯苯	气相色谱法	0.005	GB/T 17131—1997
27	三氯苯	气相色谱法	0.00004	2)
28	四氯苯	气相色谱法	0.00002	2)
29	六氯苯	气相色谱法	0.00002	2)
30	硝基苯	气相色谱法	0.0002	GB 13194—91
31	二硝基苯	气相色谱法	0.2	2)
32	2,4-二硝基甲苯	气相色谱法	0.0003	GB 13194—91
33	2,4,6-三硝基甲苯	气相色谱法	0.1	2)
34	硝基氯苯	气相色谱法	0.0002	GB 13194—91
35	2,4-二硝基氯苯	气相色谱法	0.1	2)
36	2,4-二氯苯酚	电子捕获—毛细色谱法	0.0004	2)
37	2,4,6-三氯苯酚	电子捕获—毛细色谱法	0.00004	2)
38	五氯酚	气相色谱法	0.00004	GB 8972—88
		电子捕获—毛细色谱法	0.000024	2)
39	苯胺	气相色谱法	0.002	2)
40	联苯胺	气相色谱法	0.0002	3)
41	丙烯酰胺	气相色谱法	0.00015	2)
42	丙烯腈	气相色谱法	0.10	2)
43	邻苯二甲酸二丁酯	液相色谱法	0.0001	HJ/T 72—2001
44	邻苯二甲酸二(2-乙基已基)酯	气相色谱法	0.0004	2)
45	水合肼	对二甲氨基苯甲醛直接分光光度法	0.005	2)
46	四乙基铅	双硫腙比色法	0.0001	2)
47	吡啶	气相色谱法	0.031	GB/T 14672—93
		巴比土酸分光光度法	0.05	2)
48	松节油	气相色谱法	0.02	2)
49	苦味酸	气相色谱法	0.001	2)
50	丁基黄原酸	铜试剂亚铜光光度法	0.002	2)
51	活性氯	N,N-二乙基对苯二胺(PDP)分光光度法	0.01	2)
		3,3',5,5'-四甲基联苯胺比色法	0.005	2)
52	滴滴涕	气相色谱法	0.0002	GB 7492—87
53	林丹	气相色谱法	4×10^{-6}	GB 7492—87
54	环氧七氯	液液萃取气相色谱法	0.000083	2)

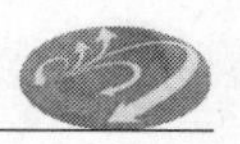

续表

序号	项目	分析方法	最低检出线(mg/L)	方法来源
55	对流磷	气相色谱法	0.00054	GB 13192—91
56	甲基对流磷	气相色谱法	0.00042	GB 13192—91
57	马拉硫磷	气相色谱法	0.00064	GB 13192—91
58	乐果	气相色谱法	0.00057	GB 13192—91
59	敌敌畏	气相色谱法	0.00006	GB 13192—91
60	敌百虫	气相色谱法	0.000051	GB 13192—91
61	内吸磷	气相色谱法	0.0025	2)
62	百菌清	气相色谱法	0.0004	2)
63	甲萘威	高效液相色谱法	0.01	2)
64	溴清菊酯	气相色谱法	0.0002	2)
		高效液相色谱法	0.002	2)
65	阿特拉津	气相色谱法		3)
66	苯并(a)芘	乙酰化滤指层析荧光分光光度法	4×10^{-6}	GB 11895—89
		高效液相色谱法	1×10^{-6}	GB 13198—91
67	甲基汞	气相色谱法	1×10^{-6}	GB/T 17132—1997
68	多氯联苯	气相色谱法		3)
69	微囊藻毒素—LR	高效液相色谱法	0.00001	2)
70	黄磷	钼—锑—抗分光光度法	0.0025	2)
71	钼	无火焰原子吸收分光光度法	0.00231	2)
72	钴	无火焰原子吸收分光光度法	0.00191	2)
73	铍	铬菁R分光光度法	0.0002	HJ/T 58—2000
		石墨炉原子吸收分光光度法	0.00002	HJ/T 59—2000
		桑色素荧光分光光度法	0.0002	2)
74	硼	姜黄素分光光度法	0.02	HJ/T 49—1999
		甲亚胺-H分光光度法	0.2	2)
75	锑	氢化原子吸收分光光度法	0.00025	2)
76	镍	无火焰原子吸收分光光度法	0.00248	2)
77	钡	无火焰原子吸收分光光度法	0.00618	2)
78	钒	钽试剂(BPHA)萃取分光光度法无火焰	0.018	GB/T 15503—1995
		原子吸收分光光度法	0.00698	2)
79	钛	催化示波极谱法	0.0004	2)
		水杨基荧光酮分光光度法	0.02	2)
80	铊	无火焰原子吸收分光光度法	1×10^{-6}	2)

注 暂采用下列分析方法，待国家方法发布后，执行国家标准。

1）《水和废水监测分析方法（第三版）》，中国环境科学出版社，1989年。

2）《生活饮用水卫生规范》，中华人民共和国卫生部，2001年。

3）《水和废水标准检验法（第15版）》，中国建筑工业出版社，1985年。

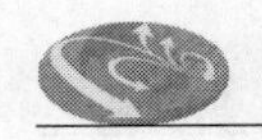

7 标准的实施与监督

7.1 本标准由县级以上人民政府环境保护行政主管部门及相关部门按职责分工监督实施。

7.2 集中式生活饮用水地表水源地水质超标项目经自来水净化处理后，必须达到《生活饮用水卫生规范》的要求。

7.3 省、自治区、直辖市人民政府可以对本标准中未作规定的项目，制定地方补充标准，并报国务院环境保护行政主管部门备案。

附录5 地下水质量标准

GB/T 14848—93

国家技术监督局1993-12-30批准1994-10-01实施

1 引言

为保护和合理开发地下水资源，防止和控制地下水污染，保障人民身体健康，促进经济建设，特制订本标准。

本标准是地下水勘查评价、开发利用和监督管理的依据。

2 主题内容与适用范围

2.1 本标准规定了地下水的质量分类，地下水质量监测、评价方法和地下水质量保护。

2.2 本标准适用于一般地下水，不适用于地下热水、矿水、盐卤水。

3 引用标准

GB 5750 生活饮用水标准检验方法

4 地下水质量分类及质量分类指标

4.1 地下水质量分类

依据我国地下水水质现状、人体健康基准值及地下水质量保护目标，并参照了生活饮用水、工业、农业用水水质最高要求，将地下水质量划分为五类。

Ⅰ类：主要反映地下水化学组分的天然低背景含量。适用于各种用途。

Ⅱ类：主要反映地下水化学组分的天然背景含量。适用于各种用途。

Ⅲ类：以人体健康基准值为依据。主要适用于集中式生活饮用水水源及工、农业水。

Ⅳ类：以农业和工业用水要求为依据。除适用于农业和部分工业用水外，适当处理后可作生活饮用水。

Ⅴ类：不宜饮用，其他用水可根据使用目的选用。

4.2 地下水质量分类指标（见表1）

表1 **地下水质量分类指标**

项目序号	项目 标准值 类别	Ⅰ类	Ⅱ类	Ⅲ类	Ⅳ类	Ⅴ类
1	色(度)	≤5	≤5	≤15	≤25	>25
2	嗅和味	无	无	无	无	有
3	浑浊度(度)	≤3	≤3	≤3	≤10	>10
4	肉眼可见物	无	无	无	无	有
5	pH值	6.5～8.5			5.5～6.5,8.5～9	<5.5,>9

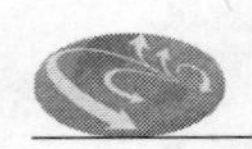

续表

项目序号	项目　　标准值　　类别	Ⅰ类	Ⅱ类	Ⅲ类	Ⅳ类	Ⅴ类
6	总硬度(以 $CaCO_3$ 计)(mg/L)	≤150	≤300	≤450	≤550	>550
7	溶解性总固体(mg/L)	≤300	≤500	≤1000	≤2000	>2000
8	硫酸盐(mg/L)	≤50	≤150	≤250	≤350	>350
9	氯化物(mg/L)	≤50	≤150	≤250	≤350	>350
10	铁(Fe)(mg/L)	≤0.1	≤0.2	≤0.3	≤1.5	>1.5
11	锰(Mn)(mg/L)	≤0.05	≤0.05	≤0.1	≤1.0	>1.0
12	铜(Cu)(mg/L)	≤0.01	≤0.05	≤1.0	≤1.5	>1.5
13	锌(Zn)(mg/L)	≤0.05	≤0.5	≤1.0	≤5.0	>5.0
14	钼(Mo)(mg/L)	≤0.001	≤0.01	≤0.1	≤0.5	>0.5
15	钴(Co)(mg/L)	≤0.005	≤0.05	≤0.05	≤1.0	>1.0
16	挥发性酚类(以苯酚计)(mg/L)	≤0.001	≤0.001	≤0.002	≤0.01	>0.01
17	阴离子合成洗涤剂(mg/L)	不得检出	≤0.1	≤0.3	≤0.3	>0.3
18	高锰酸盐指数(mg/L)	≤1.0	≤2.0	≤3.0	≤10	>10
19	硝酸盐(以 N 计)(mg/L)	≤2.0	≤5.0	≤20	≤30	>30
20	亚硝酸盐(以 N 计)(mg/L)	≤0.001	≤0.01	≤0.02	≤0.1	>0.1
21	氨氮(NH_4)(mg/L)	≤0.02	≤0.02	≤0.2	≤0.5	>0.5
22	氟化物(mg/L)	≤1.0	≤1.0	≤1.0	≤2.0	>2.0
23	碘化物(mg/L)	≤0.1	≤0.1	≤0.2	≤1.0	>1.0
24	氰化物(mg/L)	≤0.001	≤0.01	≤0.05	≤0.1	>0.1
25	汞(Hg)(mg/L)	≤0.00005	≤0.0005	≤0.001	≤0.001	>0.001
26	砷(As)(mg/L)	≤0.005	≤0.01	≤0.05	≤0.05	>0.05
27	硒(Se)(mg/L)	≤0.01	≤0.01	≤0.01	≤0.1	>0.1
28	镉(Cd)(mg/L)	≤0.0001	≤0.001	≤0.01	≤0.01	>0.01
29	铬(六价)(Cr^{6+})(mg/L)	≤0.005	≤0.01	≤0.05	≤0.1	>0.1
30	铅(Pb)(mg/L)	≤0.005	≤0.01	≤0.05	≤0.1	>0.1
31	铍(Be)(mg/L)	≤0.00002	≤0.0001	≤0.0002	≤0.001	>0.001
32	钡(Ba)(mg/L)	≤0.01	≤0.1	≤1.0	≤4.0	>4.0
33	镍(Ni)(mg/L)	≤0.005	≤0.05	≤0.05	≤0.1	>0.1
34	滴滴滴(μg/L)	不得检出	≤0.005	≤1.0	≤1.0	>1.0
35	六六六(μg/L)	≤0.005	≤0.05	≤5.0	≤5.0	>5.0
36	总大肠菌群(个/L)	≤3.0	≤3.0	≤3.0	≤100	>100
37	细菌总数(个/L)	≤100	≤100	≤100	≤1000	>1000
38	总 α 放射性(Bq/L)	≤0.1	≤0.1	≤0.1	>0.1	>0.1
39	总 β 放射性(Bq/L)	≤0.1	≤1.0	≤1.0	>1.0	>1.0

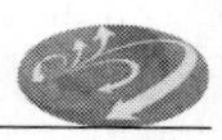

根据地下水各指标含量特征，分为五类，它是地下水质量评价的基础。以地下水为水源的各类专门用水，在地下水质量分类管理基础上，可按有关专门用水标准进行管理。

5 地下水水质监测

5.1 各地区应对地下水水质进行定期检测。检验方法，按国家标准 GB 5750《生活饮用水标准检验方法》执行。

5.2 各地地下水监测部门，应在不同质量类别的地下水域设立监测点进行水质监测，监测频率不得少于每年二次（丰、枯水期）。

5.3 监测项目为：pH 值、氨氮、硝酸盐、亚硝酸盐、挥发性酚类、氰化物、砷、汞、铬（六价）、总硬度、铅、氟、镉、铁、锰、溶解性总固体、高锰酸盐指数、硫酸盐、氯化物、大肠菌群，以及反映本地区主要水质问题的其他项目。

6 地下水质量评价

6.1 地下水质量评价以地下水水质调查分析资料或水质监测资料为基础，可分为单项组分评价和综合评价两种。

6.2 地下水质量单项组分评价，按本标准所列分类指标，划分为五类，代号与类别代号相同，不同类别标准值相同时，从优不从劣。

例：挥发性酚类Ⅰ、Ⅱ类标准值均为 0.001mg/L，若水质分析结果为 0.001mg/L 时，应定为Ⅰ类，不定为Ⅱ类。

6.3 地下水质量综合评价，采用加附注的评分法。具体要求与步骤如下：

6.3.1 参加评分的项目，应不少于本标准规定的监测项目，但不包括细菌学指标。

6.3.2 首先进行各单项组分评价，划分组分所属质量类别。

6.3.3 对各类别按下列规定（见表 2）分别确定单项组分评价分值 F_i。

表 2

类别	Ⅰ	Ⅱ	Ⅲ	Ⅳ	Ⅴ
F_i	0	1	3	6	10

6.3.4 按式（1）和式（2）计算综合评价分值 F。

$$F=\sqrt{\frac{\overline{F}^2+F_{\max}^2}{2}} \tag{1}$$

$$\overline{F}=\frac{1}{n}\sum_{i=1}^{n}F_i \tag{2}$$

式中 $\overline{F}$——各单项组分评分值 F_i 的平均值；

$F_{\max}$——单项组分评价分值 F_i 的最大值；

n——项数。

6.3.5 根据 F 值，按以下规定（见表 3）划分地下水质量级别，再将细菌学指标评价类别注在级别定名之后。如“优良（Ⅱ类）”、“较好（Ⅲ类）”。

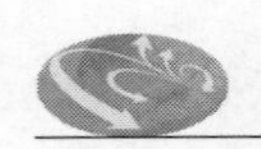

表 3

级别	优良	良好	较好	较差	极差
F	＜0.80	0.80～2.50	2.50～4.25	4.25～7.20	＞7.20

6.4 使用两次以上的水质分析资料进行评价时，可分别进行地下水质量评价，也可根据具体情况，使用全年平均值和多年平均值或分别使用多年的枯水期、丰水期平均值进行地评价。

6.5 在进行地下水质量评价时，除采用本方法外，也可采用其他评价方法进行对比。

7 地下水质量保护

7.1 为防止地下水污染和过量开采、人工回灌等引起的地下水质量恶化，保护地下水水源，必须按《中华人民共和国水污染污染防治法》和《中华人民共和国水法》有关规定执行。

7.2 利用污水灌溉、污水排放、有害废弃物（城市垃圾、工业废渣、核废料等）的堆放和地下处置，必须经过环境地质可行性论证及环境影响评价，征得环境保护部门批准后方能施行。

附录6　饮用水水源保护区污染防治管理规定

第一条　为加强城市地下水的开发、利用和保护的管理，保证城市供水，控制地面下沉，保障城市经济和社会发展，根据《中华人民共和国水法》、《中华人民共和国城市规划法》、《城市节约用水管理规定》和《取水许可制度实施办法》，制定本规定。

第二条　本规定所称城市地下水是指城市规划区内的地下水资源。

本规定所称城市是指国家按行政建制设立的直辖市、市、镇。

本规定所称城市规划共是指城市市区、近郊区及城市行政区域内因城市建设和发展需要实行规划控制的区域。

从事城市地下水开发、利用和保护的单位和个人，必须遵守本规定。

第三条　城市地下水的管理应当实行全面规划、合理开发、科学利用、严格保护的方针，并坚持采补平衡的原则。

第四条　国务院建设行政主管部门负责管理全国城市地下水的开发、利用的保护工作。

县以上地方人民政府城市建设行政主管部门负责管理本行政区域内城市地下水的开发、利用和保护工作。

第五条　建设行政主管部门对在城市地下水管理工作中作出显著成绩的单位和个人应当给予表彰或者奖励。

第六条　城市建设行政主管部门应当会同有关部门组织好城市地下水水质、水量的勘察和评价，建设城市地下水管理系统和监测网络，掌握地下水水位、水质的变化情况，为城市地下水的开发、利用和保护提供依据。

第七条　城市建设行政主管部门应当根据流域或者区域水资源综合规划编制城市地下水的开发、利用和保护规划。

第八条　城市建设行政主管部门负责城市地下水开发、利用计划和年度用水计划的制定和组织实施，并与同级人民政府计划主管部门批准的水的长期供求计划协调一致。

各取水单位的年度用水计划，应当纳入城市计划用水、节约用水管理，并按照《城市节约用水管理规定》执行。

第九条　城市规划区地下水年度计划可采总量、井点布局和取水层位的确定必须符合城市规划要求和当地的水文地质条件，并由城市建设行政主管部门会同有关部门共同确定。城市地下水超采区，不得再新增水源井，应当有计划地调整和淘汰原有部分水井，逐步实现合理布局。城市地下水未超采地区，应当严格控制水井部距，防止采补失调，影响生态环境。

取用受污染的浅层地下水作为非饮用水的单位和个人，必须采取保护深层地下水措施，并与城市建设行政主管部门签订保护协议书。

第十条　城市地下水超采区和禁止取水区涉及城市规划区和城市供水水源地的，应当由省级人同政府建设行政主管部门会同有关部门共同划定，报同级人民政府批准。

第十一条 新建、改建、扩建的建设项目需要取用城市地下水的，建设单位在报送建设项目计划的任务前，取水许可预申请必须经城市建设行政主管部门审核同意并签署意见后方可向水行政主管部门提出。建设单位在向城市建设行政主管部门办理取水许可预申请审核意见时，应当提交下列文件：

（一）取用城市地下水申请表；

（二）建设项目可行性研究报告或者项目建议书；

（三）建设项目节水设施配套建设意见；

（四）取水区域的1/500地形图和相关的水文地质图；

（五）其他涉及用水或者取水的有关资料。

城市建设行政主管部门应当自收到上述文件之日起十五日内提出审核意见。

第十二条 申请取用城市地下水有下列情况之一的，城市建设行政主管部门一般不予审核同意：

（一）城市供水管网到达的地区；

（二）工业用水重复利用率达不到40%的地区；

（三）地下已严重超采，地面已明显出现沉降的地区；

（四）地下水已受到严重污染的地区；

（五）城市商业区和旧城的居民密集地区；

（六）影响建筑物安全的地区；

（七）城市集中供水水源地的防护区和城市规划确定的公共供水水源发展区；

（八）其他不宜取水的地区。

第十三条 建设项目批准后，需要取用城市地下水的，必须先经城市建设行政主管部门审核同意并签署意见后，方可申请取水许可。

建设单位在向城市建设行政主管部门办理取水许可申请审核时，应当提交下列文件：

（一）城市建设行政主管部门对取水许可预申请的审核意见；

（二）水行政主管部门和有关部门对建设项目取水许可预申请的书面意见；

（三）有关主管部门对新新建、扩建、改建项目的批准文件；

（四）取水许可申请应当提交的其他文件。

第十四条 城市建设行政主管部门应当自收到取用城市地下水申请之日起三十日内提出审核意见；对急需取水的，应当在十五日内提出审核意见。

取水审核申请引起争议或者诉讼，应当书面通知申请人，待争议或者诉讼终止后，重新提出取水审核申请。

城市地下水的取水许可申请、审批、发证等，按省级人民政府规定执行。

第十五条 水井施工完成后，取用城市地下水的单位和个人，在领取取水许可证前，应当接受城市建设行政主管部门对凿井工程的验收，验收合格后方可投入使用。水井验收时应当提交下列资料：

（一）成井地区的平面布置图；

（二）单井的实际井深，井径和剖面图；

（三）单井的测试水量和水质化验报告；

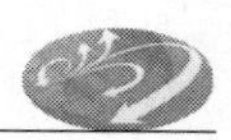

（四）取水设备性能和水量装置情况；

（五）其他有关资料。

第十六条 《取水许可制度实施办法》颁布前，已取用城市地下水的单位和个人，应当按照《城市节约用水管理规定》重新核定用水量并补办取水登记和取水许可证。

第十七条 取用城市地下水的单位和个人，需要调整取水量时，必须按原审批过程到城市建设行政主管部门重新审核。

第十八条 在城市规划内，连续停止取水满一年后再取水时，必须到城市建设行政主管部门重新核定取水量。

淘汰报废的水井，必须在停止取水的六十日内，向城市建设行政主管部门申报注销。

第十九条 在城市规划区内兴建地下工程和进行勘察钻探的单位，应当采取有效防护措施，搞好不同含水层的止水封隔工作，防止破坏和污染城市地下水。

第二十条 城市建设行政主管部门应当根据当地水文地质条件，会同有关部门采取多种措施，保护和管理好地下水资源；并采取天然补给和人工回灌等措施，补充地下水。采取人工回灌的水质要符合国家有关标准的规定。

第二十一条 取用城市地下水的单位和个人，在国务院有关水资源费征收管理办法颁布前，应当按照国家现行规定向城市建设行政主管部门缴纳城市水资源费。

第二十二条 违反本规定，有下列行为之一的，由城市建设行政主管部门责令限期纠正的，可限期或者核减其取水量，逾期不纠正的，以城市人民政府批准可以停止其取水。

（一）未经城市建设行政主管部门审核签署意见取用城市地下水的；

（二）在《取水许可制度实施办法》颁布前，已取用城市地下水，《取水许可证制度实施办法》颁布后未按规定重新核定取水量的；

（三）凿井工程未经城市建设行政主管部门验收擅自投入使用的；

（四）超计划取水的；

（五）不按规定配套建设节水设施的；

（六）未按规定交纳城市水资源费的；

（七）违反本规定的其他行为。

第二十三条 当事人对行政处罚决定不服的，可以依照《中华人民共和国行政诉讼法》和《行政复议条例》的规定申请复议或者提起诉讼。当事人逾期不申请复议或者不向人民法院起诉，又不履行处罚决定的，由作出处罚决定的机关申请人民法院强制执行。

第二十四条 城市建设行政主管部门工作人玩忽职守，滥用职权，徇私舞弊的，由其所在单位或者上级主管部门给予行政处分。构成犯罪的，由司法机关依法追究刑事责任。

第二十五条 省、自治区、直辖市建设行政主管部门可以根据本规定制定实施细则。

第二十六条 本规定由建设部负责解释。

第二十七条 本规定自一九九四年一月一日起施行。

参 考 文 献

［1］ 魏清顺，黄理军，刘丹．农村供水工程［S］．北京：中国水利水电出版社，2011.

［2］ 严煦世，范瑾初．给水工程［S］．北京：中国建筑工业出版社，2010.

［3］ 李仰斌，谢崇宝，孙金华，等．农村饮用水源保护及污染防控技术［S］．北京：中国水利水电出版社，2010.

［4］ 陈维杰，杨二，等．水致疾病风险与饮水安全技术［S］．郑州：黄河水利出版社，2009.

［5］ 崔玉川，刘振江．饮水 水质 健康［S］．北京：中国建筑工业出版社，2008.

［6］ 水利部农村水利司，中国灌溉排水发展中心，水利部农村饮水安全中心．农村供水处理技术与水厂设计［S］．北京：中国水利水电出版社，2010.

［7］ 田新生，孟国霞，狄丕勋．水环境质量监测与评价方法概论［S］．太原：山西科学技术出版社，2004.

［8］ 李英明，潘军峰．山西河流［S］．太原：山西科学技术出版社，2004.

［9］ 范堆相．山西省水资源评价［S］．北京：中国水利水电出版社，2005.

［10］ 山西省运城市水资源管理委员会．山西省运城市第二次水资源调查评价报告［S］．北京：中国水利水电出版社，2005.

［11］ 时红，孙新忠，范建华，等．水质分析方法与技术［S］．北京：地震出版社，2001.

［12］ 李全寿．略谈我国水处理技术的发展趋势［J］．工业安全与环保，2005，(3)：1-3.

［13］ 董良飞．水处理发展过程及趋势探讨［J］．长安大学学报，2004，(4)：62-64.

［14］ 吕亚荣．我国农村饮用水安全现状、问题及政府管制［J］．生态经济，2007，(12)：123-126.

［15］ 钟端柱，喻从年．我国农村饮用水安全问题及对策分析［J］．科技致富向导，2012，(8)：325-326.

［16］ 梁福庆．中国农村饮用水安全问题研究［J］．2009年中国工程管理论坛：244-247.

［17］ 我国农村饮水安全的形势现状和任务，中国节水灌溉网：www.jsgg.com.cn. 2009-09-25 15：44.

［18］ 谭国栋，陈俏梅，张晓伟，等．饮用水质处理技术在农村饮水安全工程中的应用研究［J］．南水北调与水利科技，2007，4（2）：40-42.

［19］ 马龘，周琪．国内外饮用水供给现状与比较［J］．中国建设信息水工业市场，2010，(11)：52-54（第六届海峡两岸水质安全控制技术与管理研讨会论文集）．

［20］ 赵乐诗．我国农村饮水安全的形势与任务．在新农村建设与农村水利技术论坛上的讲座第五期（2006，12），中国节水灌溉网，2007-1-18.

［21］ 王磊，张莉，程爱华，等．纳滤膜分离技术在饮用水深度处理中的应用［J］．净水技术，2007，1（26）：14-17.

［22］ 综述高氟水处理方法及新技术介绍，中国建筑地产网，2007-8-3 22：48.

［23］ 饮用水除氟技术的研究现状及发展趋势，慧聪水工业网，2010-4-7 14：32.

［24］ 张龙云．饮水安全与水价研究．山东大学，硕士论文，2008，5.

［25］ 王欲圣，生活饮用水处理技术．安徽省卫生厅卫生监督所．

［26］ 袁涛，曾欣，罗启芳．对混凝沉淀法分散式饮水除砷的研究［J］．卫生研究，1999，(6)：331-333.

［27］ 赵玉华，亚峰，杨辉，等．饮用水除微污染技术现状与发展趋势［J］．沈阳建筑工程学院学报，1999，10（4）：352-355.

［28］ 许昆．山西省地下水污染分析［J］．地下水，2006，(3)：67-68.

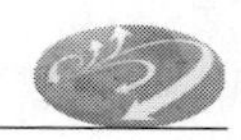

[29] 山西省农村饮水安全工作背景材料，黄河新闻网 2009-05-26 09：40：30.

[30] 盛若虹．山西省地下水污染特征及原因分析 [J]．山西能源与节能，2006，(3)：35-36.

[31] 龚孟建．山西省水污染防治与对策研究 [J]．水利发展研究，2008，(5)：52-55.

[32] 李军，程晓天，温新平，等．山西农村饮用水水质卫生状况调查 [J]．环境与健康杂志，2008，2 (2)：130-131.

[33] 山西省农村饮水安全工作检查调研报告，中国节水灌溉网，2008-3-24.

[34] 赵印英，孟国霞，杨丽霞．山西农村饮水高氟水问题及处理措施分析 [J]．山西水利科技，2010，8 (3)：16-17.

[35] 罗敏，王占生．饮用水中纳滤技术的应用与发展 [J]．给水排水，2001，11 (27)：7-9.

[36] 赵巨仁．山西农村饮水安全与解决对策 [J]．科技情报开发与经济，2009，(29)：115-116.

[37] 张金凯．山西省水污染现状及其治理规划 [J]．山西水利科技，2003，(3)：10-11.

[38] 饮用水消毒技术发展概况，CHITANGLIU. COM，2012-06-19 15：48.

[39] 杨宏伟．饮用水处理技术保障饮水安全．大禹网，2010-12-27.

[40] 于慧芳，马婷，张振良．饮用水处理技术进展 [J]．环境保护，1999，(5)：12-17.

[41] 李江荣．饮用水处理技术简述 [J]．化学工程与装备，2011，2 (2)：146-147.

[42] 苦咸水淡化的三种技术方法，中国污水处理工程网：2009-11-9 10：55：59.

[43] 侯振佳，李萍．饮用水消毒技术发展现状浅析，中国军网，2011-10-09 14：31：13.

[44] 饮用水消毒方法对比和饮用水消毒设备的最佳选择——紫外线消毒设备．深圳市康澈净水设备有限公司，www. konche. com，2010-11-30 15：04：25.

[45] 陈光虹．饮用水深度处理技术与工程实践，重庆大学硕士论文，2004，3.

[46] 在苦咸水淡化方面几种膜技术的运用及其各自发展状况．中国污水处理工程网：2009-11-11.

[47] 张红专，高乃云，张强，等．饮用水处理技术研究进展 [J]．工业用水与废水，2011,4(2):1-5.

[48] 国内外饮用水处理的技术发展和工程实例．中国水网，2007-09-04 13：48.

[49] 王小萍，浅析山西水资源的特点及保护措施．中国环境法网，2007-8-28 14：05.

[50] 2011 年潘军峰厅长在全省水利工作会议上的讲话．认真贯彻中央一号文件精神，努力开创“十二五”水利改革发展新局面，2011，3.

[51] 山西农村饮水安全全部覆盖　大省缺水终缓解，黄河新闻网，2011-07-21 23：59：39.

[52] 让全省农民喝上安全水——访省水利厅长潘军峰，山西新闻网，2009-06-10 10：46.

[53] 潘军峰．山西实施农村饮水安全工程的实践与探索．中国节水灌溉网，2008-10-23 10：12.

[54] 分析国内外饮水科学研究现状及其趋势，慧聪水工业网，2009-09-25 22：04：00.

[55] 李树猷．生活饮用水处理技术发展动态 [J]．环境和健康杂志，2000，7 (4)：253-255.

[56] 裴群．解决农村饮水安全问题的思路 [J]．中国水利，2007，(10)：15-17.

[57] 水处理剂的发展及其重要性，中国城镇水网，2007-06-01.

[58] HJ/T 338—2007《饮用水水源保护区划分技术规范》[S]．北京：中国环境科学出版社，2007.

[59] 水与中华文明，www. cnwest. com (陕西新闻网) 2007-10-24 17：46：46.

[60] 杨丽霞．临猗县居民饮用水氟含量及改水工程调查分析 [J]．山西水利科技，2010，11 (4)：68-70.

[61] 解耀荃．临猗县农村饮水安全存在问题及对策 [J]．水利工程，2011，12 (15)：62.

[62] 王红江．运城市农村安全饮水问题及建议措施 [J]．山西水利科技，2008，11 (4)：75-76.

[63] 马军．饮用水水质所面临的问题与处理技术发展动态．2004 年水协会净水专业年会论文集:9-19.

[64] 汪秀丽．农村饮用水水质处理方法介绍 [J]．水利电力科技，2009，3 (1)：40-48.

[65] 饮用水处理工艺技术的研究进展．慧聪网，2005-6-27 10：18.

[66] 樊占春，申旭辉，李丽娜．山西省地下水污染防治工作中存在问题与对策 [J]．环境与可持续发展，2010 (5)：63-65.

索　引